新文京開發出版股份有限公司

NEW WCDP 新世紀 · 新視野 · 新文京 — 精選教科書 · 考試用書 · 專業參考書

New Wun Ching Developmental Publishing Co., Ltd.
New Age · New Choice · The Best Selected Educational Publications — NEW WCDP

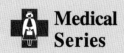
Medical
Series

Fourth Edition
第**4**版

護理專業
倫理與實務 ｜含法律｜

Ethics and Law in
Nursing Care

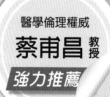
醫學倫理權威
蔡甫昌 教授
強力推薦

總校閱　胡月娟

編著者　徐南麗・邱子易・胡文郁・洪筱瑩・王渟汝
　　　　黃美智・吳文正・胡月娟・周希誠・蔡明哲・張 婷

國家圖書館出版品預行編目資料

護理專業倫理與實務（含法律）／徐南麗，邱子易，
胡文郁，洪筱瑩，王淯汶，黃美智，吳文正，胡
月娟，周希諴，蔡明哲，張婷編著．－四版.－新
北市：新文京開發出版股份有限公司，2024.07
　　面；　公分
　　ISBN 978-626-392-031-6（平裝）
　　1.CST：護理倫理

419.61619　　　　　　　　　　　　113009025

護理專業倫理與實務（含法律）（第四版）　（書號：B377e4）

總 校 閱	胡月娟
編 著 者	徐南麗　邱子易　胡文郁　洪筱瑩　王淯汶 黃美智　吳文正　胡月娟　周希諴　蔡明哲 張　婷
出 版 者	新文京開發出版股份有限公司
地　　址	新北市中和區中山路二段 362 號 9 樓
電　　話	(02) 2244-8188（代表號）
F A X	(02) 2244-8189
郵　　撥	1958730-2
初　　版	西元 2015 年 08 月 15 日
二　　版	西元 2019 年 01 月 30 日
三　　版	西元 2023 年 01 月 01 日
四　　版	西元 2024 年 07 月 20 日

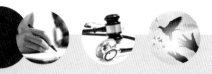
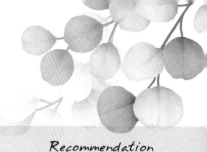

　　護理專業是最貼近健康照護工作(health care practice)核心的醫療專業，護理人員每日照顧病患、與病家密切互動，是整體醫療照護工作的基礎，關係到病患與家屬切身的權益與福祉，也維繫著醫療照護系統的運作。正因為如此，發生在醫療工作中的各種生死倫理兩難，隨時都呈現在護理工作之中，挑戰著護理人員們的倫理思維、溝通技巧與問題解決能力；護理人員面對護理倫理難題可謂是家常便飯。因此，「護理倫理學(nursing ethics)」對於護理專業而言，是養成過程必備的基本能力；護理倫理的知識(knowledge)、思考方法(thinking skill)與溝通技巧(communication skill)無疑是每位護理人員必須熟悉掌握的臨床技術及「生存技能」。積極的方面可幫助護理人員做出正確的道德判斷、提升醫療服務品質、促進醫病關係，消極的方面則是可以確保護理人員執業之合法性，避免醫療糾紛與訴訟的產生。

　　本書集合了國內熱心護理與醫學倫理教學與研究的 11 位優秀醫護教師，以兼顧理論介紹與實務應用的方式來撰寫，內容涵蓋了基本的護理價值、倫理理論、倫理規範與決策，以及臨床專科常見的生殖基因倫理、兒童青少年倫理、精神醫學倫理、長期照護倫理、末期照護倫理、人體試驗倫理、器官移植倫理、愛滋照護倫理、護理執業的法律相關問題等主題。基於提升教學使用上之思考性與互動性，每一章節皆提供了相關的電影、案例與討論問題，十分方便教師們使用。相信本書的出版，對於我國護理倫理教育，提供了一個生動、有趣又實用的教材，本人特此為序推薦。

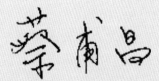

謹識

英國曼徹斯特大學生命倫理學博士
臺大醫院醫學研究部主治醫師
臺大醫院研究倫理委員會主任委員
臺大醫學院共同教育及教師培訓中心研習規劃組組長
台灣臨床研究倫理審查學會理事長

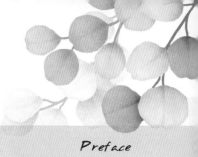
德國哲學家康德曾說過：「人生在世有二件事，會隨著歲月的遞增，讓人愈發感覺到它的不可思議或令人讚嘆，那就是頭頂上的星空與內心的道德定律。」換言之，世界上最美麗的除了天上的星星、地上的花朵，還有人的良知，不忘「初衷」是最令人珍貴的熱情。

就健康照護產業而言，護理人員與個案接觸之頻繁及互動距離之接近，遠勝於所有醫事人員。因此，在保持個案安全、自主、尊嚴、隱私、權益……層面，護理人員肩負著關鍵性角色，執業倫理成為護理人員專業社會化的核心能力。

本書分成三大部分，第一部分是有關護理倫理的基本概念；第二部分為闡述各項照護的倫理議題；第三部分則探討護理執業相關的法律議題。為避免倫理概念涉及哲學意涵的艱澀與抽象，本書作者群運用實際案例與電影賞析，以增進其可讀性與理解度。

護理專業的本質是人性化照護，與利他的服務，向善是無庸置疑的。「向」的動力來自「誠」，其消極面為正心、不計較，積極面則是誠意，身居何種角色就該做什麼，正心誠意即人類最寶貴的心智活動－自我反思，反思是凝視自己，與自我對話的能力。

照護專業的倫理議題，其核心元素在捍衛個案資訊的機密性(Confidentiality)，擬訂措施的完整性(Integrity)，與實務的可用性(Availability)，此皆攸關人的良知與道德定律。

第四版主要更新精神衛生法與倫理相關法規並加以探討，以及在地善終專法的進展，另延伸討論人體試驗的風險議題。盼讀者能與時俱進，將獲得的見解實踐至臨床與生活。

期盼各位讀者在瀏覽本書過程，思辨護理實務可能面對的各項倫理議題，藉由反思，心澄慮淨的看見自己、看見別人，以採取最妥適的護理措施，成為個案與家屬信賴的稱職護理人員。

胡月娟 謹識

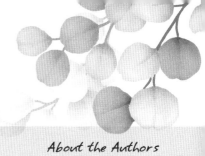
徐南麗　學歷｜美國伊利諾大學護理行政管理哲學博士
　　　　　　　美國自然醫學大學自然醫學博士
　　　　　　　國防醫學院護理研究所碩士、護理學系理學士

　　　　　現任｜元培醫事科技大學護理系講座教授
　　　　　　　澳門科技大學健康科學學院博士班指導教授（講座教授）
　　　　　　　「健康與建築雜誌」社長兼總編輯

　　　　　經歷｜慈濟大學護理系主任、護理研究所所長、教授
　　　　　　　台北榮民總醫院護理部副主任、督導長
　　　　　　　陽明大學、國防醫學院、台北醫學大學護理系兼任教授
　　　　　　　北京協和醫院、中南大學湘雅護理學院、福建醫科大學客座
　　　　　　　教授
　　　　　　　花蓮縣護理師護士公會理事長
　　　　　　　中華兩岸健康促進建築環境策進會副理事長
　　　　　　　中國護理管理雜誌顧問
　　　　　　　榮總護理雜誌、腫瘤護理雜誌、慈濟護理雜誌總編輯

　　　　　著作｜護理行政與管理、護理研究導論、追求百分百、正向思惟－
　　　　　　　改變生命的力量等二十餘本書及研究學術論文三百多篇

邱子易　學歷｜紐約州立大學賓漢頓分校護理碩士、博士
　　　　　　　艾默利大學護理學士

　　　　　現任｜中臺科技大學護理系助理教授

　　　　　經歷｜大仁科技大學護理系講師
　　　　　　　樹人醫護管理專科學校兼任講師

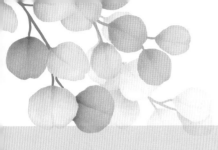

胡文郁　學歷｜國立臺灣大學護理學系暨研究所博士
　　　　　　　國立臺灣大學護理學系暨研究所碩士
　　　　　　　國立臺灣大學護理學系暨研究所學士

　　　　　現任｜臺大醫院護理部主任
　　　　　　　國立臺灣大學醫學院護理學系主任
　　　　　　　國立臺灣大學護理學系教授
　　　　　　　安寧緩和護理學會理事
　　　　　　　安寧緩和照顧協會理事

　　　　　經歷｜國立臺灣大學醫學院護理學系所副教授、助理教授、講師
　　　　　　　臺大醫院護理部兼任副主任、督導長、護理長、護理師
　　　　　　　國際榮譽護理學會中華民國分會理事
　　　　　　　臺灣護理師臨床研究學會理事長
　　　　　　　臺灣安寧緩和護理學會常務理事暨研究發展委員會主任委員
　　　　　　　臺灣護理學會教育委員會副主任委員
　　　　　　　臺灣護理學會理事、研究執行委員及腫瘤護理委員會委員
　　　　　　　臺灣醫學教育學會教育委員會委員
　　　　　　　行政院國科會科教處、性別研究複審委員
　　　　　　　中華民國腫瘤護理學會研究發展、教育及編輯委員會委員
　　　　　　　行政院衛生署國民健康局安寧療護推動小組委員
　　　　　　　行政院衛生署國民健康局癌症診療品質認證評鑑委員
　　　　　　　中華民國安寧照顧協會理事暨安寧療護雜誌主編

　　　　　獎項｜國立臺灣大學醫學院優良教師、青杏醫學獎、臺北市護理
　　　　　　　師護士公會優良教學獎
　　　　　　　國科會優秀年輕研究學者獎勵、臺灣護理師全國聯合公會護
　　　　　　　理專業貢獻獎

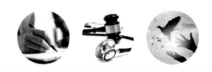

洪筱瑩　學歷｜國立成功大學護理學系國際博士班博士
　　　　　　　國立成功大學護理研究所碩士
　　　　　　　國立成功大學護理學系學士

　　　　　現任｜國立成功大學護理學系助理教授
　　　　　　　國立成功大學醫學院附設醫院護理部兼任督導長

　　　　　經歷｜敏惠醫護管理專科學校講師
　　　　　　　國立臺南護理專科學校專案講師
　　　　　　　財團法人奇美醫院護理師

王淯汶　學歷｜國立成功大學護理學系國際博士班博士
　　　　　　　國立成功大學護理研究所碩士
　　　　　　　國立成功大學護理學系學士

　　　　　現任｜國立臺南護理專科學校博士後研究員

　　　　　經歷｜私立長榮大學護理學系專案講師
　　　　　　　中華醫事科技大學兼任講師
　　　　　　　財團法人奇美醫院兒科加護病房護理師

黃美智　學歷｜美國華盛頓大學（西雅圖）護理博士
　　　　　　　國立臺灣大學護理研究所碩士
　　　　　　　國立臺灣大學護理系學士

　　　　　現任｜國立臺南護理專科學校特聘教授兼校長
　　　　　　　國立成功大學護理學系兼任教授

　　　　　經歷｜國立成功大學學術誠信推動辦公室副主任
　　　　　　　國立成功大學人文社會科學中心副中心主任
　　　　　　　國立成功大學人類研究倫理審查委員會委員
　　　　　　　國立成功大學人類研究倫理審查委員會主任委員
　　　　　　　臺灣護理教育學會（常務）監事
　　　　　　　臺灣護理教育學會理事長
　　　　　　　國立成功大學護理學系暨健康照護科學研究所教授

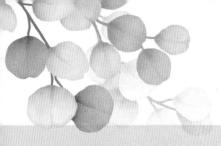

（續黃美智）
國立成功大學護理學系主任兼附設醫院護理部主任
國立成功大學護理學系講師、副教授
國立成功大學附設醫院兼任護理督導長
國立臺灣大學附設醫院小兒科護士
國立臺灣大學護理系助教

吳文正　學歷｜國立臺灣大學法學博士
　　　　　　　私立東吳大學法學碩士
　　　　　　　私立中國醫藥大學醫學士

　　　　　現任｜衛生福利部嘉南療養院主治醫師兼院長
　　　　　　　　私立輔仁大學醫學院、法律學院兼任助理教授

　　　　　經歷｜行政院衛生署醫事處醫事法規科科長
　　　　　　　　行政院衛生署醫學倫理委員會委員

胡月娟　學歷｜英國 Ulster 大學護理學博士
　　　　　　　國立臺灣大學護理研究所碩士
　　　　　　　國立臺灣大學護理系學士

　　　　　現任｜中臺科技大學護理系講座教授
　　　　　　　　中華悅樂長期照顧協會常務理事

　　　　　經歷｜中臺科技大學教務長、護理系主任
　　　　　　　　中臺科技大學護理系教授兼護理學院院長、人文暨通識教育
　　　　　　　　學院院長、文教事業經營研究所所長

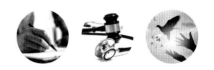

周希誠　學歷｜日本國立岡山大學神經學博士
　　　　　　中山醫學大學醫學士

　　　　現任｜中山醫學大學醫學系副教授兼神經學科主任
　　　　　　中山醫學大學附設醫院神經內科主治醫師
　　　　　　中山醫學大學附設醫院緩和醫療病房主治醫師

　　　　經歷｜中山醫學大學附設醫院緩和醫療病房主任
　　　　　　中山醫學大學附設醫院緩和醫學科主任
　　　　　　中山醫學大學附設醫院神經內科主任
　　　　　　中山醫學大學附設醫院總院行政副院長
　　　　　　中山醫學大學附設醫院中港院區院長
　　　　　　臺灣安寧照顧協會理事
　　　　　　臺灣安寧緩和醫學學會理事
　　　　　　臺灣安寧緩和醫學學會副秘書長
　　　　　　國立臺灣大學共同教育中心兼任副教授

蔡明哲　學歷｜中山醫學大學醫學研究所博士
　　　　　　美國哈佛大學公共衛生學碩士
　　　　　　中山醫學大學醫學系學士

　　　　經歷｜中山醫學大學醫學系系主任、醫學院院長
　　　　　　中山醫學大學附設醫院醫教部副院長
　　　　　　衛生福利部醫策會醫學教育組評鑑委員

張　婷　學歷｜West Virginia University 哲學博士

　　　　現任｜嶺東科技大學會計資訊系副教授

　　　　經歷｜嶺東科技大學財經法律研究所助理教授
　　　　　　臺北城市科技大學助理教授
　　　　　　全球人壽保險股份有限公司法律專員
　　　　　　台橡股份有限公司法律專員

目錄

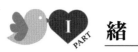
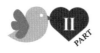

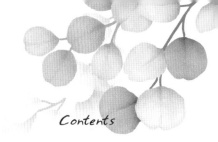

Contents

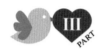
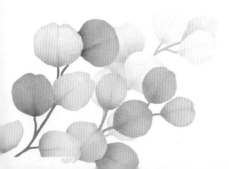

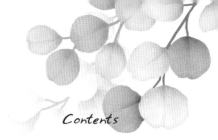

Contents

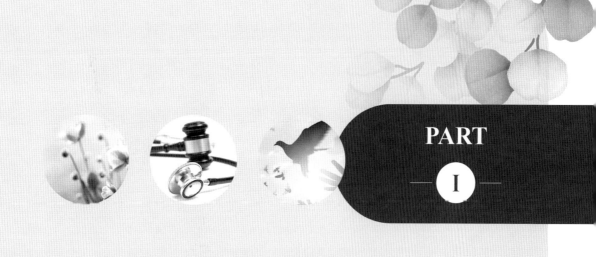

PART

I

緒　論

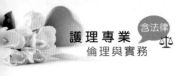

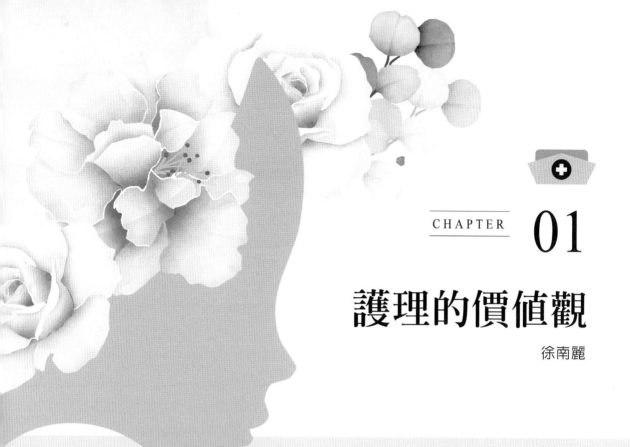

CHAPTER 01

護理的價值觀

徐南麗

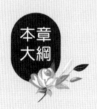
本章大綱

1-1 護理的定義
1-2 護理的價值與價值觀
1-3 倫理與道德
1-4 討論與分析

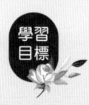
學習目標

‧瞭解護理的定義
‧瞭解護理的價值與價值觀
‧說明倫理與道德

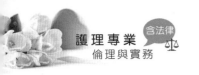

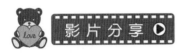 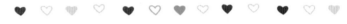

　　有關討論醫學護理倫理價值的影片很多，在筆者上護理倫理課的班上同學，就舉了很多影片，例如：成島出導演的《孤高的手術刀（孤高のメス）》、麥可貝的《複製人》、海蒂托馬斯的《呼叫助產士》、葉山裕記、石井祐介、谷村雅樹的《最後的希望(Last Hope)》、尼克凱薩維茲的《姊姊的守護者》、吉姆亞伯拉罕的《不要傷害我小孩》等。每一部電影都有著精采的故事內容，以及人與人間互動或職業倫理的衝突，茲列舉下列五部影片先作劇情介紹，再介紹護理的定義、價值及倫理道德後，將依這五部影片做正、反二面的思維及內容分析。

▶ 不要傷害我小孩(First Do No Harm)

出品：American Broadcasting Company, 1997

導演：吉姆亞伯拉罕(Jim Abrahams)

主演：梅莉史翠普(Meryl Streep)

劇情：

　　此為真實故事改編；發生在一個小康的五口家庭。家庭主角為母親，因小兒子罹患一種對治療極為頑固的癲癇症候群，家庭的經濟因小孩必須長期住院接受治療而陷入困境，然病情卻未見起色。母親懷疑醫師醫術不夠專精，也未盡全力治療，且未提供完整的醫療資訊與解決方法，於是自行到圖書館，查閱有助治療的資料訊息，之後不顧原來醫師的勸告，母親堅持把小孩送到最有名的約翰霍普金斯醫院接受「生酮食療法」，病情在積極尋求進一步的治療下，獲得很大的改善。

▶ 最後的希望(Last Hope)

出品：富士電視台，2013

導演：谷村雅樹、葉山裕記、石井祐介

主演：相葉雅紀

劇情：

　　攝影大師因患腦瘤而失明，且被多家醫院告知只剩下 3 個月的壽命。他想在死前恢復視力，帶著攝影師的精采作品離開人世，於是他四處訪求名醫，到各科室都有頂尖人才的「高尖端醫療中心」求治。醫療團隊們針對病人腦瘤及恢復視力的治療有所爭議，因為此兩種治療無法同時進行，只能二選一。有人認為延長性命需優

先治療腦瘤，但危機就是影響視力；有人認為應該尊重病人意願，想辦法恢復病人的視力。醫師群把相關的治療方式及手術後果嚴重度都告訴病人，最後尊重病人的意願，讓病人恢復視力，完成其工作後，毫無遺憾的離開人世。

▶ 姊姊的守護者(My Sister's Keeper)

出品：Gran Via Productioins, 2009

導演：尼克凱薩維茲(Nick Cassavetes)

主演：卡麥蓉狄亞(Cameron Michelle Diaz)

劇情：

　　《姊姊的守護者》是一部描寫安娜與姊姊凱特的故事。故事中安娜是一位為了姊姊而製造出來的小孩，從她一出生開始便受媽媽的要求，捐贈身上的細胞、骨髓給姊姊，直到媽媽再次要求她捐一顆腎臟給姊姊時，她終於受不了提出告訴，幫自己爭取身體的使用權，當時她才 13 歲，很難想像在這樣的壓力下，一位正在成長的青少年安娜該如何面對？她是姊姊的替代品嗎？她有權利為自己爭取嗎？她應該為姊姊犧牲奉獻一輩子嗎？她是不是可以有自己的人生規劃？真是令人掙扎、兩難的困境啊！她是如何面對的？這真是令人心疼（疼愛）與心痛（痛苦）的故事啊！

▶ 呼叫助產士(Call the Midwife)

出品：英國廣播公司(BBC, 2012)

編劇：海蒂托馬斯(Heidi Thoms)

主演：潔西卡雷恩(Jessica Raine)、米蘭達哈特(Miranda Katharine Hart Dyke)等

劇情：

　　海蒂托馬斯(Heidi Thomas)依據珍妮佛沃斯(Jenniter Worth)的回憶錄編寫，時間是發生在 1950 年倫敦東邊的貧民區。影片故事描述一位住進修道院助產士的平時工作，除在門診協助醫師進行產檢，還要到府接生和執行產前、產後護理，提供準媽媽們最好的產前及產後服務。

　　其中有一段劇情是描述助產士到產婦家中接生時，意外發現胎位不正，當下處於非常緊急的情況，在醫師還未到達前，助產士獨自完成接生大事。此情節充分展現助產士面對困難時的承擔責任、接受挑戰及產婦為人母的堅強生命力，是感人且具有啟發性的故事。

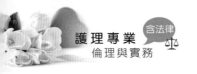
▶孤高的手術刀（孤高のメス）

出品：東映株式會社，2010

導演：成島出

主演：堤真一、夏川結衣等

劇情：

　　故事描述 1989 年日本某縣市的醫院，有一群沒有愛心、沒有目標，可以說腐敗無能的醫師群；他們很懶，連簡單的外科手術都不願執行。當外科麻醫生出現後，數次完成了艱難的大手術，他一心想搶救病人，解決病痛的信念，終究感化了此醫院的工作人員。有一天，有位特殊病人來了，是本市的市長，他罹患肝衰竭，當時唯一能醫治好市長的方法，就是把判定腦死少年的肝臟移植給市長，但當時腦死的肝移植手術在日本是法律禁止的。麻醫生情感上被病人家屬與捐贈者家屬的聲聲呼喚打動，要救這條命，可是理智上、法律上不允許這樣做。他該怎麼辦？若是以救人第一的價值觀判斷，可能會有違法的風險。他會做出怎樣的判斷與決定呢？如果你我是導演，該如何編導劇情發展呢？值得大家討論！

　　以上五部電影，第一、二、三部大體上是由病人的觀點來看病人的權益及權利，第四、五部則是以醫護人員的角度來看工作的適當性、合法性及合宜性等。讓我們先由瞭解護理的定義、價值觀、道德與倫理後，再討論實例。

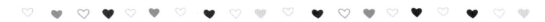

前　言

　　護理的價值觀隨著醫療科技資訊進步、生活型態改變、女性權利高漲、老年人口增加、少子化的結果，以及年輕人在高中、大學畢業後有多元化選擇工作的機會，導致護理執業市場的改變。最明顯的是，投入護理專業職場工作的人減少了。追究原因可與時代進步、社會文明、文化民主、性別平權等因素有關。現代女性有更多工作的選擇機會，以前不大開放給女性的工作，如：飛行員、航海員、潛水員、工程師及其他較危險的工作等，現今皆不能有性別歧視，全部開放給女性參與。

　　醫院招募不到護理人員，在歐美先進國家已是隨處可見的事實。護理人員每人每日工作負擔增加，上班時間逾八小時，比比皆是。醫學中心人手缺

乏和延遲下班，已由異常變正常，加上網路資訊科技興起，查詢資料輕而易舉，醫療專業知識的認知與日俱增，大眾對自己疾病及權利有較具體的認識及爭取，因此護理人員的一舉一動、形象及專業都受到社會大眾普遍的關懷與檢視。本文訪問收集新世紀護理人員的看法，及藉影片觀察瞭解其心目中的護理和護理的價值觀、倫理及道德為何，加以分析討論，綜合正面、負面與兩難的看法提出建議，期望護理專業能走出受限的空間，成為人人願意選擇、有價值、創新且能讓人尊敬的工作。

1-1　護理的定義

在醫院裡，除了醫師是負責治療(cure)的最重要工作人員外，無論任何治療後的照護(care)皆為護理工作，如果外科手術成功了，沒有人護理，病人一樣會死亡，手術期望病人起死回生的夢就會破滅了，所以醫護是同等重要的。依此，大家看到了「護理」的價值了嗎？到底「護理」是什麼？我們先由中外學者專家觀點來論述。

「護理」一詞，乃譯自英文的"nursing"，而"nursing"一字則由拉丁文的nutricious 演繹而來，含有扶養、扶助、保護、照顧幼小、病人及殘疾等意義。自有人類以來，總難逃離生、老、病、死，而每一階段都需要他人的保護與照料，護理也就在此自然情況下孕育而生，也就是說，有人類就有護理行為的產生。

南丁格爾首先提出：「護理是一種科學，也是一種看顧的藝術」。她是護理鼻祖，也是第一位為護理下定義的實踐者。1860 年她提出護理的獨立功能在協助病人於自然而良好的情況下，恢復身心的健康（盧，2002；張，1998）；爾後，國外護理學者，根據不同角度與視野，對護理提出不同的定義。如 Henderson 認為，護理的獨特功能是藉著執行有助健康或恢復健康的活動，協助生病或健康者完成其在具有正常精力、意志及智識時，不需別人幫助而能獨立達成之事；Peplau 則認為，護理是一種重要的治療性及人際性過程，需與社區內其他促進個人健康的活動互相搭配；Rogers 提到護理是協助人們達到最佳之健康潛能，增進並維持健康、預防疾病的目標與範疇。至此可見護理的範疇由最初的照顧老弱殘疾等疾病，擴展至社區健康。現今護

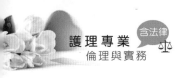

理的範圍除預防疾病外，更要促進健康，護理的角色從照顧罹病者，延展至促進健康的範疇（尹等，2012；李、黃，2006；林，1994；陳等，2012）。

中國最早將從事「看護」工作的人，稱為看護婦，爾後因為該名詞不甚合宜，而改為「護士」，中文語意上「護」代表照顧保護，而「士」是指知識分子或學者之意（林，1994），所以在西方稱為 nurse 的，在中文的意思則是「護理學者」，將醫療照護地位由無技術的勞工，提升為受良好教育專業團隊的一員。護理行為隨時代背景、社會文化變遷的需求，而賦予不同的意義與任務。

在西方醫學來到中國之前，無論中國或臺灣，儒家思想深深影響傳統中國的醫療與照護，中國傳統觀念中「照護」與「服侍」並無明顯區分，因此，傳統的照護工作都是由身分較低的晚輩、傭僕來負責照料老幼婦孺，並強調男女有別及長幼有序的觀念（劉，2006），傳統中國雖未針對護理或照護下定義，但卻早已實質執行護理的照護工作多年，當時認為照顧人的惻隱之心是一種自然天性，而不重視或忽略護理工作的內涵。

在西方國家，最早期的護理工作由基督教提供生病、年老，及無家可歸者的照護。中國最早記載護理事件是於西元 1884 年，由美籍教會護士 Miss Elizabethth Mckechnie 至上海推行南丁格爾護理開始。因此，我國有關護理的記載，大都以南丁格爾時代為背景，稱南丁格爾為護理界的鼻祖，是護理的創始人；但在英國，南丁格爾被稱為護理改革者，而非創始人（劉，2006）。

國內護理教科書中關於護理的定義，大都譯自美國或歐洲，此乃因臺灣的護理菁英多留學於歐美，使得臺灣護理的發展深受西方文化影響。過去西方強調以疾病為導向的護理原則，隨著疾病類型與觀念轉變，現階段強調提供全人的照護，這樣的觀念也普遍存於各國護理範疇。西元 1984 年美國護理協會(American Nurses' Association, ANA)對護理所下的定義為：「診斷及處理人類對各種現存或潛在的健康問題與反應」。顯示護理開始利用科學方法解決問題，從收集、分析資料，進而解決病人的健康問題，此時護理慢慢被視為一門科學學科。國際護理協會(International Council of Nurses, ICN)也對護理下一定義：「護理應包含主動及協同照顧各年齡群、家庭、團體及社區，及罹病或健康的所有個體，護理包括促進健康、預防疾病及照顧生病或失能及臨終之病人，提倡安全環境，參與研究推展及政策制訂」。截至目前護理的定義更加廣泛，提供的照護由個人擴展至家庭、社區及全世界，凡與健康相關的

議題都與護理有關，但護理人員所提供照護的能力是否也隨之提升，是另外一個值得省思的議題（李、黃，2006）。徐南麗在《正向思惟－改變生命的力量》一書中，對護理有許多正向的詮釋（徐，2005；徐，2008；徐，2010）。茲列舉幾位護理先進對護理的定義，說明詳見表 1-1。

▶ 表 1-1　學者們對護理的定義

年　代	學　者	護理定義
1860	Nightingale 南丁格爾	護理是一種科學也是一種看顧的藝術，燃燒自己、照亮別人，協助病人置身自然而良好的情形下，恢復身心健康
1966	Henderson 韓得森	護理是協助病人或健康的人，實行有利於健康，恢復健康或安祥死亡的活動；護理的獨特功能是藉著執行有助健康或恢復健康的活動，協助生病或健康者完成其在具有正常精力、意志及智識時，不需別人幫助而能獨立達成之事
1968	Rogers 羅傑斯	護理是協助人們達到最佳之健康潛能，增進並維持健康、達到預防疾病的目標與範疇
1969	Orem 奧倫	護理指個人無法完成其自我照顧需求時，所給予的直接協助
1970	Price 派斯	護理可視為一種對個人的服務，其服務目的是使個人恢復或維持身心的正常狀態，但當此目的無法達成時，護理的另一個目的，就是使個人獲得解除身體的痛苦、心情的焦慮或精神的不安等
1970	Roy 羅伊	護理是適應問題，強調人類對壓力源所產生的壓力反應和調適現象，是一個系統性理論，視人為適應性的系統，當個人受到內、外在不同刺激時，會產生因應機轉，藉以調適人類生理、心理的過程，如果適應良好，則個人能維持和增進健康；如果適應無效，個人將會生病或死亡
1983	ANA 美國護理學會	診斷及處理人類對各種已存在及潛在性健康問題的反應工作
1986	Jean Watson 珍妮華生	護理是一種人性化照顧的科學
2008	Hsu Nanly 徐南麗	護理是運用護理能力及護理過程，如評估、診斷、處置與評值等原則，來達到促進健康、預防疾病的目標，並協助人類發揮其本身在生理、心理與社會等各層次的潛能，達到身心靈的整體健康
2008	Hsu Nanly 徐南麗	護理是創新的、是合乎時代潮流的、是合乎人性的、是電腦科技無法取代的關懷照護，是自助、人助，是最值得尊重的專業助人工作

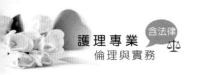

1-2　護理的價值與價值觀

　　價值，字典解釋為「東西對人有益的程度」，而護理價值觀在東方文化則偏屬藝術面，講求直覺感受或價值判斷，目的是尋求由美至善，焦點在價值的欣賞和創造；西方文化價值觀中的「格物」是格事物，應用在護理層面上，是以分析實證去致其對該物之知識，目的在探求真理。東西方在這一點思想分野上，可以看見中國文化價值之所偏重，因為中國數千年來，均把道德價值放在一切價值之上，注重良知良能的直覺感受和價值判斷，這也可以說是道德的表現、藝術的表現，與西方文化科學式智能的表現不同（彭、徐，2005）。

　　「價值觀」是每個人判斷是非與明辨黑白的信念體系，我們一切的行為，都在於實現價值觀。價值觀主宰人生態度，影響對周遭一切的反應，亦是待人處世、行事為人的規範。我們憑著價值觀以制定自己的行為，並瞭解別人的行為。價值觀是一個抽象的概念，具有認知、行為、情感三個層面的意義，藉著選擇、評值表現出來，涵義相當廣泛。價值觀為重要的個人屬性，會影響個人對工作所抱持的看法與態度，因個人、家庭、教育、性別、文化、社會而異（林，2007；黃等；2004；廖，2001）。

　　價值是一個人的信仰及想法，會表現在一個人的行為上，1999 年美國護理學院學會(American Association of Colleges of Nursing, AACN)指陳護理專業價值有六項（圖 1-1），不因文化及種族而有所差異（彭、徐，2005）。

　　張(1998)指出價值觀並不是與生俱來，需藉後天學習，在學習過程中，亦受到下列因素影響：(1)學習經驗：如教育、訓練、社會政策、技術發展、社會變遷及家庭傳統；(2)遺傳因子與想像創造能力：如性別、智力、想像及創造力；(3)參考團體的社會化結果：如經由家庭、同儕、學校，逐漸學習產生參考架構，進而建構個人的價值觀念。國內學者強調提升臨床護理人員對於利他、公正、行善、自主、公益、不傷害等理念的堅持，強化專業知識、技能與體能，提升嚴謹、敬業與負責的態度，提供病人充分的資訊，強化病人的自主性與自覺性，針對弱勢族群瞭解其文化特質、宗教信仰與飲食習慣上的禁忌，提供特別與同理之照護（如：原住民、新住民、高齡者、嬰幼兒等），以捍衛病人就醫安全與建立安全感（李、張，2011）。

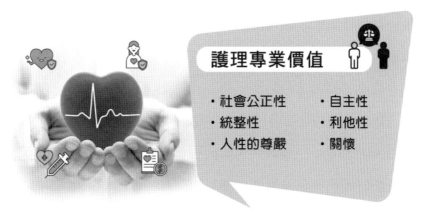

▶ 圖 1-1　AACN 提出的護理專業價值

　　綜合護理鼻祖南丁格爾及專家學者對護理價值的看法歸納如下：

1. 南丁格爾：「人人就像蠟燭，生而為人就應該守本分的燃燒自己照亮別人」。

2. 南丁格爾：「護理是在自然環境下協助病人恢復健康」（在護理理念中重視清潔的環境與空氣）。

3. 南丁格爾：「從事護理必須有一顆同情心和一雙願意工作的手」。

4. 南丁格爾：「護理本身是一項最精細的藝術，精細的藝術要靠高潔的護風和高尚的護德」。

5. 奧倫：「健康是一種沒有病痛、傷害與疾病，且能自我照顧之狀態」。

6. 護理是一種科學，也是一門藝術。

7. 護理是提供以個人為中心，家庭為單位，社區為範疇之整合、協調、持續性的照護。

8. 德蕾莎(Teresa)修女認為護理天使是代替上帝來照顧最窮、最苦、最弱的人。德蕾莎她不爭取功名，不享受好生活，一生就在貧民窟中為貧民奮鬥（林，1994；林、郭，2001；陳等，2012；蘇等，2011）。

　　現代人對護理的價值觀綜合如下：

1. 護理是對照顧對象發自內心的人性關懷。

2. 護理是發光發亮的生命體，照亮自己也照亮別人。

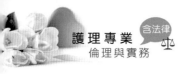
3. 護理是一種母性工作，護理師就要像媽媽一樣視病人如家人，視病猶親。

4. 護理像修女一樣，應不斷的向病人付出愛心。

5. 護理是：給你，護你（台語）。

6. 護理是一項助人的專業。

7. 護理是別人的貴人，能解決別人的問題。

8. 護理應不斷的創新與改良護理實務，以提升自己的專業形象及護理品質。

9. 護理得不斷面對死亡、疾病及各種挑戰，是高壓力、高危險的行業，是值得尊敬的。

10. 護理是親切、微笑、用心、關懷。需創新卓越，才能永續發展。

11. 護理是要用心、用愛心照護，用耐心、細心、恆心、關懷，加上專業的知識。

12. 護理的愛是無國界的，是一項崇高的職業。

13. 護理是一門神聖的職業，不僅可以幫助他人，也可以從中得到成就感。

14. 以耶穌基督愛人如己、關懷弱勢之精神，提供民眾身、心、靈完整之優質護理服務。

15. 護理是要站在病人的立場思考，例如應該避免只是把醫者自己認為重要的醫療訊息，傳達給病人與家屬。在進行溝通之前，不妨先站在病人的立場去思考。事實上有許多醫療人員看起來雞毛蒜皮的小事，卻可能是讓許多家屬困擾的大事情。

16. 護理是全人、全家、全團隊、全社區、全社會的五全護理。

17. 護理是建構磁性薈精英，五全護理創健康。

18. 護理是提供以病人為中心的安全優質護理。

19. 護理是培育國際護理精英，發展先進護理研究。

20. 護理是要擴展護理領域及護理角色功能，需活化管理。

21. 護理是營造多元、創意、開放及人性化的組織，以建立優質醫院。

22. 護理是從事醫療事業，促進全民健康，成為卓越的健康照護體系。

23. 護理是人本濟世、勤勞樸實（李等，2007；陳，2006；黃，2004；黃、林，2007；廖，2001）。

1-3　倫理與道德

一、倫理與道德的定義

　　倫理(ethic)一詞源自希臘"ethos"一字，與拉丁文之"moralis"同義，意指道德；「倫」指條理、次序，亦指人與人之間的條理秩序，「理」則是道德，「道德」指萬事萬物所應遵循的理法（盧，2012；蘇等，2011）。「倫理」指的是群體規範，而「道德」指的是個體的品行與德行；「倫理」強調行為在群體間產生的結果，而「道德」則強調個體行為的理由與動機（傅，1993）。

　　「專業倫理」是指規範護理專業人員行為的道德原則，其內容包括護理人員對個案、家屬、醫護同仁、護理專業及整體社會的責任及義務，也是一種「社會控制」。其具體內容可分為兩部分，一是外在的專業規則與專業法，如：明文規定的「倫理準則(code of ethics)」，在歐、美國家，各種不同的職業團體或專業團體大多訂有明確的「倫理準則」。詳細規定團體成員在執行專業與他人互動時，必須遵守的行為準則；另一部分則是內在的個人態度與價值，也就是內化的專業倫理與道德。兩者之中尤以後者更為重要，因為任何有效的社會控制都必須經過社會化(socialization)，讓社會成員傳承此一團體的價值及態度，負擔起自我監督的責任（李、黃，2006；劉，1998）。

二、護理倫理觀

　　早在 18 世紀時，南丁格爾就已在她的誓約中明白提到有關護理倫理的規範，強調護理人員在從事護理工作時，必須忠於職責，不可作有損病人的事，也不可讓病人服錯藥物以及應該為病人保守秘密等（吳，2011）。我國護理倫理規範源自「南丁格爾誓詞」，之後參考美國護理學會(ANA)與國際護理學會(ICN)所定之倫理規範(Codes for Nurses)，於 1994 年由中華民國護理師護士公會全國聯合會發展而成，2005 年經過公民共識會議後部分條文加以修正，仍秉持自主、行善、不傷害與公平等原則，其中包含護理人員的基本責

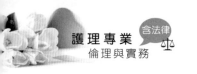
任，應擔負促進健康、預防疾病、重建健康和減輕疼痛的基本責任（李、張，2011）。慈濟護理誓言如下，較現代化，也可做為參考。

余謹以至誠宣誓：心存大愛胸懷感恩，尊重生命視病如親，終身純潔謹守忠貞，淬勉進德修業，力行慈悲喜捨，發揮護理專業的服務熱忱，宏揚人傷我痛的慈濟精神。

由於生存環境的改變及社會科技進步，使倫理問題越趨複雜，而倫理規範也隨之因應，雖然倫理的最終目標是追求「好」的、「善」的，但目標的判定會受到各種因素，包括個人價值觀、道德觀、滿意度等因素所影響，因此以「人」為護理對象的護理專業，其護理專業是基於人類社會對健康及幸福的期待，必然遭受重大衝擊，因而其倫理規範會受服務對象滿意度的影響。因此，要達到高滿意度，必須使服務者與受服務者彼此之間有共識，更應客觀的瞭解影響倫理的因素（蘇等，2011）。倫理困境主要在說明護理人員在照護病人情境中，經常會遭遇到一些倫理衝突或兩難事件，護理人員在瞭解該倫理事件爭端，且相信自己有責任決定自己的行動後，就會詳加評估、分析，做出明智的決定，並採取行動，以化解倫理衝突事件。

各個宗教團體也都有不同的倫理觀念及定義，例如基督徒倫理觀的探討：「一個『完全人』的構成，人性中的自然道德律」；彌迦書六章 8 節的諭令「行公義，好憐憫，存謙卑的心，與你的神同行」是賢德的規範，所有倫理系統都認為修養是賢德的先決條件。中國人的倫理觀是「修身，齊家，治國，平天下」；東方的神祕主義如佛教的「涅槃（虛無）」和印度教「覺醒內心的神明」，都強調以自律來清除人心的惡念，這是人要憑己力來脫離罪身（潘，2001）。

李、張(2011)表示在臨床執業過程中，醫護人員因立場不同常遭遇倫理衝突事件，她們提到最常見的五大醫療疏失依序如下：壓傷（舊稱壓瘡）、術後感染、脊椎手術後症候群、術後出血與侵入性處置引發意外穿破或裂傷。醫院安全最常爭議的案例，如：醫院感染瘧疾案、手術室失火案、病人成為人球案、病床損壞導致病人摔死案、手術麻醉失敗使病人成為植物人的醫療疏失等，以上案件顯示醫院組織制度、藥品管理、設備維護、作業流程等管理上的疏漏。

醫療人員勞動條件惡化引發之倫理爭議不少，然因健保制度下，醫院為嚴格控制營業成本，刻意壓抑護理人力編制，護理人員於白班或夜班分別照

護 12~20 位病人，除難以提供以人為導向的安全照護環境，也易忽視工作者自身健康而被稱為「血汗醫院」。在職者身心俱疲，流失率高，資淺者充斥第一線，護理技能欠熟練、超時工作嚴重，在其身心體能高度負荷下，僅能勉強完成醫療輔助行為，其他功能難以彰顯（李等，2002）。在忙碌工作中極易衍生給藥錯誤、治療疏失、意外事件、護病糾紛等病人安全相關事件。護理人員應逆來順受嗎？護理人員應像蠟燭一樣燃燒自己而不發一言嗎？是消極的離開職場？還是積極建言或罷工呢？皆值得討論及深思。

一般人對護理倫理的看法，綜合如下：

1. 護理是尊重你、保護你。

2. 護理是尊重別人才能莊嚴自己。

3. 護理是時時以病人的需要為出發點。

4. 護理應由病人的感受、立場、角度給予關懷照顧。

5. 護理倫理是提供一般指導原則，協助護理人員成為良善負責的照顧者，藉以避免不當措施。

6. 護理倫理可幫助一個人在無數的價值判斷中，作出合乎人性的選擇。

7. 護理倫理原則是自主、行善、不傷害及公平。

8. 護理倫理的原則是誠實、保密、尊重病人隱私及守信。

9. 護理倫理是心存好心、口說好話、身做好事。

10. 護理倫理是要負起服務對象的健康促進、疾病預防、重建健康及減輕痛苦責任。

11. 「倫」是指人與人之間的關係；「理」是指該遵守的原則。倫理就是遵守古聖先賢四維、八德、五倫的道理。四維是指禮義廉恥，八德是指忠、孝、仁、愛、信、義、和、平，五倫即是：「父子有親，夫婦有別，君臣有義，長幼有序，朋友有信」（尹等，2012；呂等，2001；吳 2012；徐，1990；陳等，2012；盧等，1994；盧，2002；盧，2007；盧，2012）。

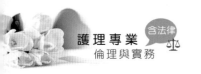

1-4 討論與分析

分為正面與負面的護理倫理與護理價值觀兩方面來討論。

一、正面的護理倫理與護理價值觀

1. 《不要傷害我小孩》：母親保護小孩，使孩子得到最好的治療，是積極正向的自主行為。劇中黑人護理人員對病童及家屬展現同理心，提供協助與支持，是正面的護理倫理影響其行為，表現護理專業是助人，協助病人解決問題的溝通協調者，符合病人自主及不傷害原則。

2. 《最後的希望》：劇中尊重病人自主權，闡述病人有權知道自己詳細的病情、預後及治療方針，而家屬及醫療團隊的態度都能心平氣和、坦誠讓病人參與討論，並作成幾項選擇，最後尊重病人意願，讓病人恢復視力後離開人世，符合病人自主原則。

3. 《姊姊的守護者》：以安娜父母的立場，當初計畫生下安娜，就是希望用安娜的血來救凱特，甚至是做移植來保住凱特的性命，對安娜的父母而言，讓凱特能有機會治癒是符合行善原則。

4. 《呼叫助產士》：助產士臨時到產婦家中接生時，意外發現胎位不正，在醫師還未到達前，助產士獨自完成接生，做好產前產後護理服務，提升助產士執業能力值得肯定，也符合行善原則。

5. 《孤高的手術刀》：醫師以病人生命為首要考量，展現正面的價值觀值得讚許。尤其是在面對換肝救生命和可能會違法受處罰兩難情況，醫師選擇冒險搶救生命，尊重生命值得肯定，符合行善及不傷害原則。

二、負面的護理倫理與護理價值

1. 《不要傷害我小孩》：醫師守則第一條是面對病人時，第一要務需以不傷害為原則，劇中醫師的治療方式不夠先進，知識提供不夠完善，沒有提供最好的診斷與治療，可能對病人造成傷害。

2. 《最後的希望》：臨床上常碰到家屬要求醫療人員對病人隱瞞病情，不讓病人知道自己生命的終點即將來臨，違反知情同意，病人有權為自己的生命做決定！

3. 《姊姊的守護者》：捐贈腎臟對姊姊符合行善原則，對安娜卻是違背行善與不傷害原則。兒童並非父母的私人財產，他們也有自己的想法和人權需要被尊重。醫護人員依父母意願摘除安娜的腎臟，對安娜是不公平也不合理，違反了自主原則。

4. 《呼叫助產士》：在臨床照護中，護理倫理與人情有時會相互矛盾，例如：有些產婦不想自費剖腹產，婦產科醫師會用假條件以符合健保給付，替產婦進行剖腹產，而護理人員也必須配合的在護理記錄上寫假記錄；有些產婦會選良辰吉時剖腹生產，但偶爾也會因婦產科醫師到達時間或手術動作快慢，而無法於良辰吉時出生，護理人員卻被迫虛報出生時間以符合良辰吉時，違背誠實原則。此部電影中的助產士是成功的助產，結果是母子均安，假若難產，母子不平安，那麼發生的醫療糾紛誰該負責呢？

5. 《孤高的手術刀》：腦死的肝移植因為關係到法律層面，如不修法，讓醫師違法去做救人的事，如果手術成功了，病人不會告你；如果手術失敗了，病人和家屬可能會告你，那麼醫師還敢救人嗎？這真是兩難！救人會違法，不救人也是不近人情，違反行善及不傷害原則。當然政府應該即早修法才能解決問題。此時此刻該如何處理才會比較圓滿呢？這也是沒有一定的答案，會因人、因時、因地不同而有不同的解決方案。

三、正面與反面兩難決定分析

在自然界觀察 24 小時現象中，發現有白天就有黑暗、有日就有月、有善就有惡、有佛就有魔；盾牌也有兩面，有正面與反面，也許有三面、五面不等。如果我們沒站在更高的層次看問題，可能會以偏概全，失之偏頗，這就是兩難！也就是公說公有理，婆說婆有理！如果我們是領導人，應如何明智的決斷兩難事件呢？批評東也不是，贊成西也不完全對，理想跟現實產生差距，問題就呈現了！西瓜靠大邊的理論告訴我們，什麼事要往利益最大的方向考量，但有時我們卻不能純考量利益，而是要以是非對錯為基準，這就是道德觀。是對的，即使傾家蕩產也要勇敢去做，例如「誠信」原則！品質誠信自我要求高的廠商，即使遇到瑕疵品也要全部收回，會向社會道歉，負起全部責任，如日本車廠引擎故障事件、冰淇淋過期販賣、食品中有毒化物，無論損失多少金錢，都要負完全責任，這就是道德觀！護理專業上最容易產生的倫理困境是職責與個人價值觀相衝突，所採取的護理措施各有利弊存在，專業護理與專業角色要求有衝突的時候，都會產生倫理困境。

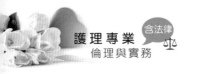
　　再舉一個例子，道德觀認為是對的，即使有困難也要去做，例如《蘋果日報》報導，除夕夜一名 6 旬男子在宜蘭某間餐廳與親友吃飯，突然昏倒，鄰桌一名擔任護理師的女子毆芯如見狀，立刻放下碗筷，幫忙急救，捨棄與家人吃團圓飯的機會，一路陪同男子的親友到醫院，男子雖然在隔日凌晨仍不治，但親友都很感激毆芯如的幫忙。毆芯如不僅人美，更有一顆樂於助人的心，不顧自己飢腸轆轆而行善奮力救人，值得我們按讚！

　　由多處文獻探討裡，告訴我們道德是哪些事這樣做是好的、怎樣做是不好的。道德在最上層，之下倫理佔一邊。倫理上的對錯是可爭辯性的，而對錯會隨著時空而改變。在爭辯無法釐清時，各個專業就應該訂出專業規範，如果專業很難規範，就以法律為規範基礎。法律是最基本的倫理，法律有錯當然要改，但是改之前仍然要遵守法律，所以有法律的時候守法，沒有法律就尊重專業規範，沒有專業規範就要以倫理思考。倫理思考不僅是教要怎麼做，更是要教導為什麼要這麼做。

結　論

　　影響護理倫理決策的因素與個人價值觀、文化價值觀、專業的價值觀及社會的價值觀有關。護理倫理與價值觀，確實會影響其行為。身為護理人員該如何協助病人完成各自的需求，考驗著我們的智慧。其實愛與關懷沒有對錯，只要秉持公平、自主、尊重原則，為他人設想，實踐南丁格爾的護理精神，發揚光大，並遵守倫理與道德，因有良好的護理倫理可引導我們提升高品質的服務與行為，讓我們以視病如親的理念，追求完美健康，造福人群，做個智慧、圓融、熱誠服務的專業護理師。

致　謝

　　本文承蒙劉絮湄、林志惠、李怡萱、李秋珍、劉美玲、許瑋凌、劉靜芳等人協助收集電影影片分享資料，在此一併致謝。

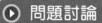 問題討論　　　　　　　　　　　　Ethics and Law in Nursing Care

1. 由「不要傷害我小孩」影片，你可看出如果沒有豐富的醫學知識及能力來要求醫護人員提供最佳照護，孩子的醫療結果定會受到影響。你認為小孩的母親如此積極的作法，是一般母親做得到的嗎？如果遇到不滿意的醫療品質應如何處理？你認為應該如何提升大多數病人的照護品質呢？

2. 由「最後的希望」影片中看出人總是會死亡的，但人是為什麼而活呢？可能每個人有不同的人生觀及價值觀。如果你是當事人，你會怎麼選擇只有三個月有限的生命而做出自己不會後悔的選擇呢？

3. 由「姊姊的守護者」影片中，大部分人都非常同情妹妹的出生，全是為了姊姊而活，沒有自己的人生目標。如果你是妹妹，你會認命嗎？你會被人擺布而犧牲一輩子嗎？在姊姊與妹妹爭取生命與生存兩難中，你覺得應如何處理才會兩全呢？

4. 由「呼叫助產士」影片中，可看出助產士接生技術、經驗及判斷能力會影響兩條人命。如果生產結果是失敗的，你覺得應由哪些方面去改進呢？例如：由環境或提升助產士的能力著手，以預防下一次的意外呢？

5. 由「孤高的手術刀」影片中，麻醫師決定違反法律規定而做救人的工作，如果手術失敗了，麻醫師也會違法被告。為預防下一次事件再發生，應如何檢討並提出改進方案，才能預防事故重演呢？

 參考資料　　　　　　　　　　　　Ethics and Law in Nursing Care

尹裕君、林麗英、盧小玨、王曼溪、鄒海月、許鳳珠(2017)．*護理倫理概論*（五版）．華杏。
吳麗芬(2011)．倫理與靈性．*護理雜誌，60*(1)，3-5。
呂桂雲、張永源、邱香蘭(2001)．專科畢業護理人員護理專業承諾改變之研究．*護理研究，9*(14)，28-37。
李瑞華、張芙美、賴惠玲、李茹萍(2007)．台東縣公共衛生護理人員專業承諾與工作價值觀之探討，*志為護理，7*(2)，79-92。
李選、張婷(2011)．以病人安全為服務導向之護理倫理議題．*澄清醫護管理雜誌，7*(4)，4-11。
李選、黃正宜(2006)．國際護理專業之近代發展趨勢．*護理雜誌，53*(3)，21-26。
辛幸珍、江秀娟、戴正德(2002)．護理人員臨床工作中所面臨之倫理議題．*醫學教育，6*(3)，314-323。

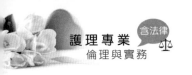
林火旺(2003)・*倫理學*・五南。

林秋芬、郭淑芬(2004)・臺灣地區護理學系應屆畢業生對護理倫理教學的看法・*新台北護理期刊*,6(2),23-32。

徐南麗(1990)・護理品質保證系統的理念及理論架構・*護理雜誌*,37(1),31-37。

徐南麗(2005)・如何塑造護理專業形象・於徐南麗著,*護理行政與管理*(二版,61-74)・華杏。

徐南麗(2008)・*正向思維:改變生命的力量*・原水。

徐南麗(2010)・*護理行政與管理*(二版)・華杏。

馬鳳歧(2002)・*傳光－南丁格爾的精神與志業*・華杏。

張芙美(1998)・*臺灣護理學史*・華杏。

陳月枝、馬鳳歧、李引玉、杜敏世、尹裕君、陳玉枝、王瑋、馮容莊、尹祚芊、汪蘋、胡秀媛、盧美秀、徐南麗、李選、張曼玲(2012)・*護理專業問題研討*(五版)・華杏。

陳敏麗、李麗紅、洪芬芳、李采珍、楊政議、石惠美(2012)・*護理行政學*(二版)・高立。

陳燕禎(2006)・*論關懷取向的護理倫理*(碩士論文)・華南大學哲學研究所。

傅沛榮(1993)・倫理－人生價值與社會倫理・*人文雙月會文稿集*(163-164 頁)・財團法人洪健全教育文化基金會。

彭美瑛、徐南麗(2005)・從中西文化特質的差異看現行的護理教育・*志為護理*,5(1),73-77。

黃小燕(2004)・*花蓮地區護理人員工作價值觀與離職意願相關因素分析*・未出版碩士論文,慈濟大學。

黃麗玲、林麗鳳(2007)・不同世代護理人員工作價值觀之差異:系統性文獻回顧・*澄清醫護管理雜誌*,3(3),44-50。

廖秋月(2001)・*X 世代護理人員工作價值觀之探討*・未出版碩士論文・台北醫學大學。

劉仲冬(1998)・*女性醫療社會學*・女書。

劉仲冬(2006)・我國的護理發展史・*護理雜誌*,53(3),5-20。

潘柏滔(2001)・人類基因組計劃的倫理初探・*中國神學研究院期刊*,30,163-183。

盧美秀(2002)・護理倫理教育的省思・*新台北護理期刊*,4(1),1-8。

盧美秀(2018)・*醫護倫理學*(五版)・五南。

盧美秀(2018)・*護理倫理與法律*(三版)・華杏。

盧美秀、魏玲玲、林秋芬(1994)・我國護理倫理規範之研擬・*護理雜誌*,41(1),41-43。

蘇麗智、阮玉梅、胡月娟、林明珍、吳樺姍、李引玉、羅筱芬、張淑珍、洪佳黛(2017)・*最新護理學導論*(七版)・華杏。

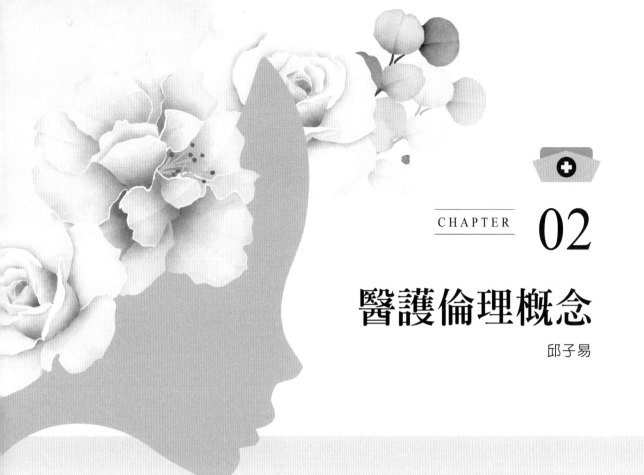

CHAPTER 02

醫護倫理概念

邱子易

學習目標

- 能認識醫護倫理之歷史沿革
- 能瞭解臨床照護的倫理理論
- 能瞭解臨床照護的倫理原則
- 能瞭解臨床照護的倫理規則
- 能接受護理倫理於臨床實務的重要性

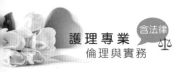
前言

現今醫學科技蓬勃發展，帶給人類許多福祉，無數生命得以挽救及延長。相對的，許多不曾面臨的倫理議題也逐漸為人重視及探討。

基本的醫護倫理概念能讓醫療專業人員，在面對倫理爭議時，做正確的選擇。本章介紹醫護倫理的沿革、常用之倫理理論及生命醫學倫理原則，期望護理人員在面臨倫理相關議題時，能運用書中基本概念。

2-1 醫護倫理學簡介

一、專業的定義

有關專業的定義與研究，學者們各有其見解，沒有唯一的定義，例如「專業」乃指：「個人專職從事於一種職業，這種職業必須有高度的學術或科學上的知識與技能，為社會帶來有價值的貢獻，也受到社會的尊重」（朱，1996）。將專業的特徵整理歸納後，包含以下三點(Ozar, 1995)：

1. 從事專業必須有精博的知識、專業的態度，與經過專門教育團體訓練其用以服務人群的技能。

2. 從事專業必須遵守服務重於報酬的原則。

3. 從事專業必須接受同業工會的約束，並遵守專業倫理守則。

二、專業倫理

此書第一章介紹倫理與道德的區別，在中國哲學裡，「道德」通常是指一個人實現其人性時的歷程和成果，其中雖然會涉及人倫關係，但總以道德主體為核心；至於「倫理」一詞，則強調社會關係和群體規範的意味較濃（沈，1996）。

專業倫理(professional ethics)與一般倫理(general ethics)是相對的概念，專業倫理屬於應用倫理學討論的範圍；而一般倫理屬於理論倫理學討論的範圍。一般倫理指那些適用於社會所有成員的規範，是一般性的道德理論，例如誠實、守信、負責等，常見於日常生活；應用倫理學則是將一般道德應用

到專業領域上，為應用性的專業倫理，例如教師專業倫理、圖書館專業倫理、醫護倫理等。換言之，專業倫理是指適用於某些專業領域人員的規範，例如「守信用」適用於所有人的一般倫理，而「醫生對病歷內容應該保密」則是適用於醫生的專業倫理。針對不同的專業領域，各有其專業倫理（朱，1996）。

三、醫護倫理

　　醫護倫理是經過道德思考、判斷和決策的過程，乃是將倫理理論、倫理原則實際運用到臨床個案身上，以幫助醫護人員於處理臨床醫療情境所發生的倫理問題時，能做出對個案最有利、最符合道德倫理規範的醫療決策。在護理專業中，護理倫理學提供我們護理行為的指南，指引我們選擇適當的醫護行動。

2-2　醫護倫理歷史沿革

一、護理倫理沿革

　　南丁格爾在執行護理工作上要求護士忠於職責，不做損害個案的事，尊重個案的隱私，慎言守密，遵照醫囑處理後續工作，以個案的福利為依歸。美國護理界於 1893 年將南丁格爾訓言編寫成「南丁格爾誓詞」，流傳至今。「南丁格爾的誓詞」被視為最早探討護理倫理準則的起源，其誓詞如下：

　　余謹以至誠，於上帝及會眾前宣誓，終身純潔，忠貞職守，盡力提高護理專業標準，勿為有損之事，勿取服或故用有害之藥，慎守個案及家屬之秘密，竭誠協助醫師之診治，務謀病者之福利，永不改變，永恆信守。

　　隨著社會結構的轉移，醫療護理服務也相呼應地改變。醫學科技的進步改善人類生存質量，舒緩疾病徵狀，減慢病情惡化速度，甚至利用先進儀器維持垂死病人的生命。醫護環境改變，對傳統醫護角色和道德責任產生不一樣的挑戰。有別於「南丁格爾誓詞」，護理人員的基本職責範疇，不再侷限於作為醫生助手，施行治病救人的工作；而是擴展至促進健康、預防疾病和協助康復等方面。醫學界也重新檢視醫學目的，把傳統的「救死扶傷」天職，擴展至「提高生命質量，優化生存環境，增進心身健康」（李，1995）。

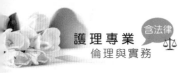

二、醫事倫理沿革

　　希波克拉提斯是西方的醫學之父，希波克拉提斯與倫理的關係，最直接的不外乎醫師誓詞。以下是希波克拉提斯舊誓詞：

　　醫神阿波羅、埃斯克雷彼斯，及天地諸神為證，敝人敬謹宣誓：余願以自身能以判斷力所及，遵守此約。凡授余藝者敬之如父母，為終身同世伴侶，彼有急需，余接濟之。視彼兒女，猶余弟兄，如欲受業，當免費並無條件傳授之。凡余之所知，無論口授書傳俱傳之吾子、吾師之子，及發誓遵守此約之生徒，此外不傳他人。余願盡余之能力與判斷力之所及，遵守為病家謀福之信條，並檢束一切墮落及害人之敗行，余必不得將危害藥品給予他人，並不作此項之指導，雖人請求亦必不與之，尤不為婦人施墮胎之術。余願以此純潔與神聖之精神，終身執行余之職務。凡患結石者，余不施手術，此則有待於高明。無論何適何遇，逢男或女，貴人奴婢，余之唯一目的，為病家謀幸福，並檢點吾身，不為各種害人及劣行，尤不做誘姦之事。凡余之所見所聞，不論有無業務之牽連，余以為應守秘密者，願保守秘密。倘余嚴守上述之誓詞，願神僅僅使余之生命及醫術，得無上之光榮；余苟違誓，天地鬼神共殛之！

　　現代的醫師誓言是世界醫學會於 1948 年在日內瓦所召開的大會中通過，主要原因是為了回應二次世界大戰期間德國納粹醫師的不人道行為。誓言中第三點 "the health of my patient will be my first consideration" 後來成為醫學研究倫理（赫爾辛基宣言）中的重要基本原則。醫師誓詞如下：

　　准許我進入醫業時

　　我鄭重地保證我自己要奉獻一切為人類服務

　　我要給我的師長應有的崇敬及感戴；

　　我將要憑我的良心和尊嚴從事醫業；

　　個案的健康應為我的首要顧念；

　　我將要尊重所寄託予我的秘密，甚至於個案死後；

　　我將要盡我的力量維護醫業的榮譽和高尚的傳統；

　　我的同業應視為我的同胞；

　　我將不容許有任何宗教，國籍，種族，政治；

或地位的考慮，介入我的職責和個案之間；

我對人類的生命，自受胎時起，即始終寄予最高的尊敬；

即使在威脅之下，

我將不運用我的醫學知識去違反人道

我鄭重地，自主地並且以我的人格宣誓以上的約言

根據新舊醫師誓詞的改變，以字面上看來，個案的自主選擇權有很大的提升與重視，舊誓詞在文中指出「婦女不可以墮胎」、「絕不給予個案致命藥物，即使個案要求」，而新誓詞改以「我對生命，自從胚胎開始就給予十分的尊重……」等語，或許這些不同是由於希波克拉提斯時代，結石和墮胎技術並不發達，若施行可能會增加個案的痛苦和死亡率。而明白標幟「醫學倫理學」的第一部著作，是英國醫師波西弗(Thomas Percival)於 1803 年出版。美國醫學會在波西弗所奠定的基礎上，於 1847 年提出第一份《醫學倫理守則》，更於 1957 年轉化為《醫學倫理原則》，這是英語世界最重要的醫學倫理文件(Veatch, 1997)。

時代不斷演進，觀念也不斷開放，對於墮胎和安樂死等牽涉不同社會道德尺度的議題，贊成與反對意見持續爭論不休，早期教會或社會嚴禁的行為，演變至今似乎有所不同，現今對於如何才是尊重生命，有了更大的探討空間。所謂的人性尊嚴究竟該如何維持，已不再是以往傳統舊觀念的嚴禁，如同當今醫療放棄急救的選擇，以及對安樂死趨向開放立法的討論空間。

醫學及護理皆為一門藝術，所以倫理考量在許多時候並沒有一個絕對的答案，以墮胎為例，如何評定什麼是真正的尊重？是尊重媽媽的自主權選擇或是孩子的生命，何者才符合倫理？生下一個母親無法給予幸福的孩子，甚至可能因此毀了母子的一生，還是母親能替孩子決定生死？並給自己的生命一些機會？這些都需要先瞭解醫護倫理基本概念後，才能做進一步探討。

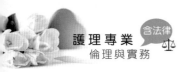

 倫|理|心|思|維

醫護人員必須學習醫護倫理學的理由？

思索與抉擇

· 醫護倫理係為使醫護專業人員符合社會期待，滿足大眾需求。
· 醫護倫理是對醫護專業團體成員的社會控制。
· 學習醫護倫理學是為突破執業時所面對的倫理困境。
· 協助醫護專業人員釐清價值觀、角色責任、專業能力、工作權利與義務，作為醫療專業服務時的架構基礎。

三、生命倫理學沿革與歷史案件

（一）生命倫理學沿革

　　醫學倫理學主要指向醫德的維繫，內容以醫師應該如何實踐醫療道德；相比較之下，生命倫理學則是在神學氛圍中被大力的提倡，對醫學診療和生命科學研究的結果，進行深入的倫理探索和規範。生命倫理論述的重心是著重倫理，而醫學倫理則是著眼於醫療的立場。生命倫理學乃是 70 年代初 Van Rensselaer Potter 所創造的一個新詞，而且是用以指生態學意義下的「生存之科學」(Potter, 1970)，與今日通用的意義並不相同。生命倫理學一般是指在醫療保健、生命科學、醫藥科學及科技所涉及的倫理議題(Kuhse & Singer, 1998)。傳統醫療倫理主要關懷的是醫生與個案的關係，而現今的醫療倫理則增加了同儕之間倫理守則的討論，但是較少探討醫藥資源分配的社會公平正義問題，或新醫療科技所衍生的各種新的倫理爭議等。同時，通常也缺乏反省批判的精神。換言之，傳統醫藥倫理學常被視為生命倫理學的一個分支。生命倫理學的發展來自新醫療科技的使用和衍生的倫理爭議，特別是遺傳學的基因研究，新的議題和範圍已遠超出傳統醫藥倫理學的範疇。

（二）生命倫理學相關之歷史案件

　　紐倫堡大審判(The Nuremburg War-crimes Tribunal)引發了專業醫事人員的道德爭議問題。在二次世界大戰期間，德國醫師在納粹的命令之下，進行了一連串駭人聽聞的人體醫學實驗。在未經告知的狀況下，被俘虜的猶太人

成了活生生的實驗對象，被迫接受慘無人道的臨床醫學試驗。這些優秀的德國醫師在審判時宣稱，所有的實驗都是根據當時頒布的法令進行，而且所得到的結果比任何已知的醫學研究都更具學術價值，以下的影片分享就是以當時發生的真實事件為背景拍攝而成。

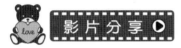 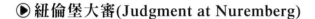

▶ 紐倫堡大審(Judgment at Nuremberg)

出品：MGM Hom Entertainment, 1961

導演：史丹利克雷默(Stanley Kramer)

主演：史賓賽崔西(Spencer Tracy)、畢蘭卡斯特(Burt Lancaster)、里察威麥(Richerd Widmark)、麥克米蘭雪爾(Maximilian Schell)

劇情：

　　紐倫堡大審是一部依真人實事拍攝之影片。主要呈現第二次世界大戰之後，同盟國在德國的紐倫堡成立了軍事法庭，審判德國的戰爭罪犯。影片雖然強調的是第三輪的審判，但整部影片的故事背景及紐倫堡審判強調的都是德國人當時以國家利益為藉口，進行許多泯滅良知的事情，例如法官以國家利益為考量做出了不公平的判決，醫師以國家利益為藉口進行不人道的人體試驗。身為醫師擁有良好的專業背景與崇高的社會地位，本應秉持著救死扶傷的心去救治每一個人，但在二次世界大戰期間，這些醫師卻利用囚犯與被占領國的國民，在未告知的情況之下進行藥物實驗、絕育手術、毒氣謀殺等喪盡天良的事⋯⋯。

討論提綱：

1. 如果您是當時受邀參與試驗的醫護人員，您會接受邀請嗎？

2. 如果您是受理審判的法官，犯罪醫師告訴您如果當時不接受就會被處死，所以是逼不得已的，您會判他們有罪嗎？

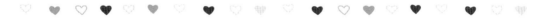

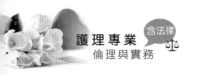

　　根據德國醫師的辯護詞，納粹政府在當時的確頒布了人體實驗的最高指導原則：「只要能夠幫助國家贏得戰爭，不論何種實驗都可以進行。」納粹政府的考量是，當時全世界的學術界對人體實驗的看法莫衷一是、沒有一定的標準，因此德國政府的規定是最適用當時的特殊情況。德國醫師的辯詞看起來似乎是無懈可擊：「既然沒有正確的適用標準，就沒有不適用的問題」；既然國際公法沒有對人體試驗進行規範，那麼這樣做就不算違法？

　　紐倫堡審判法庭則根據「自然法則適用權(natural propriety)」的理由，充分駁斥德國戰犯的狡辯：「吾人均同意，人類生活的世界存在著重要的基本法則，以期滿足人類的道德觀、倫理觀、法治觀。」因此紐倫堡審判法庭特別針對人體實驗的適用性，列出了包括「使實驗對象完全瞭解實驗內容」、「實驗對象必須出於自願」、「所有處置須符合人道原則」、「不可使實驗對象遭受不必要的痛苦」等特點的十項原則，也就是現在通稱的「紐倫堡宣言(The Nuremberg Code)」（附錄二）；其中影響最深遠的兩條是「必須取得受試者知情且出於自願的同意」，及研究設計必須是科學上有效的方法，並能為人類帶來利益（研究利益須大過其風險），這是第一份主張「自願參與」與「知情同意」的國際文獻。醫學倫理隨著醫療進步、研究發展，一些醫學倫理法則也應運而生，其中較為多數研究者所遵守的有：

1. 赫爾辛基宣言（附錄三）：赫爾辛基宣言是歷史最悠久的醫學研究倫理守則，赫爾辛基宣言是從「紐倫堡宣言」演化而來，主要在宣示人體研究必須遵守倫理及科學原則；研究者必須經過科學訓練；研究的預期利益必須大於風險；研究者必須注意維護受試者的隱私；醫師若認為對個案有益，可以醫療中嘗試新方法，但須盡可能向個案或法定監護人詳細解釋，並取得同意，且從醫療中獲取新知識；維護受試者生命及身體健康是醫師的責任；研究內容、目的及風險須由醫師負責說明；研究必須充分告知後，取得受試者之自願性同意；受試者同意須以書面為之，但即使簽署書面同意，研究之責任仍由研究者承擔；受試者可隨時退出試驗，而研究者若認為繼續研究可能有害時，亦應隨時停止研究。赫爾辛基宣言從 1964 年 6 月世界醫學會(World Medical Association, WMA)首次通過後，到 2013 年 10 月共有十次修正。這其中的修正表示了倫理價值的演進，至今成為國際醫學界有關人體實驗通用的準則。

2. 貝爾蒙特報告：美國的衛生、教育及福利部於 1976 年組成「生物醫學及
   行為研究受試者保護委員會」，而於 1979 年提出貝爾蒙特報告(Belmont
   Report)，成為美國保護參與研究受試者的最高倫理原則及規範，其中三項
   倫理原則是：對人的尊重、對個案的益處，以及公平性；實行的三大細則
   要求是：告知同意、風險及益處評估，以及受試者的選擇，詳見表 2-1。

▶ 表 2-1　貝爾蒙特報告三大細則

細則	內容
尊重個人（告知同意）	當受試者有能力瞭解試驗過程時，對是否參與試驗應有絕對的自主權，對於是否要參與試驗或退出試驗有絕對的自由。衍生出的規範包含： 1. 需獲得受試者書面的同意書(informed consent) 2. 應尊重受試者的隱私 3. 當受試者的自主權有障礙時（弱勢族群），應給予更多保護
對個案的益處（風險及益處評估）	1. 對受試者的風險應該最小 2. 研究者應盡量降低受試者可能的風險，並增加預期的益處 3. 和參與試驗所得益處相比，風險應為合理相關 4. 要求研究者和 IRB 需就風險／利益做詳細的評估 5. 受試者的隱私應受保護
公平性（受試者的選擇）	1. 受試者的選擇應該公平 2. 受試者族群 VS 試驗結果有益族群

而美國違反醫學倫理規範進行之危險具傷害性試驗，較有名的案件為：

1. 塔斯基吉梅毒試驗：塔斯基吉是美國南部阿拉巴馬州的一所大學，1932 年
   美國公共衛生部性病部門的官員，聯合塔斯基吉大學附屬醫院的 2 名醫
   生，以提供免費醫療的名義召集 399 名患有梅毒的男性黑人及 201 名健康
   黑人為控制組，對他們的健康狀況進行長期追蹤調查，此實驗由
   1932~1972 年，進行了長達 40 年，雖然實驗初期，梅毒在當時並無特效藥
   品，但是在青黴素被證明可治療梅毒後，這項實驗仍舊進行，並未給予青
   黴素治療，而是給予安慰劑做為替代治療，以繼續觀察梅毒對人體的長期
   作用，同時更要求實驗者簽署死後解剖協議以換取喪葬費用，直到 1972
   年研究曝光，輿論終止此研究，已有 29 名受試者直接死於梅毒、100 名死

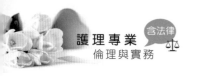

於梅毒併發症、40 名受試者妻子感染梅毒,更有 19 名受試者子女出生即患有梅毒,美國政府也針對此事件於 1997 年正式道歉及賠償。

2. 瓜地馬拉梅毒試驗:此試驗由美國麻州衛斯理學院(Wellesley college)醫學歷史學家蘇珊雷佛比(Susan Reverby)整理已故美國公共衛生署(United States Public Health Serrice)約翰查爾斯卡特勒(John Charles Cuher)醫生的塔斯基吉梅毒試驗相關資料時發現,卡特勒在瓜地馬拉的監獄、讓監獄囚犯與帶有梅毒的妓女發生性關係,也在一所精神個案收容所及一處軍營進行試驗,試驗方式包括直接接種病毒於手臂、臉或陰莖上,感染病毒後再給予青黴素進行治療,此作法是為了知道青黴素是否能治癒梅毒早期感染,美國政府在 2010 年針對此事件發表正式道歉聲明。

2-3 倫理理論

倫理是一種規範人群關係的準則,是人類應該遵守的行為規範,其引導並建立人與人間互動所依循的關係,此種關係具有維繫人倫和諧的良好規範,也是安定國家社會家庭的系統。然而,倫理的標準會因各地風情習慣而稍有差異,但尊重他人則是東西方不變的倫理法則。護理的業務涵蓋在醫療專業範圍,所使用之倫理是應用生命倫理學,而生命倫理學常用之理論包含義務論(deontology)及效益論(consequentialism)。

一、義務論／道義論

「義務論／道義論」一詞源自兩個希臘字:Deontos 以及 Logos,Deontos 意思是「責任」,Logos 的意思是「知識」或者「學問」。因此,義務論就是關於道德義務與責任的倫理學理論。屬於義務論的道德理論有很多種,哲學家康德(Kant)是義務論的代表人物。在他的義務論裡,只有可被客觀而普遍的規則判定的,才能稱為善的或者惡的。康德主張,人是理性的。人能夠創造自己倫理行為的規範。

義務論主張道德行為的對錯或義務之標準,完全在於該行為規則本身之正當性或義務性(蕭,1995)。一個行為的對或錯,不是完全決定在行為的結果或目的,而是取決於行為本身所存有的意義,同時亦須考量行為者的動機

與意願（孫，1995）。這類義務論關心的焦點是：「行動者應該做什麼樣的行動」。每個人因為在社會與家庭中扮演不同角色、而擁有某些道德義務(obligation)與道德許可(permission)，這些義務跟許可能夠作為行動的理由。例如父母親有照顧自己子女的義務；成年子女有照顧父母的義務；任何人都有遵守承諾的義務。換句話說，義務論主要是「以行動者為焦點」，道德是相當個人的事，關注在個人必須執行的道德義務，不讓自己蒙受道德上的瑕疵。因此，這類理論重視個人之道德責任，是否應受道德譴責的問題。

倫│理│心│思│維

請依下述兩個案例討論其義務論。

案例 1：A 先生意圖以殺害一個無辜者為手段，來達成救一百個人性命的目標。

案例 2：B 醫師為了解救一位孕婦的生命，而不得不進行墮胎手術。

思索與抉擇

A 先生做了道德上應受譴責的惡事，雖然從後果來看，A 先生的行動帶來好的結果，因為 A 先生從事該行動的意圖，而不是該行動的後果，決定了他的行動是否在道德上應受譴責。反過來說，根據此義務論理論，如果所做的行動帶來嚴重的傷害，因為此傷害是該行動的附帶產品，但是其個人並未意圖帶來此傷害，則個人的行動是不受道德譴責的，此原則稱為複式影響原則(the doctrine of double effect)，是天主教神學中一個傳統的道德原則。

複式影響原則為「某個行動的結果產生一有害的影響，此一有害的影響是間接的且事先可預知的，但不是惡意或故意造成的，完成是為了正當行為所產生的附帶影響」（尹等，2004；蕭，2004），例如醫生為了解救一位孕婦的生命，而不得不進行墮胎手術，手術目的是為了救孕婦的生命，而不是為了殺害胚胎。「複式影響原則」可以解釋為何醫生的行動是不受道德譴責的。

二、效益論／功利論(Utilitarianism)

效益論（等同功利論）將「效益原則」視為「第一原理」，此學說的主要代表人物是邊沁(Jeremy Bentham)及彌爾(John Stuart Mill)。彌爾的效益定義為：一件行動是對的，與它增進幸福的傾向呈比例；一件行動是錯的，與它產生和幸福相反的結果呈比例。幸福指獲得快樂和避免痛苦；而不幸福指遭

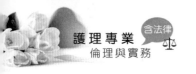

受痛苦和缺乏快樂(Mill, 1863)。表 2-2 為兩學者之效益論比較。以「效益」這項價值來說，效益主義肯定快樂、幸福的狀態本身是唯一的善和值得追求之物；而結果論的原則確立行為對錯的判準，在於該行為所產生結果的好壞（好指能增進最大的快樂，壞指得到痛苦）。但是由於對什麼是善的看法不同，因此產生了「享樂的效益主義(hedonistic utilitarianism)」和「理想的效益主義(ideal utilitarianism)」。儘管有不同的派別，相同之處在於他們都認同「效益原則(the principle of utility)」（亦即效益最大化原則）是可行的倫理原則。基於「效益原則」應用到判斷行為對錯的不同，又可分為「行動的效益主義(act-utilitarianism)」和「規則的效益主義(rule-utilitariansim)」。「行動的效益主義」堅信，「當一個行動能產生最好的結果時，它就是對的」；「規則的效益主義」，則主張「當遵守一組行為規則能使一個行動產生最好的結果時，它就是對的」。前者重視個人當下行動的判斷，後者則將某些行動規則考慮進來，並宣稱遵守這些規則能為個人行動帶來好的結果。

▶ 表 2-2　效益論代表人物比較

代表人物	主　張
邊沁 Jeremy Bentham	· 思想基礎是趨樂避苦，是人類一切行為的原動力，快樂體驗或感覺是人的首要利益，快樂本身即是目的 · 將快樂分為十四種，痛苦分為十二種，同時提出七種計算苦樂的準則 · 社會是由個人所組成，社會的幸福也就是個人幸福的總和。因此最大多數人的最大幸福即是功利主義的倫理基礎
彌爾 John Stuart Mill	· 承襲 Bentham 的人生以「趨樂避苦」為目標及追求最大幸福的基本原則，但是 Bentham 理論中，快樂只有量的多寡之分，而 Mill 則認為快樂不僅有量的差異，更有質的不同 · Mill 理論並非純粹的利己主義，強調社會福利是善良的人都會關心的事

倫|理|心|思|維

書名：正義：一場思辨之旅(JUSTICE: What's the Right Thing to Do)

原文作者／譯者：邁可桑德爾(Michael Sandel)／樂為良

章節介紹：哈佛教授邁可桑德爾(Michael Sandel)開了一門名叫「正義」的課，內容從哲學的角度切入，討論政治和法律上的問題，桑德爾教授在這門課中討論正義、平等、民主和公民權。這堂課的目的是藉由討論日常生活中會遇到的道德難題，刺激批判性思維。桑德爾教授在第 1 章提出了電車問題。

思索與抉擇

　　請依照問題來探討義務論及效益論：

1. 一列電車剎車壞了，更糟的是，駕駛突然發現前方軌道上居然有 5 個工人，電車肯定是剎不了車的，通知工人也已經來不及，不過這時駕駛發現前方有條岔出去的支軌，支軌上只有 1 個工人，如果是您，您會選擇直直向前開撞死 5 個人；還是轉彎只撞死 1 個人？

2. 現在您不是駕駛，只是個路人，站在天橋上看著這列失控的電車衝向 5 個無辜的工人。您身邊正巧有個胖子，推他下去（前提是您一定推得動）可以擋住電車，5 人因此得救，您推不推？

3. 如果橋上的胖子是納粹呢（可以代換成任何一個認為罪該萬死的人）？您會不會推他下去擋火車？

　　這一連串的問題有意思之處，不是在於各人的選擇討論，而在於我們的選擇理由確立後是否能禁得起考驗，我們能否讓這理由，持續的「言之成理」？

1. 第一個問題：您會選擇直直向前開撞死 5 個人，還是轉彎只撞死 1 個人？其答案可能參半，理由不盡相同，「兩害相權取其輕」可能是大多數人選擇的理由。

2. 第二個問題：您是否會推您身旁的胖子來阻止災害？也許答案將會不同，很多人可能會說胖子是無辜的；雖然在第一個問題裡，岔路上的工人也是無辜的。選擇答案的理由卻也可能不同。

3. 第三個問題：若那人為納粹或心中之惡人，答案又是否不同？

　　以上所思辨的議題簡單來說，可能多數人所擁護的，是偉大的思想家邊沁及彌爾所發展的功利主義？其所抱持的中心思想叫做「追求幸福的最大化」，亦即做決定之前，先計算每個決定可能造成的一切後果，最後找出「淨

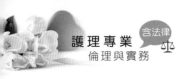
幸福度（功利）」最高的做法。功利主義讓人取信的地方，在於提供了涉及生命、美德等抽象概念，看似虛幻的哲學問題，可以經過數學計算得到一個解決的好方法。在這樣的思維下，將生命數字化的指控幾乎是必然的結果。

然而另一方面，政治思想家從十八世紀之康德到二十世紀的羅爾斯，都認為個人權利不應該建立在特定的美德觀或最佳處世原則，而是尊重良善人生的自主選擇才是正義社會。舉例來說，「助人為快樂之本」是一般社會人可以接受的論點，但是以康德理論則會認為這樣的助人沒有「道德價值」，因為助人是為了快樂，而不是基於助人是一件「應該」做的事。《正義：一場思辨之旅》書中章節有提到另外一個案例：西元 1884 年，四名英國水手受困在南大西洋的一艘救生艇上，只剩下兩個醃蘿蔔罐頭，沒有水，幾天中靠著零碎食物及釣起的海龜過活，後來船長建議抽籤決定誰先死讓其他人活命，但有人不同意，後來其中兩人選擇殺害一名生病小廝，吃他的肉來維持生命直到救援出現。此案例是將事件以人數計算，但即使將解救人數、家人的快樂計算進去，允許殺人是否仍為社會帶來不良後果？綜合來看，效益論在乎某一行為的是非對錯取決於後果（結果），只要能促成最佳結果視為正確之舉，但是前提是要將所有後果都考量進去；義務論則是認為不應該只關注後果，權利義務本應該受到尊重，而且是基於無關社會後果的理由。

2-4　生命醫學倫理原則

生命倫理學(bioethics)探討生命科學（life science，包括生物學、醫學、遺傳學、醫療照護等）領域中所發生之各種道德問題，屬於應用倫理學(applied ethics)的一門。

生命倫理四原則的重要核心內涵，包括尊重自主原則、不傷害原則、行善原則，以及正義原則，其重要的內涵略述如下。

一、尊重自主原則(The Principle of Respect for Autonomy)

自主之英文 Autonomy，來自希臘文 Autos（自我(self)）及 Nomos（原則或法則(rule or law)）。尊重自主原則，簡稱自主原則，說明醫護人員必須尊重個體，包含對生命及個人主權的尊重，在醫療上意謂醫事護理人員要進行醫療行為或治療方法前，必須將預期的目的與可能的後果具實告訴個案，之後

徵求個案意見，尊重個案決定。根據這項原則，有能力做決定的個案，有權利要求醫師告知病情真相，做知情同意(informed consent)，預立醫囑並拒絕任何不想要的治療。尊重自主在醫療照護上可分為兩大主軸，一為個案自主權，二為醫療專業自主權。

（一）個案自主權

個案自主權在臨床上又因行為能力，區分為個人自主權行使與代理決定。(1)個人自主權的行使：意指有能力做決定之個案，對自身所受醫療照護方式做決定。民法第 12 條規定：「滿十八歲為成年」；(2)代理決定(surrogate decision making)：根據民法第 76 條：「無行為能力的人由法定代理人代為意思表示，並代受意思表示」；民法第 77 條：「限制行為能力人為意思表示及受意思表示，應得到法定代理人的允許，但純法律上之利益或其年齡及身分日常所必須者，不在此限。」限制行為能力人意指年滿七歲之未成年人，亦即滿七歲以上但未滿十八歲之人。

個案自主權在臨床上能夠充分行使應該包含五大要素，如下圖所示。

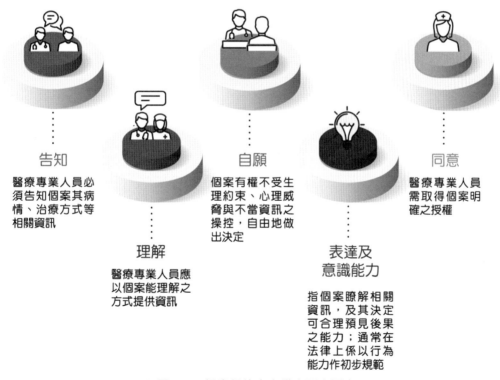

告知
醫療專業人員必須告知個案其病情、治療方式等相關資訊

理解
醫療專業人員應以個案能理解之方式提供資訊

自願
個案有權不受生理約束、心理威脅與不當資訊之操控，自由地做出決定

表達及意識能力
指個案瞭解相關資訊，及其決定可合理預見後果之能力；通常在法律上係以行為能力作初步規範

同意
醫療專業人員需取得個案明確之授權

▶ 圖 2-1　個案行使自主權之五大要素

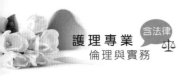
　　臨床上同意所表達之方式有口頭及書面兩種，為避免醫病間發生醫療糾紛，目前臨床上多以書面做為個案同意專業醫療行為之依據。醫療專業人員需同時瞭解，同意所表達的不僅是同意接受治療，其概念也適用於個案拒絕接受治療，換句話說，個案有權拒絕接受醫療專業人員所建議之醫療照護，而此拒絕決定所需之一切訊息已經獲知。然而，在個案獲得所有訊息後，仍有許多原因會影響個案自主性，歸納為三項目：

1. 文化因素：緊密的家庭或家族關係，在臨床上會影響個案自主權的決定 (Blackhall et al., 1995)。個案家屬可能基於擔心或保護個案受到疾病診斷後之情緒變化或衝擊，而選擇代替個案決定治療或照護方針。值得醫護人員注意的是，以家庭為中心的決定方式，並非完全否定其個人的自主性，而是以更寬廣的觀點來看待自主性，包含尊重其文化價值，同時協調家屬尊重個案自主意願(Blackhall et al., 1995)。

2. 醫療父權：醫療照護體系中，雖然個案自主意識抬頭，不平衡的權力仍存在於醫師、醫事人員、護理人員及個案之間。

3. 社會／機構障礙：現今醫療照護儘管在道德層面應屬利他主義考量，但是醫療照護的出發點，仍以成本效益及利益為優先考量，在此情況下，個案自主及倫理都可能受到影響。

 倫|理|心|思|維

　　簽妥同意書是否即表示個案同意治療之過程？

思索與抉擇

　　在過程中應同時考慮「解決問題」與「做出決定」兩大部分，醫護人員應該讓個案隨其意願參與解決其健康問題之過程，對於醫師未列入考慮之治療方法，也應同時讓個案自由發問並獲得適當答覆。此外，個案同意應是個案主動參與決策過程，並具體授權醫師進行個案所選擇之治療方法。

（二）醫療專業自主權

專業的形成通常是透過訓練與經驗，而且是在一個可被接受的倫理行為規則中運作。Greenwood 學者認為專業具有五大元素：「具備一套有系統的理論、有定義問題與決定對策的權威、社會大眾認可他們可以訓練與認定新成員、倫理法則強調服務他人的理想、具備一套發揮所有功能的必要機制」(Greenwood, 1957)。醫療專業自主不僅僅需要知識、技能與遵守法律倫理準則，還應該具有相當的專業態度與素養，才足以完全展現醫療專業自主的權力。值得注意的是，醫護人員在執行專業自主的態度應要有「利他」的精神。醫護人員在照顧個案的過程中，醫護決策的考量應以個案的最大利益作為最重要的依歸。在此依歸之下，醫護人員必須考量各種醫療機構及保險制度的規定限制、個案及家屬的不同社會文化背景的影響，以不犧牲「個案為優先」的基本原則，維護個案的最大利益。

尊重自主原則於醫療照顧的範疇內，進一步特定化的結果可以導出下列的道德規則，包括：誠實原則(truthfulness)、守密原則(confidentiality)，以及告知後同意（知情同意）原則(informed consent)等（蔡，2006）。道德規則將於下一節探討。

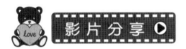

▶ 姊姊的守護者(My Sister's Keeper)

出品：Gran Via Produtions, 2009

導演：尼克薩維茲(Nick Cassavetes)

主演：卡麥蓉狄亞(Cameron Michelle Diaz)

劇情：

詳見第 1 章及第 5 章。

討論提綱：

1. 誰是身體的主人？若是您，您願意付出組織器官維持姊姊的生命嗎？若您的出生，是因為父母為了救姊姊，您會如何想呢？

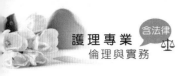

2. 在醫學倫理常強調個案的醫療自主權，同樣的，醫事護理人員的自主權也應受到
尊重？當在臨床上碰到所謂的「困難照顧的個案(difficult patient)」時，您會從哪
些層面去思考這種兩難的情況？

討論資訊：

1. 器官捐贈部分：

　　臺灣而言，未成年人是不能捐贈器官的，我國法律上的保障，依照人體器官移
植條例，可分為自屍體摘取器官施行移植手術，以及自活體摘取器官施行移植手
術。如果自活體摘取器官施行移植手術，應合於下列規定：

(1) 捐贈器官者須為成年人，並出具書面同意及其最近親屬二人以上之書面證明。

(2) 摘取器官須注意捐贈者之生命安全，並以移植於其五親等以內之血親或配偶為
限。如果是成年人捐贈部分肝臟移植於其五親等以內之姻親，或滿十八歲之未
成年人捐贈部分肝臟移植於其五親等以內之親屬，則不受是否為成年人的限
制，但滿十八歲之未成年人捐贈肝臟，應經其法定代理人出具書面同意。

2. 醫療的專業主義部分：

　　是指專業人士將個案福利設為首位，自主的應用最好的知識判斷和技術能力，
以採取適當臨床處置。適當醫療主權是醫師在個案同意下，或在個案無法表示意見
的緊急情況下，以個案的最佳利益為前提，根據醫療專業技術為個案治療。

　　一般而言，舉凡意識不清楚（如昏迷、幻覺），不具思考能力（如低潮、激動、
智能不足、精神病、失智）或不具法定地位（未成年人、被褫奪權利的罪犯），都必
須由適當的法定代理人代為決定同意醫療措施。臺灣法律針對意識能力界定請見表
2-3。但於緊急情況下，若無法取得個案及其法定代理人的同意，醫療人員可基於醫
師主權原則，為個案做最適當的專業判斷及處理。

▶表 2-3　臺灣法律針對意識能力的界定

條　文	內　容
民法 12 條	滿十八歲為成年
民法 13 條	滿七歲以上之未成年人，有限制行為能力，未滿七歲之未成年人，無行為能力
民法 14 條	於因精神障礙或其他心智缺陷，致不能為意思表示或受意思表示，或不能辨識其意思表示之效果者，法院得因本人、配偶、四親等內之親屬、最近一年有同居事實之其他親屬、檢察官、主管機關、社會福利機構、輔助人、意定監護受任人或其他利害關係人之聲請，為監護之宣告

條　文	內　容
民法 15 條	受監護宣告之人，無行為能力
民法 75 條	無行為能力人之意思表示，無效；雖非無行為能力人，而其意思表示，係在無意識或精神錯亂中所為者亦同
民法 77 條	限制行為能力人為意思表示及受意思表示，應得法定代理人之允許。但純獲法律上之利益，或依其年齡及身份、日常生活所必需者，不在此限
民法 79 條	限制行為能力人未得法定代埋人之允許，所訂立之契約，須經法定代理人之承認，始生效力

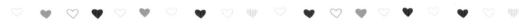

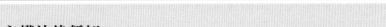

⚖ 法律面面觀

自主權法律新知

　　為尊重病人醫療自主、保障其善終權益，促進醫病關係和諧，於民國 104 年 12 月 18 日制定及於民國 105 年 1 月 6 日公布病人自主權利法（條文請詳見附錄四《病人自主權利法》）。病人自主權利法重點是預立醫療照護諮商及預立醫療決定，須由醫療機構提供預立醫療照護諮商，並於預立醫療決定上核章證明，再經公證人公證或有具完全行為能力者二人以上在場見證，最後註記於全民健保 IC 卡，才算完成「預立醫療決定」且具有效力。

　　病人自主權利法關係到兩種自主權的行使：病人自主及醫療專業自主。在病人自主方面，自主權的行使必須建立在充分的理解基礎上。病人自主權利法引入預立醫療照顧計畫(advance care planning, ACP)，因此病人自主權的捍衛必須以對醫療專業的尊重為前提。預立醫療指示(advance directive, AD)必須經過完整的諮商程序。

　　在醫師專業自主方面，醫師在臨床實務上有其醫療專業，病人自主權利法中同時尊重醫師的裁量。若是醫師覺得可以治癒，但病人已經簽了拒絕醫療，醫師可以選擇讓醫療委任代理人提議，轉給其他醫師決策，或是在醫療委任代理人的同意下，繼續進行治療。

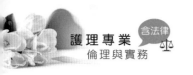

二、不傷害原則(The Principle of Non-maleficence)

　　係指不讓個案的身體與精神（心理、心靈）受到傷害，同時也包括最大的傷害－殺害。不傷害原則至今仍遵從傳統西方的倫理格言中的希波克拉提斯(Hippocratic Oath)醫師誓約：最重要是不傷害(first do no harm)和南丁格爾女士(Nightingale Pledge)誓言：不能傷害。這兩個「不傷害」，是西方醫護人員必須恪守的倫理標準和職責，而近代的準則，則是以 1988 年倫理哲學家 Bernard Gert 原則為主(Gertet et al., 2000)，見圖 2-2。

　　醫事護理人員維持良好的臨床知識及技術、謹慎地執行醫療行為以達到「適當的照顧標準」，並避免讓個案承擔任何不當的、受傷害的風險，即是在履行不傷害原則。若是於執行職務期間人格有問題、能力不足或有詐騙不法行為，便是違反不傷害的義務（嚴，1999）。此外，有學者認為預防傷害應該是優先於不施加傷害，例如乳房攝影檢查會產生放射線的傷害，卻可預防未發現乳癌而遭受更嚴重的傷害，對健康有長期效益。Gert 等(2000)也認為不施加傷害是屬不傷害原則，預防傷害、去除傷害及應做或促進善事，應該屬於行善原則。學者們將原則分開，主要目的是要使人瞭解行善需更積極的方式來執行，例如做對他人有利之事是積極的行善行為。

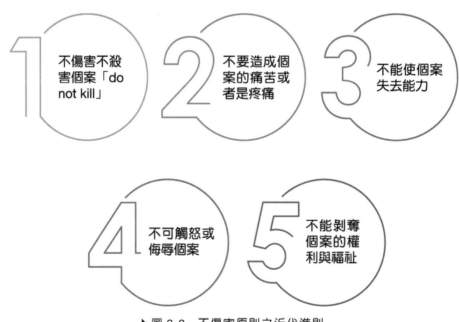

1. 不傷害不殺害個案「do not kill」
2. 不要造成個案的痛苦或者是疼痛
3. 不能使個案失去能力
4. 不可觸怒或侮辱個案
5. 不能剝奪個案的權利與福祉

▶ 圖 2-2　不傷害原則之近代準則

三、行善原則(The Principle of Beneficence)

　　在不傷害他人之外，行善原則要求我們進一步關心並致力提升他人的福祉（蔡，2006）。換句話說，若不傷害原則是消極的不造成個案傷害，行善原則即是積極的增進個案的最大福祉。法蘭克納(William K. Frankena)認為主張「行善」的四個義務為（李，1990）：

1. 不應施加傷害。

2. 應預防遭受傷害。

3. 應去除傷害。

4. 應做善事或促進善事。

　　行善原則不僅是照護個案的基本原則，也是醫護人員對個案應盡的義務，目的在使個案獲益。行善原則在醫療實務上，強調避免使個案遭受不必要的藥物治療、不必要的檢驗，以及不必要的手術等（嚴，1999）。值得注意的是，醫療專業人員若貫徹其行善原則時，有極高的比率將伴隨著傷害個案的風險，例如糖尿病人足部壞疽，若不截肢可能併發敗血症，醫護專業人員在「不傷害」與「行善」兩原則的均衡取決上，需要醫護專業的判斷。倫理學家 Bernard Gert 行善與不傷害是一體兩面，兩者有積極與消極上的差別。行善原則是正面的行為，強調主動但不必然能全面遵守，而且當行為無法達到預期時，執行者很少受法律責罰。另一方面，不傷害原則是反面且禁止的行為，人員是消極且必須全面遵守的，而且在某些時候或行為需以法律來制止，兩者在倫理層次上有不同的意義。

 倫理 心 思 維

　　當個案因意外產生大出血，醫師判定需要緊急輸血才不至於休克死亡，但個案因宗教教義（耶和華見證人(Jehovah's Witnesses)信徒）不接受輸血，請問此種情況下，如何取得自主、行善與不傷害之間的平衡？

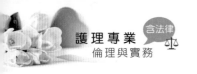
四、正義原則(The Principle of Justice)

正義原則主要探討公平地分配醫療資源（分配性之正義）、尊重人的權利（權利正義），及尊重道德允許的法律（法律正義）。當醫療資源有限，無法滿足個案的要求時，應如何合理分配醫療資源成為考題。於正義原則的探討上可能會出現以下幾種可能性：

1. 「平等性」：依原則而論，每個人皆應擁有平等資源與對待，例如不論病情複雜程度，給予每位個案都是相同時間。

2. 「必要性」：以門診個案為例，給予時間的多寡，應以是否有必要性為判斷標準，一律給予相同時間與正義原則的精神未盡相符，急診個案的情形也一樣，應以緊急的程度來決定誰優先看診並安排檢查，若在資源有限的情況下，也是以是否有必要性為判斷標準，在醫療上最簡單的判斷就是，是否符合「醫療的適應症」或是符合「健保的支付標準」（嚴，1999）。

 倫理心思維　　 短片導讀

急診室裡頭非常混亂，就像菜市場沒什麼分別，個案難過，家屬更痛苦，事實上所看得到的急診室的「亂」，正是臺灣整體醫療環境問題的縮影。

思索與抉擇

1. 腫瘤個案與感冒個案，對於不同複雜程度的疾病，給予相同時間是否合理？
2. 依照掛號順序，決定看診次序，這在門診及社會上均成為慣例，但適用在急診醫療嗎？讀者對急診亂象的省思為何？

檢傷分級－急診室一般都有張貼標語：「看診的先後次序，是依照疾病的嚴重度及急迫性，而非依照到院先後。」但是，個案及家屬在面臨自身情況時，都可能認為自己的情況需要優先處理，因此，為了解決醫師和個案對急診認知的差距，急診採取「檢傷分類」為治療標準。衛生福利部為了讓急診醫療資源能真正用在最需要的個案身上，於 2010 年將急診檢傷分類分為五等級，比原本的四級再多一級，評估標準從呼吸、行動力、意識，至體溫等綜合判斷，比過去主觀判斷更為周詳（衛生福利部醫事司，2013）。

- **復甦急救；立即處理**
  心跳、呼吸停止、體溫＞41℃或＜32℃、無意識、意識混亂、持續抽搐且無意識

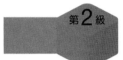

- **危急；10分鐘內處置**
  急性意識狀態改變、持續胸悶痛且冒冷汗、血糖<40mg/dL、大量出血、突發性視覺改變、呼吸困難等

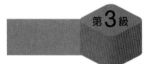

- **緊急；30分鐘內處置**
  呼吸急促、咖啡色嘔吐物或黑便、高血壓(>200mmHg/110mmHg)、抽搐後意識已恢復、廣泛性紅疹／水泡等

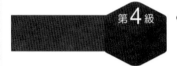

- **次緊急；60分鐘內處置**
  局部蜂窩性組織炎、解尿疼痛、陰道點狀出血、急性咳嗽、發燒但無其他不適、反覆性疼痛或暈眩、持續性打嗝、厭食

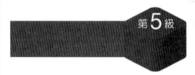

- **非緊急；120分鐘內處置**
  習慣性便祕、慢性腹水欲抽腹水、直腸內有異物但生命徵象正常、輕微擦傷、瘀青、螯傷或咬傷，但無發燒或疼痛、慢性失眠等

▶ 檢傷分類民眾衛教版

急診問題省思

1. 急診就醫人數居高不下：臺灣健保制度的普及與進步，造就民眾就醫的自由，不像美國以保險、價格等機制限制急診個案量。
2. 假急診多過真急診：由於臺灣醫療沒有建立家庭醫師制度，使得個案往往發現問題就往急診就醫，造就許多醫療資源運用之浪費。
3. 個案不願意轉院：其原因主要為「不能信任其他醫院的醫療水準」。

未來展望

　　衛生福利部著手將急診資源資訊化，逐步將各醫院的普通病房空床數、加護病房空床數、手術室等資訊上網，讓各醫院彼此的訊息流通，增加轉床或個案送院的順暢，以期醫療資源能充分運用。此外，建置教學醫院與地區醫院急診醫療資源合作模式，例如台大醫院和市立三重醫院合作、中部的中國醫藥大學附設醫院支援部立臺中醫院急診、高雄長庚醫院支援市立大同醫院等，逐步為將來的轉診制度建立雛形。

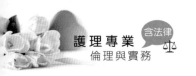

若醫療行為執行過程中不慎造成個案傷害，或遭遇道德倫理衝突時，可運用雙效原則(the principle of double effect)來決定或評斷此過程是否有道德倫理上的瑕疵。雙效原則又可稱為「複式影響原則」或「雙重影響原則(rule of double effect, the doctrine of double effect, double-effect reasoning, double effect, dual effect)」，此原則可溯源於羅馬天主教之教義，是首先討論法律行為碰到兩難時之倫理考量原則(Quill et al., 1997)。學者 Kockler (2007)認為雙效原則必須符合四項條件：

1. 行為本質(nature of the act)必須正當或道德無瑕疵。

2. 所採之手段與方法可能發生壞的效果與好的效果，壞的效果並不是產生好效果之因子(the bad effect can not cause good effect)。

3. 行為手段是達成好效果之目的，而非壞的效果(the agent cannot intend the bad effect)。

4. 利益均衡(proportionate reason)；即好效果必須遠大於壞效果。

葛(2008)介紹臨床適用雙效原則之案件，其醫療行為在本質上必須符合無「故意傷害」之要件，而且所採取之行為與方法是以達到好效果為目的，即使最終發生行為後的不好結果，醫療行為得依臺灣刑法第 22 條：「業務上之正當行為，不罰」之「阻卻違法」法律依據，不予處罰。

2-5 倫理規則

臨床上已將尊重自主、行善、不傷害和公平正義四大倫理原則，當作是醫護人員應遵守的主要美德，而將誠實與告知實情、保密及隱私等倫理規則視為次要美德。本節主要探討生命醫學倫理原則中常用之倫理規則，包含誠實與告知實情、保密、隱私及知情同意，以下分別探討。

一、誠實與告知實情

誠實是現代維持良好醫病關係和良好護病關係的重要倫理規則之一，也是醫護人員廣為重視和讚許的美德與特質。誠實係指醫護人員主動或被動的將個案的實際病情，正確、完整、客觀地傳達給個案。

　　西元前 400 年希波克拉提斯最早提及「病情告知(truth telling)」一詞。臺灣近年來因為民主意識提升，人民雖然對於個人權益更加懂得保護，但是在臺灣醫療及社會文化背景影響下，告知對醫護人員而言常是一件艱難的工作。「告知(disclosure)」乃指將事情公開化，或者讓對方知曉，其內容包含五大項（胡、楊，2009）：

1. 誰告知(who)：一般由個案信任之人，例如主要負責醫師。

2. 何時告知(when)：選取適當時機，讓個案有所準備；須注意不能告知後立即離開，須讓個案有時間理解。

3. 告知誰(whom)：一般為個案及其相關影響之家屬。

4. 如何告知(how)：語氣和緩，同理個案情緒，用個案可理解字語解釋，觀察個案瞭解程度，澄清個案瞭解訊息。

5. 告知什麼(what)：病情相關之訊息及個案想知道之範圍。

　　除了上述五大項，在何地告知(where)應該選擇隱密性佳之處所，讓個案覺得隱私受保護及能表達情緒。

　　臺灣醫療體系中針對告知也有其法律規範：

※ 《醫療法》第 81 條規定：「醫療機構診治病人時，應向個案或其法定代理人、配偶、親屬或關係人告知其病情、治療方針及預後情形及可能不良反應」。

　　根據此項法律規定，醫師對於醫療相關行為告知於病人之法律義務是明確的，但是條文中所提及之「個案或其法定代理人……。」是在臨床實際處置上有所疑義的。醫護人員可能會因為選擇告知對象（兩者皆告知或其中一方），是否有告知的優先順序，或因家屬要求而對個案隱瞞是否觸犯法律引發決策困難。《安寧緩和醫療條例》第 8 條對此有部分說明：「醫師應將病情、安寧緩和醫療之治療方針及維生醫療抉擇告知末期病人或其家屬。但病人有明確意思表示欲知病情及各種醫療選項時，應予告知。」此條文雖對於先告知個案或先告知家屬沒有明確規範，仍強調個案本身知道的權利（蔡，2002）。除此之外，臨床上醫護人員於告知實情執行上有其困難之處，以下歸納為四大項：

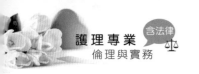
1. 醫療行為具有其特殊性：醫療行為具有特殊性時，在說明上常遭遇不同程度的困難，如：
   (1) 危險性：疾病的檢查和治療具有侵襲性和危險性，誠實告訴個案，可能遭到個案拒絕接受檢查。
   (2) 專業性：醫療是專業性複雜的知識與技術的結合，有時即使詳細說明，個案也許不能完全瞭解。
   (3) 多選擇性：醫療科技發達，各種疾病的檢查與治療具多樣性，個案可能無法從中選擇最適當方法。

2. 未獲得充足時間：在醫療給付條件不良情況下，醫療人員可能因為看診、體檢、開處方或施行治療，忽略需有足夠時間作詳細的醫療說明。

3. 末期個案告知的困難：家屬要求不要告知個案實情的理由，通常包含以下幾點：
   (1) 擔心個案知道實情時無法承受打擊。
   (2) 個案年紀太大了，不必告知實情。
   (3) 個案不知道真相比較沒有壓力。
   (4) 擔心無法處理個案可能出現的情緒反應。
   (5) 擔心個案知道後會傷心的提前結束生命。
   (6) 告知個案實情，等於宣布治療無效與死亡的降臨。

4. 告知程度判斷的困難：對於每一種治療，其成功率、是否會發生併發症、死亡率等種種因素，使醫護人員有實質判斷上的困難。

　　醫護人員應瞭解告知並非一個單獨決策事件，而是一個持續的過程，唯有良好醫病／護病關係，再透過良好充分的溝通，並合乎尊重自主與行善倫理原則，以避免醫護人員、個案及家屬三方溝通陷於障礙處境（蔡，2002）。

二、保　密

　　由於醫療處置的需要，個案通常需要將許多平時不願向親人透露的隱私向醫療人員吐露，甚至有時為病情需要，得探究個人最深層的思想、情感。這是醫療人員執業上被認可的特權，但醫護人員應負保密和維護隱私的責任。

臺灣法律對於醫護人員保密義務有許多的規定，除了強調醫護人員應有的保密義務規定，法律條文也相對有針對保密的規範（表 2-4）。

⚖ 法律面面觀

▶ 表 2-4　保密之相關法律規定

法　規	條　義	內　容
醫師法	第 23 條	醫師除依前條規定外，對於因業務而知悉他人祕密，不得無故洩露
醫療法	第 72 條	醫療機構及其人員因業務而知悉或持有個案病情或健康資訊，不得無故洩漏
醫療法	第 103 條	違反第 72 條者，處新臺幣五萬元以上二十五萬元以下罰鍰
醫療法	第 107 條	違反第 72 條規定處罰外，對其行為人亦處以各該條之罰鍰；其觸犯刑事法律者，並移送司法機關辦理。前項行為人如為醫事人員，並依各該醫事專門職業法規定懲處之
護理人員法	第 27 條	護理人員受有關機關詢問時，不得為虛偽之陳述或報告。如衛生局、健保署、警察局、法院關於公務上所為之詢問。當作證涉及個案秘密時，除非得到當事人同意，依法得拒絕回答
護理人員法	第 28 條	護理人員或護理機構及其人員對於因業務而知悉或持有他人秘密，不得無故洩漏
護理人員法	第 33 條	違反護理人員法第 27 條者，處新臺幣六千元以上三萬元以下罰鍰
刑法	第 316 條	醫師、藥師、藥商、助產士、宗教師、律師、辯護人、公證人、會計師或其業務上佐理人，或曾任此等職務之人，無故洩漏因業務知悉或持有之他人秘密者，處一年以下有期徒刑、拘役或五百元以下罰金
刑法	第 182 條	證人為醫師、藥師、助產士、宗教師、律師、辯護人、公證人、會計師或其業務上佐理人或曾任此等職務之人，就其因業務所知悉有關他人秘密之事項受訊問者，除經本人允許者外，得拒絕證言
民法	第 184 條	因故意或過失，不法侵害他人之權利者，負損害賠償責任。故意以背於善良風俗之方法，加損害於他人者亦同。違反保護他人之法律，致生損害於他人者，負賠償責任。但能證明其行為無過失者，不在此限

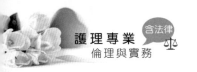
 倫|理|心|思|維

1. 若個案的疾病會危害他人的健康，是否可為保護其他人的安全而洩密？
2. 若為醫療上的需要，急需其他醫療同仁的協助，是否可與他人分享個案的醫療秘密？

三、隱 私

　　隱私是自主權的衍生，包括個人的身體、訊息、生活和秘密等。在醫療行為之中，個案同意醫護人員的診斷、治療過程，包括詢問個人問題、觸摸身體、直接觀察身體各部位、抽血，甚至個案對精神科醫師一一告知個人的思考、情緒、夢想、幻想等，這些犧牲隱私權的作法都是為了治療目的，因此，醫護人員在獲知上述資訊時，不可以隨便公開或散播，而且醫護人員需要注意隱私的類別不同，其相關處理原則也有所不同，以下分類探討之。

（一）隱私的類別

1. **身體的隱私**(physical privacy)：強調個人和私人空間的隱私。臨床上有關為個案所做的身體檢查和治療，都屬於身體的隱私，在執行之前，均必須向個案說明清楚，待其同意後才可執行。執行時應予適當的遮蔽，尤其在對女性個案施行乳房、陰部、子宮的檢查時，更應維護個案的隱私，若男醫師執行該類檢查，則需有女性護理人員在旁協助。

2. **資訊的隱私**(informational privacy)：指有關個人資料的隱私。在臨床上特別強調從個案和家屬處獲得的有關資訊、檢查和治療記錄，以及基因檢測資訊等，均不可任意對外公開。

3. **決策的隱私**(decisional privacy)：係指個人的決策過程和最後做成決策的隱私。臨床上對個案完全瞭解後所做成的決策，應予以尊重，亦即尊重其最後的選擇。

4. **所有權的隱私**(proprietary privacy)：係指個人所擁有的所有權亦有其隱私，應被尊重，以維護其利益。在臨床上，個案對自己身體擁有所有權，因此，凡是具侵入性的檢查和治療或人體試驗，均必須在取得個案同意後

才可執行。若個案不幸死亡，則個案遺體的所有權屬於家屬，若要解剖或勸捐，應取得家屬的同意，同意的優先次序依照民法的規定為：配偶→直系血親卑親屬（子女）→父母→兄弟姊妹→祖父母→曾祖父母或三親等旁系血親→一親等直系姻親。

5. **相關的隱私(relational privacy)**：如家庭、婚姻生活、親密關係等。

（二）隱私相關規定

新制醫院評鑑針對個案隱私也訂定相關評鑑項目，包含以下三項目：

1. 條文 3.1.1.1：個人隱私及尊嚴受到保障。

2. 條文 3.1.1.2：員工均應清楚瞭解個案的權利及醫學倫理。

3. 條文 3.2.1.2：「與病人溝通說明及獲取同意」過程中，應考量環境及個人隱私的保護資訊安全及智慧財產權相關法令。

此外，衛生福利部所訂定「醫療機構接受媒體採訪注意事項」中，也針對隱私規則有所規範，以下列出隱私相關規範。

1. 第 1 條：為保障個案隱私與就醫權益，兼顧媒體採訪需求，特訂定本注意事項。

2. 第 2 條：醫療機構應依法令規定，致力保護個案隱私，不得無故洩漏。

3. 第 3 條：醫療機構應禁止訪客拍攝個案；對採訪媒體應告知不得於醫療機構任意採訪或拍攝個案

4. 第 5 條：接受採訪，如果揭露個案身分之虞或需安排個案接受採訪，應先徵得個案同意。對未成年人或禁治產人，並應徵得其法定代理人同意。對意識障礙或精神耗弱之個案，應徵得其配偶或家屬之同意。

5. 第 9 條：非經個案同意，不得提供其肖像、人身或生理特徵相關畫面或場景，並應隔離血腥、暴露或屍體等畫面。

6. 第 10 條：遇有重大災害或大量傷患，應彙整傷患名單、傷亡狀況及救治情形，指派專人以定點記者會方式，對外公布說明。

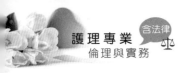
 法律面面觀

關於隱私的相關法規，《個人資料保護法》也有相關規定，如個人資料保護法第 6 條：有關醫療、基因、性生活、健康檢查及犯罪前科之個人資料，不得蒐集、處理或利用。但若基於醫療、衛生或犯罪預防等目的，為統計或學術研究而有必要，且經一定程序所為蒐集、處理或利用之個人資料者，不在此限。

四、知情同意

知情同意的內容與其重要性可追溯至倫理事件所頒布的紐倫堡宣言，其中明訂人體試驗的倫理規範，強調人體試驗必須要獲得受試者「自願參與」與「知情同意」。知情同意有三大基本要素：告知、決定能力與自願。告知意指醫護人員在執行醫療處置前，以個案可以理解的方式提供相關資訊；決定能力意指個案具備瞭解資訊，並可合理預見其決定之後果的能力；自願意指個案有權利不受外力勉強、心理威脅與人為操控做出決定。臨床上許多決定的複雜性，可能受到許多因素影響，如病情進展、文化背景、醫療資源等而有所變化。知情同意在決定上占有絕對的重要性，因此，醫護人員在執行知情同意的準則，成為保障個案的重要指引。英國醫學會(British Medical Association, 2003)提出八項準則：

1. 個案同意需出於自願、不受壓力，且具決定能力下做出。

2. 除非緊急狀況或法律上有其他規定，醫師做任何檢驗或醫療相關行為，需取得個案同意。

3. 醫師提供病人的資訊會隨病症性質、治療的複雜度、治療或醫療程序之相關風險及病人自身意願等因素而異。醫師應瞭解病人對自身病情和治療方法想知道與應知道的事項。

4. 在特殊情形下，充分熟悉個案療程醫師，可再次確認個案同意其療程。

5. 個案同意書只是過程證明，並非過程本身。過程間有任何討論應記錄於個案病歷中。

6. 具決定能力的個案，有權利拒絕接受治療，即使此決定可能造成永久身心傷害或死亡。

7. 若該治療是必要，且醫師是以個案最佳利益做考量，醫師可治療無行為能力的個案。

8. 法定代理人可代替無行為能力的未成年人同意治療，具有決定能力的未成年人，可以同意接受治療，但若未成年人與法律法定代理人意見相左時，不必然代表他們具有拒絕治療的相同權利。

　　以上說明醫師在取得個案知情同意之相關倫理原則有其義務，雖然此準則是針對醫師，其他醫護專業人員在執行任何相關醫療業務時，也應該注重對個案的告知與說明，使個案充分瞭解並能夠在需要時提出疑問，進而對本身的病情做最佳的決策。

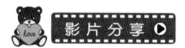

▶ 護士小葵

出品：日本富士電視台，2006

導演：土方政人、都築淳一、石川淳一

主演：石原裏美、小山慶一郎、柳葉敏郎、杉田薰、八島智人

劇情：

　　內容敘述一位原本是總院之急診護理人員，因為情況危急，在沒有醫師同意情況下，擅自對個案做出醫療行為，雖然救活個案但是護理人員小葵也被追究責任而被下放至分院，開始了故事劇情。第二集主要敘述藥廠業務因追求業績，在醫院主任要求下進入醫院進行身體檢查，卻因主任醫療疏失造成穿孔。

討論提綱：

1.「醫療錯誤」和「醫療疏失」有何不同？

2. 醫療過失成立之要件為何？

3. 誠實告知醫療錯誤，對犯錯的醫師、個案、醫學教育及醫療體系可能帶來哪些正面或負面之後果？

4. 若刻意向個案隱瞞醫療錯誤，將涉及哪些倫理及法律的問題？

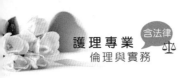

5. 思考醫療人員在醫療過程中，發生醫療錯誤及醫療意外事件時，常有的心理及行為反應。

6. 瞭解醫療過失相關之倫理與法律責任。

7. 思考醫療錯誤發生時，醫療人員合宜的因應態度與基本步驟。

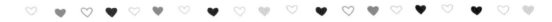

五、過　失

　　刑法上第 14 條所規定的過失情形有二，一為「行為人雖非故意，但按其情節應注意，並能注意，而不注意者，為過失」；二為「行為人對於構成犯罪的事實，雖預見其能發生而確信其不發生者，以過失論」。

　　過失的要件有以下四點：

1. 過失的發生，需行為人有注意之義務。

2. 過失需行為人對其注意醫護義務，有注意的能力：此為條文中的「能注意」，乃行為人有履行其注意義務的能力，如非其能力所能注意，則不構成過失責任問題。

3. 過失需行為人未盡注意義務：即條文中的「不注意」乃行為人未盡其應注意的義務，如行為人已盡其注意義務之能事，而仍不免發生結果者，則不能令其負過失責任。

4. 過失須行為人無違法性的認識。

　　過失原則上須無構成犯罪事實的認識，縱有犯罪構成事實的認識，亦無違法性的認識，即確信此事實不致發生。

結　論

　　醫療工作中，醫護人員會面臨許多倫理課題，進而考驗醫護人員的智慧與倫理判斷能力。此章節介紹醫護倫理相關概念及其歷史沿革，透過倫理理論、生命倫理原則及規則的探討，期望能提供醫護人員在執行相關業務能有所依據與指引。

　　護理人員的主要專業責任是提供個案所需之護理照護，在提供醫療照護時，應能評估及瞭解個案背景，如個人、家庭、社區之基本人權、價值觀、風俗習慣以及精神信仰等，作為執行相關決策之依據。護理人員應提供足夠資訊，使個案完全瞭解後，對相關照護與治療行使其同意權；持有個案隱密資料，若特殊情況下須與他人分享時，應審慎判斷。

　　醫學技術延長人類生命，但是基本人權、生命尊嚴、生命品質等議題，必須與科技發展同步考量與邁進。期待醫護專業人員將來能夠發揮更多功能，共同維護專業的自主與個案的最大福祉。

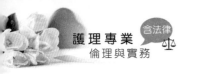

問題討論　Ethics and Law in Nursing Care

請依倫理理論與生命倫理原則，討論醫護專業人員是否可以罷工之議題。

參考資料　Ethics and Law in Nursing Care

尹裕君、林麗英、盧小珏、鄒海月、王曼溪、許鳳珠(2017)・*護理倫理概論*（五版）・華杏。

朱建民(1996)・專業倫理教育的理論與實踐・*通識教育季刊*，*3*(2)，33-56。

李恩昌(1995)・醫學目的，生命質量，醫學倫理全國第八次醫學倫理學學術研討會側記・*中國醫學倫理學*，*43*(5)，63-64。

沈清松(1996)・倫理學理論與專業倫理教育・*通識教育季刊*，*3*(2)，33-56。

胡文郁、楊嘉玲(2009)・生命末期之病情告知與預立照護計畫・*護理雜誌*，*1*(56)，23-28。

孫效智(1995)・從倫理學行為理論談結果主義・*哲學雜誌*，12，86-113。

葛謹(2008)・雙效原則－評臺灣南投地方法院 95 年度訴字第 26 號刑事判決・*臺灣醫界*，*51*(11)，44-47。

蔡甫昌(2002)・病情告知的倫理・*健康世界*，20，103-107。

蔡甫昌(2006)・生命倫理四原則方法・於戴正德、李明濱編著，*醫學倫理導論*（增訂版，43-44頁）・教育部。

衛生福利部醫事司(2013)・*急診五級檢傷分類基準*。
http://www.mohw.gov.tw/cht/DOMA/DM1_P.aspx?f_list_no=608&fod_list_no=945&doc_no=1886

蕭宏恩(2004)・*醫事倫理新論*・五南。

蕭武桐(1995)・*行政倫理*・空中大學。

嚴久元(1999)・*當代醫事倫理學*・橘井。

William, K. F. (1990)・*倫理學*（李雄揮譯）・五南。

Blackhall, L. J., Murphy, S. T., Frank, G., Michel, V., & Azen, S. (1995). Ethnicity and attitudes toward patient autonomy. *Journal of the American Medical Association, 274*(10), 820-825.

Blackhall, L., Murphy, S. T., Frank, G., Michel, V., & Azen, S. (1995). *British medical association, consent tool kit* (2nd ed.). BMA Publisher.

Gert, B., Charles, M., & Culver, K. D. (2000). Common morality versus specified principlism: Reply to richardson. *Journal of Medicine and Philosophy, 25*(3), 308-322.

Greenwood, E. (1957). Attributes of a profession. *Social Work, 13*(2), 45-55.

Kockler, N. (2007). The principle of double effect and proportionate reason. *Virtual Mentor, 9*, 369-374.

Kuhsc, H., & Singer, P. (1998). What is bioethics? a historical introduction. *A companion to bioethics* (pp. 3-11). Blackwell Publishers.

Mill, J. S. (1863). *What utilitarianism is. Utilitarianism*. http://www.utilitarianism.com/mill2.htm

Ozar, D. T. (1995). Profession and professional ethics. In W. T. Reich (Ed.), *Encyclopedia of bioethics* (rev. ed., pp. 2103-2112). Simon & Schuster Macmillan.

Potter, R. V. (1970). Bioethics: The science of survival. perspectives. *Biology and Medicine, 14*(1), 127–53.

Quill, T. E., Dresser, T., & Brock, D. W. (1997). The rule of double effect- a critic of its role in end of life decision making (pp. 1768-1771). *New England Journal of Medicine*, 337.

Veatch, R. M. (1997). Medical ethics: An introduction. In R. M. Veatch (Ed.), *Medical ethics* (2nd ed., pp. 1-27). Jones and Bartlett.

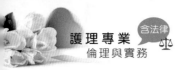

—— MEMO ——

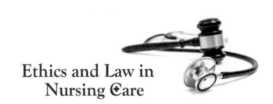

Ethics and Law in
Nursing Care

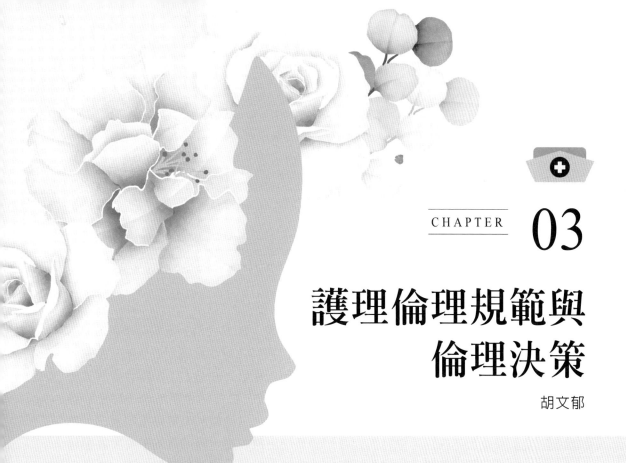

CHAPTER 03

護理倫理規範與倫理決策

胡文郁

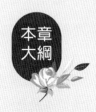

本章大綱

3-1　病人的權利與義務
3-2　護理倫理規範
3-3　護理倫理決策過程
3-4　醫護團隊合作倫理

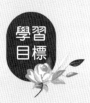

學習目標

- 認識病人的權利、義務與我國相關醫療法規
- 知道尊重病人自主權的重要性
- 瞭解護理人員執業應遵守的倫理規範
- 瞭解道德敏感度的定義、內涵與重要性
- 區辨臨床倫理議題、倫理問題與倫理困境
- 知道如何有效因應倫理困境
- 認識倫理理論以及各倫理決策模式
- 覺察臨床倫理議題與倫理困境產生的情況
- 促進對倫理困境的倫理思辨能力
- 選擇適當的倫理決策模式應用於臨床實務
- 知道合作倫理的相關規範與內涵
- 瞭解醫療團隊間的合作倫理與注意事項
- 知道如何促進醫護人員間的合作倫理

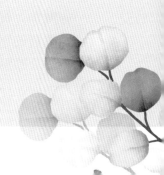

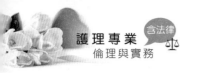

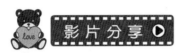 影片分享 ▶ ♥ ♡ ♡ ♡ ♥ ♡ ♥ ♥ ♡ ♥ ♡ ♥ ♡ ♡

▶ 蔡女士的六十天

出品：台大護理學系所

導演：胡文郁

主演：陳書儀、翁瑞瑄及志工等人

劇情：

　　蔡女士，56 歲，已婚，教育程度小學，佛教徒，與先生兩人依賴在建築工地的工作維持生活，家境清寒育有 2 子，為與雙方父母同住之小家庭。二年前，蔡女士因血尿入醫院求治，診斷為膀胱癌，接受膀胱全切手術，並有人工膀胱且導尿管留置。今年蔡女士因下腹部劇痛而至泌尿科門診就醫，檢查結果顯示骨轉移及肝轉移，醫師建議入院治療。蔡女士住進泌尿外科病房，主治醫師照會腫瘤科醫師，會診後，判斷蔡女士不適合再進行開刀或化學藥物治療，主治醫師遂向蔡女士家屬建議照會安寧緩和醫療團隊，以提供後續之末期醫療照護。但住院期間，蔡女士並不知道自己病情逐漸惡化，在家屬極力反對告知病人末期病情下，醫護人員未告知蔡女士末期病情，但家屬同意照會安寧共同照護。

討論題綱：

1. 在家屬極力反對醫師告知蔡女士其病情逐漸惡化的情境下，醫護人員未告知蔡女士末期病情，但家屬同意醫師照會安寧共同照護，其涉及的倫理議題為何？

2. 上述情況涉及違反哪些倫理原則？

3. 請就影片內容，討論會造成此倫理議題之可能相關因素有哪些？

♡ ♥ ♡ ♥ ♡ ♡ ♡ ♥ ♡ ♥ ♡ ♥ ♡ ♥ ♡ ♥ ♡ ♡ ♥

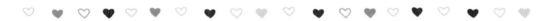

前　言

　　隨著時代環境的變遷，以及新興醫療科技的進步，當今社會消費者之自主意識日益抬頭，病人權利意識也隨之崛起，現行醫療法令體系所規定的醫病關係，從過去「權威或單向」關係轉為注重「醫病雙向」關係，強調權利與義務的平等，因此，護理人員每天在臨床執行護理照護工作，除了必須隨時充分瞭解有關病人權利與義務的相關規定，亦應深切地瞭解護理人員自身

的權利與專業責任或義務，才能有效地促進與維持良善信任的護病溝通與關係。ICN (2000)提及護理人員應擔負「促進健康(promote health)、預防疾病(prevent illness)、恢復健康(restore health)和減輕痛苦(alleviate suffering)」的基本責任，也被期待提供個人、家庭、組織及社區的健康照護，故護理人員於執業過程必須和其他工作人員進行密切地溝通、協調與合作，遵守相關之護理倫理規範，並透過良好的倫理思辨能力，進而覺察臨床倫理議題和倫理困境，以實踐護理人員與病人和團隊間的「道德規範」與「倫理議題」，提供病人適切性地醫療照護。

「道德」是指自我約束的個人價值觀，「倫理」是團體共同信約或團體紀律的約束，屬於群體規範；「專業倫理」則含括內在的「個人態度與價值（即個人內化的專業倫理與道德）以及外在的「專業規則與專業法」。「法律」係公民經由一特定機制而形成的法條，執行「全民的共同價值」與「國家公權力」。

本章分別從「病人的權利與義務、護理倫理規範、護理倫理決策過程以及醫護團隊合作倫理」等面向，以臨床實務中最常遭遇的「末期病情告知」之倫理困境為例，簡要闡明護理人員應如何進行倫理思辨，並選擇適切地病情告知策略，以解決倫理困境。

3-1　病人的權利與義務

一、「人權」的基本概念

在瞭解病人的權利與義務前，首先需認識何謂人權。人權係指「個人或群體因身為人類，而應享有的權利」。人權要求「把人當人」，即一個人在某段時間內或某個社會中所擁有合法的期望；當法律給個人一些權利去控制某些情境的同時，個人也應服從道德和公共秩序，依法尊重他人的權利，表現適當的行為反應，故「權利與義務」是不可分離且同時並存的。聯合國大會首次提出且通過的「世界人權宣言(1948)」，並將每年的 12 月 10 日定為「世界人權日(1950)」（維基百科[1]，2022），其確立了「維護和保障人權」的普世原則，主張「人人生而自由，在尊嚴和權利上一律平等」，是國際社會就人權的世界性宣言。

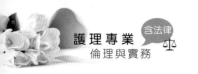

　　故人權是人與生俱來的「基本權利和自由」，不論「種族、膚色、性別、財產、宗教、政治、語言、國籍、社會階級或其他見解」等，人人皆應享有相同的權利。人權除了「生命權、自由權、財產權及尊嚴權」之外，還包括「受教權、參政權、工作權、發展權及民族自決權」等權利。

　　由於健康是生存的基本條件，在論及人權之前，「健康」必須要先有保障，茲將與「生命和健康」直接相關的基本人權，簡述如下：

1. 生命權：是最基本且最重要的人權，如果一個人的生命權無法充分被保障，遑論其他權利，故生命權是一個人所必須享有的基本權利。

2. 自由權：包括人身、言論及宗教信仰等自由，是人權的中樞，美國革命時期的領導人之一 Patrick Henry (1937)曾說過：「不自由，毋寧死(give me liberty, or give me death!)」，可見如果沒有充分的自由權，生命權也將失去意義。

3. 財產權：財產權是「生命權和自由權」的延伸。財產權看似是一種物權，但實質是人能支配自己的所有物的權力，是一種生存權利及尊嚴。

4. 尊嚴權：尊嚴也是「生命權和自由權」的延伸，指的是不容侵犯的身分或地位。一個人的尊嚴權若被否認，代表著可以被肆無忌憚地羞辱、威脅或騷擾，這是基本人權所不容許的。尊嚴權談的不只是不容侵犯，更是要求人們在社會互動過程中要相互尊重。

5. 獲助權：人的生命權無時無刻都可能受到不可預知的災禍威脅，常於天災或人禍之後，致使個體就需要一個強大的組織（如政府）的傾力幫助，稱之為獲助權。

6. 公正權：公正權是為了要求每一個人都受到「公平合理」的對待，因此，將人權平等擴展到每一個人身上，但現實生活中，人常會將人劃分成不同的階級，使得人權變成有條件，故公正權不僅是人權的一部分，也是人權中的必要條件。

　　因此，人權的本質是「尊嚴」，人權教育實際上是關乎「人類尊嚴」的教育，幫助我們瞭解「人之所以為人」應享有的基本生活條件（包括生理、心理及精神方面的發展），也讓我們檢視社會上有哪些是違反人類尊嚴或涉及公平或平等的問題，如種族主義或性別歧視等議題，進而採取行動以解決問題（葉，2003）。

　　人權教育的中心思想就是不斷探索尊重人類「尊嚴和人性」的行為法則，促使社會大眾意識到「個人尊嚴」及「尊重他人」的重要性；並加強種族、族群、宗教、語言和群體之間的瞭解、包容與發展，因此，「尊重」與「包容」是人權的基本概念與核心價值，人權教育即是「尊重與包容、自由與平等、公平與正義」等觀念的教導，實施人權教育，應可加強對人權的意識、瞭解、尊重與包容，進而促進個人的權利與責任，共同建構一個美好的社會（國民教育社群網，無日期）。

二、病人的權利

　　在保護人權的法律實踐上，美國醫院協會(AMA)於 1973 年發表病人權利典章，以及世界醫學會(1981)提出病人權利主張，均強調對病人權利的尊重，提高病人照護的效率，使病人、家屬及醫院三方面均獲得滿意。我國現行有關保障病人權利與義務的相關法律或法規，包括民法、刑法及醫師法等，《醫療法》提及病人權利與義務之重要規定，包括「決定醫療」的權力（如知情同意手術、知情同意檢查治療和知情同意人體試驗等）、「瞭解醫療權利」（如病情處置用藥告知、病理檢查結果告知和病歷的要求與提供）、「隱私權及取得證明書的權利」以及「就醫安全的保障」。其條文包括「知悉或瞭解、維護隱私、知情同意、安全、合理繳交醫療費用、求償、醫療文件製發請求權、選擇以及其他等」有關保障病人接受良好醫療照護的權利。此外，還有全民健康保險法（第 31、36、60、61 及 79 條）、傳染病防治法（第 10、11、12、13、30、31 及 44 條）、菸害防制法（第 13 及 26 條），以及醫院評鑑標準第三章（共 9 條）已明訂有關病人權利的「政策或規定」，請詳見表 3-1 所陳列之條文，重點包括（財團法人醫院評鑑暨醫療品質策進會，2010）：

1. 醫療提供者及醫療機構有責任認識及尊重病人權利，而尊重病人權利就是加深對醫療需求的理解及對應，增加病人照護之貢獻。

2. 醫療提供者及醫療機構有義務遵守「職業倫理」，在相互關係為基礎的醫療上，必須讓病人理解其自身在醫療上的責任與義務。

3. 醫療提供者與病人間應有良好的互動關係。應以團隊醫療方式提供醫療照顧，醫療機構對病人應負有責任及義務，明確理解病人的權利，並建立尊重病人權利的醫療體制。

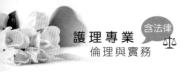
▶表 3-1　醫療法條文中有關病人之權利與義務

項　目		規範內容（條文）
權利	決定醫療的權利	知情同意手術（第 63 條）
		知情同意檢查治療（第 64 條）
		知情同意人體試驗（第 79 條）
	瞭解醫療權利	病情處置用藥告知（第 21、22、23、24、65、71、72、76 及 81 條）
		病理檢查結果告知（第 65 條）
		病歷的要求與提供（第 71 條）
	隱私權及取得證明書的權利（第 72 及 76 條）	
	就醫安全的保障權利（第 24 條第 2 項）	
義務	配合醫療的責任	醫囑離院的配合（第 75 條第 2 項）
		自動離院的決定（第 75 條第 3 項）

　　所以，各醫療院所必須**確立病人權利及醫學倫理的相關政策**，讓病人及家屬能充分瞭解其權利，醫療人員與員工也均能清楚瞭解病人的權利及醫學倫理，各醫療院所也據此制訂就醫指南、住院須知、告示或衛教資料等，如病人安全自主通報作業準則、病人辨識作業要點、應告知病人事項處理要點、電子病歷閱覽及權限管制作業要點、倫理守則、人體試驗作業管理準則及臨終病人出院服務作業要點等，以保護病人之權利以及宣導其應遵守之義務。茲將目前國內各家醫療院所明訂之住院病人「權利」，綜整簡述如下：

1. **公平醫療**：醫院致力於提供公平及優質的專業醫療服務，病人有就醫權利。治療病人時，以疾病救治為第一要務，所有病人皆一視同仁，施行必要之治療；在醫療過程中，病人有被尊重、關懷及接受人性化醫療服務的權利。醫療機構不得無故拒絕治療；也不能因病人的國籍、性別、年齡、種族、宗教、身分、疾病、性別取向、社經地位或有無肢體障礙等其他特質之不同，而有差別待遇或受到歧視。

2. **專業識別**：病人有權確實知道治療病人的醫師、護理人員、行政人員及其他醫療團隊人員之姓名，故醫院工作人員均應佩戴識別證。

3. **安全醫療**：病人有權在安全的醫療環境中接受診療照護，並免於因意外事故而造成傷害。

4. **醫療參與**：為自己決定治療計畫是病人的權利，鼓勵病人參與診療照護過程之諮商與討論，病人在聽取相關檢查及治療的利益與風險之後，在法律允許範圍內，病人有權參與醫療決策，即有權選擇接受或拒絕該項檢查或治療，且病人也有權利知道其拒絕治療可能導致之醫療後果。醫院應尊重病人尋求第二意見的權利，病人可以免於擔心其拒絕醫療而影響到原有的醫療服務品質。

5. **醫療說明**：醫療機構診治病人時，醫療人員應主動向病人或其法定代理人、配偶、親屬或關係人告知其病情、治療方針、處置、用藥、預後情形及可能之不良反應（醫療法第 81 條），以及主要檢查相關資訊、替代性治療、可能產生的風險與照護計畫等。病人也有權詢問醫療人員，並得知關於其疾病診斷、病情、檢查檢驗結果、治療方針、治療之優缺點、處方藥物名稱、藥物治療作用及可能產生的副作用、可能之預後情形。醫療人員亦應向病人提供所有與他疾病有關的醫療資訊，如飲食或生活等之衛教資訊，以達成病人自我照護及促進健康；病人對各項醫療處置或醫院醫療人員所提供之醫療服務若有任何不清楚之處，可向負責照護之醫護人員提出問題或要求說明，若病人需要其他語言服務，醫院應協助處理。當末期病人有明確意思表示欲知病情，醫師應予告知（安寧緩和醫療條例第 8 條），當醫療過程發生非預期結果時，醫師應偕同相關人員向病人詳實說明，並解答病人的各項疑問。病人亦有申請自己之病歷複製本、各項檢查報告影本、診斷證明書與醫療費用明細表等資料的權利，必要時，得要求提供中文病歷摘要（醫療法第 71 條），醫療機構不得無故拒絕或拖延；「醫院、診所診治病人時，得依需要，並經病人或其法定代理人、配偶、親屬或關係人之同意，商洽病人原診治之醫院或診所，提供病歷複製本或病歷摘要及各種檢查報告資料，原診治之醫院、診所不得拒絕；所需費用，由病人負擔（醫療法第 74 條）」。醫療法第 76 條：「醫院、診所如無法令規定之理由，對其診治之病人，不得拒絕開給出生證明書、診斷書、死亡證明書或死產證明書。」

6. **知情同意**：病人有知情同意的權利，任何非緊急之侵入性檢查、治療、手術及麻醉均應徵求病人或其法定代理人、配偶、親屬或關係人的同意，並取得同意書（醫療法第 63 條）。如接受手術、麻醉、輸血、任何形式之約束／隔離或其他高危險等侵入性診療前，負責醫師應給予充分說明，該項

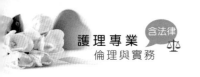

處置的診療原因及必要性、診療成功率、可能發生之併發症及危險、其他治療選擇與其利弊等，在徵得病人同意且簽具同意書後，始得為之；若病人失去意識或無法表達意願時，醫院會向法定代理人、配偶、親屬或關係人說明並取得同意。只有在取得同意的條件下，醫院才會進行上述檢查或治療，但依醫療法規定，緊急情況下為搶救病人生命，無法取得病人或其家屬之同意者，不在此限。尚未治癒之病人，得要求出院，但須填具自動出院書（醫療法第 75 條），以及醫療法第 22 條：「醫療機構收取醫療費用，應開給載明收費項目及金額之收據」。

7. **隱私保護**：病人的隱私(privacy)應有受到尊重與保密(confidentiality)的權利，醫療倫理要求醫療人員保護病人的隱私，必須同時兼顧對病人身體私密性的尊重與維護，不得透露病人的病情或相關醫療的個人祕密，以及醫療人員因疾病而得知的個人資料（包括病人姓名、照片、病情與記錄等），都有不被公開的權利。醫療機構或人員因業務得知病人之病情資料或持有病人病情或健康資訊，未經其同意不得無故洩漏，也不應該和無關人員討論（醫療法第 72 條），在所有的臨床問診、檢查及轉診或運送時，也應盡力保護病人的隱私。其他人士只有在符合法規或獲得病人的同意下，才能知悉或檢閱病人的病歷資料。如果是研究所需，必須依法通過醫院研究倫理委員會之審查，以保障病人的安全與隱私。如果病人不願意讓特定家屬知悉病人的病情，醫院應在合乎倫理法律的範圍內予以尊重（台大醫院，2013），若病人不願意讓訪客查詢住院訊息，醫院亦將妥善處理。但醫療機構或人員依法作證、向有關機構進行通報、接受司法機關詢問、委託鑑定或為了防止病人危害他人或為增進公共利益等情況，則不構成無故洩漏。醫院病歷應指定專人並設置適當之場所妥善保管，並依規定保存七年；但未成年人之病歷，至少應保存至其成年後七年；人體試驗之病歷，應永久保存（醫療法第 70 條）。

8. **安寧療護**：尚未治癒的病人如屬危急病人，不得准其出院，但末期病人及無效醫療者不在此限。依《安寧緩和醫療條例》，病人有權決定是否在病危時施行心肺復甦術。當病人罹患嚴重傷病，經醫師診斷認為不可治癒，且有醫學上之證據，近期內病程進行至死亡已不可避免者，末期病人有拒絕施行心肺復甦術及選擇緩解性、支持性或安寧緩和醫療照護的權利（安寧緩和醫療條例第 4 條），可由醫師在病人臨終時不予施行心肺復甦術之各種醫療措施，協助病人安詳往生。每位成年人有自決能力者，均可以主

動要求簽署「預立選擇安寧緩和醫療意願書」（包含不施行心肺復甦術）及「醫療委任代理人委任書」，預先指定代理人，在自己無法表達意願時，可以由該指定代理人代替簽署或參與相關之醫療決定。如果病人的意願改變，可以隨時以書面撤回。

9. **優生保健**：醫師施行產檢時，發現胎兒不正常或有礙優生保健之遺傳性、傳染性疾病及精神疾病病人，應將實情告知本人、配偶或其法定代理人，認為有施行人工流產之必要時，應勸導其接受治療（優生保健法第 11 條）。若醫師施行產檢發現胎兒不正常，卻只告知孕婦而未勸其施行人工流產，法院曾判決認定醫師違反保護他人之法律，依民法第 184 條第 2 項須負損害賠償責任。

10. **防疫控制**：醫事機構、醫事人員及其他業務知悉傳染病或疑似傳染病病人之姓名、病歷及病史等有關資料者，不得洩露（傳染病防治法第 10 條）；接受隔離治療者、居家檢疫者、集中檢疫者及其家屬之人格、合法權益，應予尊重及保護，不得予以歧視（傳染病防治法第 11 條）；非經隔離治療者、居家檢疫者、集中檢疫者之同意，不得對其錄音、錄影或攝影（傳染病防治法第 11 條）。但應受強制隔離治療病人非經治癒，不得准其出院（傳染病防治法第 45 條），HIV 病人不在此限。依人類免疫缺乏病毒傳染防治及感染者權益保障條例第 14 條規定，醫事機構、醫師人員及其他因業務知悉 HIV 感染者之姓名及病歷等有關資料者，除依法律規定或防治需要者外，對於該項資料，不得洩露。除第 11 條規定外，應經當事人同意及諮詢程序，始得抽血檢查 HIV（人類免疫缺乏病毒傳染防治及感染者權益保障條例第 15 條）。

11. **精神醫療**：精神醫療機構診治病人或於病人住院時，應向其本人及其家屬或保護人說明病情、治療方針、預後情形、住院理由、應享有之權利及其他相關事項（精神衛生法第 30 條）；精神疾病病人之人格權及合法權益，應予尊重及保障，不得歧視（精神衛生法第 37 條）。未經精神疾病病人同意者，不得對其錄音、錄影或攝影（精神衛生法第 39 條）；於保障精神疾病病人安全之必要範圍內，得不經病人同意設置監看設備，但應告知病人，於嚴重病人，並應告知其保護人或家屬（精神衛生法第 39 條）。精神疾病住院病人享有個人隱私、自由通訊及會客之權利，非因病情或醫療之需要，不得予以限制（精神衛生法第 40 條）。

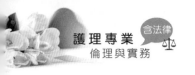
12. **器官捐贈**：如果病人有器官或組織捐贈的意願，可以洽詢醫院器官捐贈小組或社會工作室。

13. **臨床試驗**：病人有同意接受或拒絕參與醫療研究或人體試驗的權利（醫療法第 79 條），即使病人同意接受人體試驗後，受試者（病人）有權隨時退出或終止臨床醫療研究或人體試驗，且不會影響病人原有之醫療權益。如果病人對醫院執行中的臨床試驗有興趣，病人可以在醫院的網站，查詢所有臨床試驗案的連絡人及洽詢電話，也可以洽詢醫院臨床試驗中心或專責單位的諮詢專線，獲得相關資訊。

14. **有權拒絕**：為促進醫學教育以培養優秀之醫療人員，若醫院為教學醫院，病人需配合相關之教學活動，但病人亦有權利拒絕任何與醫療無關之檢驗、研究、測試等相關活動。病人的拒絕，不可影響醫療人員對病人的服務態度及所提供之醫療品質。

15. **特殊狀況**：須強制治療之犯罪人（刑法第 91-1 條）等。

16. **意見反應**：病人對醫院有任何不滿、抱怨或建議，有權提出申訴，並得到迅速及公平回應與處理的權利，醫院應檢討並列入改善與追蹤。

 倫│理│心│思│維

　　面對 HIV 感染病人的重要關係人（配偶或性伴侶）向您詢問病人診斷與病情時：

1. 您認為護理師是否應告知？

2. 您考慮的觀點與理由為何？

三、病人的義務

　　病人不能「只享（擁有）權利而不盡（無）義務(duties)」。從學者 Martin & Nickel (1980)「權利義務關聯論(the correlativity of rights and duties)」的觀點，「一項權利」事實上只是「從另一角度來看的義務」，故每一項權利蘊含一項義務。因此，病人有需配合醫療的責任，如醫囑或離院的配合（第 24 及 75 條）及自動離院的決定等。此外，全民健康保險法（第 33、35、38 及 41

條）、傳染病防治法（第 28、29、34、35、41 及 45 條），以及菸害防制法（第 25 條），均提及相對於病人的權利，病人有應遵守的責任(responsibilities)或義務。有些醫院在住院須知就有「病人義務」之規範與詳細說明，期望病人在充分配合下，使醫院成為最佳與最安全的醫療場所。在病人「義務或責任」方面，包括「準時接受醫療、遵守醫療人員囑咐、給付醫療費用、遵守院方規定、自我照顧以及尊重醫護人員專業權」。茲將目前國內各家醫院所明訂之住院病人「義務」，擇其重點分述如下：

1. **坦誠病情**：病人既要求醫師給予必要的治療，為確保安全，以提升疾病治療效率，病人或其家屬有義務盡可能主動、正確且詳實地向醫師坦誠病情，告知醫護人員自身的健康狀況、過去病史（來院前的醫療記錄）、藥物過敏史（會過敏的藥物名稱）、旅遊史、是否正在使用其他醫療方式，以及目前是否罹患傳染性疾病等與自己病情相關的重要資訊，使醫師可正確診斷及決策治療方針，以避免有誤診之虞。傳染病防治法第 29 條規定：「民眾至醫療機構就診時，醫療機構應詢問其病史、就醫記錄、接觸史、旅遊史及其他與傳染病有關之事項，病人本人或其家屬，應據實陳述，不得隱匿」。

2. **配合治療計畫**：醫院與醫師是病人理性自主的選擇，除非有特別的狀況（如發現更好的選擇），就應在「信心(confidence)」與「信任(trust)」下配合醫院與醫師的指示治療（彭，2011）。在邀請病人和其家屬積極參與決定治療方針，並協調共同意見以決定簽署同意書、契約書或接受治療與否之前，病人應充分瞭解其內容以及各種治療方法可能造成的結果，才能維護自身安全（衛生福利部雙和醫院，無日期）；參與討論後，病人要配合醫療團隊的治療計畫，包括藥物、飲食、運動及復健等項目。由於醫療資源有限，病人應珍惜醫療資源，配合醫囑進行治療，不隨便違反醫囑（如自行停藥）或一病多看；治療過程中，病人如果同時服用非醫囑的藥物或進行非醫囑的醫療活動，必須和醫師討論，在沒有主治醫師的同意下，不要自行做主改變藥方或治療方法；入院後，若需要暫時離開病房，需填寫請假單，並向護理站辦理請假手續，若是健保身分住院，依規定晚間不得外宿，請假外出時間不得超過 4 小時，且必須通知護理人員及徵得診治醫師之同意。依醫療法規定，病人應配合醫師醫囑予以轉診、出院或轉院，對於未治癒而堅持要求出院的病人，依醫療法之規定，醫療機構得要求病

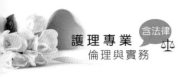

人或其家屬簽具「自動出院書」，以免影響治療，萬一有意外狀況，法律責任之追究較為明確。

3. **遵守醫院規範**：為了讓病人能順利進行治療，請病人或其家屬在簽署之前，務必詳閱同意書內容，瞭解接受各種治療方法對身體的影響以及可能造成的後果。醫療院所為全體病人治病的場所，病人須配合醫院的就醫規定或相關規範、作業流程以及醫師醫囑進行治療，妥善利用醫院各項設施，珍惜醫療資源；病人不能要求醫事人員提供不實的資料或診斷證明。

4. **費用說明**：病人及家屬有責任義務向提供服務的醫師或醫療機構繳交屬於自行負擔的醫療費用，若有困難，應洽醫院社服部門或負責照護之醫護人員。病人應該徵詢保險公司，以明瞭自身醫療保險單的詳細保障範圍，但不可以要求醫師簽發不正確的收據、診斷或治療証明書及假病歷。

5. **財物管理責任**：醫院無承擔個人財物遺失或損壞的責任，病人或家屬應自行妥善管理隨身財物。如遇有特殊無法自行保管的情形，可請醫院工作人員協助。若發生財物遺失事件，醫院可以協助找尋或於必要時陪同病人向管區派出所報案。

6. **感染控制**：為保障病人健康，需配合醫院感染控制措施，如多洗手；若有發燒或呼吸道症狀（如咳嗽），請配戴口罩。免疫功能低下、發燒、腹瀉或呼吸道症狀（如咳嗽）病人，避免出入商場及公共場所等；請勿攜帶輸液、引流管路、穿著手術衣或探病衣，進入商場或公共場所等。為免感染疾病，請勿攜帶寵物入院，以預防傳染疾病，亦盡量避免帶兒童進入病房；特殊隔離病人於隔離期間，非經醫護人員同意，不得離開病室，照顧者也不要與其他病人及其照顧者接觸。

7. **院區安全**：醫院均有門禁時間，各進出口有警衛人員進行管制。若病人或家人住院期間需於門禁時間進出醫院，應出示陪病證。若於醫院內發現有暴力行為之虞或可疑人士，請協助通知警衛人員處理。為尊重與維護其他病人之權益與健康，病人及其家屬需配合醫院相關措施，共同維護病人安全及避免意外的發生。病人及其家屬應配合事項如下：
   (1) **拍照、攝影及錄音注意事項**：為了維持醫療作業之順暢與病房安寧，以及兼顧其他病人與醫院人員的隱私，不可在醫院內進行採訪、拍照、攝影或錄音。

(2) 病人禁止攜帶危險物品及法定違禁品到醫院，違者自動出院或強制報警；不接受不明人士推銷之醫療食品或藥品；勿大聲喧嘩，配合維護病房安寧，以免影響其他病人休息。

(3) **環境衛生**：為維護空氣品質與環境衛生，應配合禁菸、禁吃檳榔及榴槤。除了導盲犬之外，不將寵物帶入院區，以免影響整體病人照護或他人權益。

8. **病歷使用**：若病人需申請病歷資料複製本、各類診斷證明文件、影像資料光碟複製等，可由本人、法定代理人或經授權之人士提出申請。

　　總而言之，人不可因生病而頓失人權，醫師也不可因「經濟的理由」使病人成為謀利的工具。除了病人人權的覺醒外，醫院屬於社會資源，接受有需要的民眾就醫，為維護就醫品質與提升服務效率，國家與政府應積極秉持社會正義(social justice)的精神，協助緩解病人身、心、靈的痛苦，促使病人達到「人人有尊嚴」的就醫，此有賴病人的配合與遵守醫院內部作業規定。

四、病人的醫療自主權

　　自主原則(the principle of respect for autonomy)之自主一詞乃自希臘文的"Autos"（自我）及"Nomos"（規則或規範）演變所得。自主或自決(self-determination)係指自己做決定，即「有決定能力的成人有權對自身相關的事物做出抉擇，不受制於他人。」自主原則乃是尊重病人自己做決定的原則。

　　在醫療事務上，指醫護人員為病人施行檢查及治療之前，先向病人說明醫療活動的目的、好處及可能結果，然後徵求病人的意見，聽取並尊重病人做的決定。也就是說，有決定能力的成人病人在充分瞭解所有醫療活動後，有權聽取或拒絕醫護人員建議的治療或診斷方式，而不受制於他人（包括家屬、朋友或醫師），但先決條件就是病人確為「有決定能力的成人」。Gillon則認為自主應以理性為基礎，即以理性思考開始，再配合自己的意志，做出自認為最符合自己利益的決定和付諸行動。

　　自 1950 年後，受米勒自由論的影響，民眾對「醫療自主權」的要求日益增加，個人均有權依照個人的信仰、價值觀與生活信念，在充分的資訊下，自由選擇與決定其所要的生活型態，進而展開病人是醫療主體而非客體的運動，如選擇醫療照護方式(Latimer & Lesage, 2005)。故醫療人員常會應用自主(autonomy)、利益(beneficence)及不傷害(non-maleficence)等醫療倫理原則，依

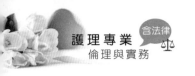
個案在臨床情境的現況,來決定各倫理原則的權重比例,以求得科學與人文情境脈絡間的平衡(Latimer & Lesage, 2005)。如學者 Louis Kutner 於 1930 年首倡 ADs 的觀念,將尊重個人自主權的精神,延伸至其喪失決策能力之後,更是於 1969 年提出「生前預囑(living wills)」一詞;為了進一步確保病人生命的價值觀能被瞭解及尊重,以及維護病人選擇或拒絕醫療處置的權利,美國聯邦政府遂於 1991 年通過「病人自決法案(Patient Self-Determination Act, PSDA)」(Emanuel, 2000; Emanuel et al., 1995)。英國、紐西蘭、西班牙及加拿大等國也相繼設有相關法律。相較於歐美國家,日本和臺灣等東方國家也逐漸關切此議題,我國更是亞洲第一個立法施行自然死法案(Natural Death Act)的國家。

倫|理|心|思|維

　　您正照顧一位成年且有自決能力的末期病人,其已簽署「預立選擇安寧緩和醫療意願書(包含不施行心肺復甦術)」及「醫療委任代理人委任書(醫療委任代理人為其配偶)」。某日病人病況危急並陷入昏迷,配偶以書面撤回其意願書,並要求醫護人員為病人施行心肺復甦術,您身為主護,會如何反應較為適切,且符合法律與倫理規範?

3-2 護理倫理規範

　　護理人員以照顧病人的生命與健康為使命,除了維持專業自主外,護理人員應尊重個案的生命、人性尊嚴及價值觀,尊重其宗教信仰及風俗習慣,接受及尊重個案的獨特性、自主性、個別性,以維繫良好的護理執業與照顧病人的專業水準。護理人員除了考量對病人的責任外,也應確認自己對社會、其他醫事人員和自身的責任,基於倫理自覺以及護理自律與自治之實踐,維護護理師職業的尊嚴與專業形象。因此,中華民國護理師護士公會全國聯合會(2008)制定「我國護理倫理規範」,做為護理人員從事護理業務時之適當護理行為,以符合專業道德及社會規範。舉凡護理師均應遵守下述之護理倫理規範,當規範適用發生疑義時,將由主管依據條例規範處理。

　　茲將我國護理人員之護理倫理規範，依護理人員的基本責任、護理人員與「服務對象、專業服務、社會互動、工作團隊及專業成長」之關係，予以簡述如下：

全聯護會棣字第 83050 號函內政部核備
95.03.11 第六屆第三次會員代表大會通過

一、護理人員的基本責任

1. 負起服務對象的健康促進、疾病預防、重建健康和減輕痛苦的責任。

二、護理人員與服務對象

2. 尊重服務對象的生命，協助瀕臨死亡者安詳且尊嚴死亡。

3. 尊重服務對象的個別性、自主性、人性尊嚴，及接納其宗教信仰、風俗習慣和價值觀以及文化之差異。

4. 公平的應用資源，不因服務對象的社經地位或個人好惡而有不一致的服務。

5. 當服務對象接受面談、檢查、治療和護理時，應尊重並維護其隱私及給予心理支持。

6. 保守服務對象的醫療祕密，在運用其資料時，需審慎判斷，經服務對象同意或遵循法令程序處理。

7. 提供醫療照護活動時，應善盡告知責任，經確實知悉同意後執行，但緊急情況除外。

8. 執行醫療照護、研究或實驗性醫療時，應維護服務對象的安全及權益。

9. 秉持同理心，提供符合服務對象能力與需要的護理指導與諮詢。

10. 對服務對象的疑慮應給予充分的說明及協助，以維護其權益。

11. 對服務對象及家屬應採取開放、協調、尊重的態度，並鼓勵其參與計劃及照顧活動。

12. 察覺工作團隊成員有不適當的醫療照護行為時，應立即主動關懷瞭解，採取保護服務對象的行為並同時報告有關人員或主管。

13. 當服務對象有繼續性醫療照護需要時，應給予轉介並追蹤。

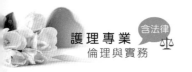

三、護理人員與專業服務

14. 負起照護責任，提供合乎專業標準的照顧，定期檢討並致力改進。

15. 接受責任時先確立自身身心安全；委以責任時，應先評估被委派者之身心狀況與能力。

16. 維持自我身心平衡，終身學習，提升個人專業行為之標準及執業能力。

17. 委婉謝絕服務對象或家屬的饋贈，以維護社會形象。

四、護理人員與社會互動

18. 積極參與促進大眾健康的活動，並教育社會大眾，以增廣其保健知識與能力。

19. 對於影響健康之社會、經濟、環境及政治等因素表示關切，視個別專長積極參與有關政策之建言與推動。

20. 不以執業身分替商品代言促銷。

21. 重視環境倫理價值觀，將環境問題視為己任。

五、護理人員與工作團隊

22. 建立良好團隊合作關係，以專業知識和經驗，凝聚團隊共識，協助其他成員發展專業能力，使其安全合宜的執行角色功能。

23. 當同事或自身健康及安全面臨危險，且將影響專業活動水準和照護品質時，必須採取行動，並適時向上呈報。

24. 對任何危及專業、服務品質或對服務對象身、心、社會方面有影響的活動，都需立即採取行動，同時報告有關人員或主管。

六、護理人員與專業成長

25. 積極充實護理專業知識與技能，致力提升護理執業標準、發展護理實務、管理、研究及教育。

26. 加入護理專業團體，並積極參與對護理發展有貢獻的活動。

27. 成為護生的角色模範，並具教學精神，適時給予指導及心理支持，以培養優良護理人才。

　　此外，有些醫院另訂定醫療人員與「廠商」關係之倫理規範，如醫療人員不得接受與職務或公務往來有關的金錢、禮券或其他有價證券之捐贈，亦不得為了個人或其家屬之需求，向廠商要求免費之醫療相關物品，以及醫療人員不得接受廠商以開立處方為條件而贈送之禮品等。由於護理人員除了照顧臨床病人外，會執行臨床研究計劃，故臨床醫學部門會依政府相關政策與法規（詳見第九章），另訂定計畫主持人及研究團隊應遵循之研究倫理相關法規及規範，細節內容可自行上網，查詢各家醫院規定之研究倫理規範。

3-3　護理倫理決策過程

一、道德敏感度的定義、內涵與重要性

　　「道德敏感度(moral sensitivity)」是指道德深思過程的開始(Lizen et al., 2006)，意指「一個人將道德的價值與責任，意圖融入到一個衝突的情境，且能自我覺察並意識到自己的角色與責任」。「道德敏感度」主要由三個因素建構而成(Lützén et al., 2006)，分別為：(1)道德負擔：護理人員認知到為了維護病人權益應該要如何做；(2)道德強度：道德強度較高者，比較會關心病人及他人；(3)道德責任：護理人員依執業範疇與規範評估病人的問題與需求，對工作具備責任與義務。其中包含五個內涵：**(1)以病人為中心的照護（如尊重病人的自主性或權益，以及與病人建立信任關係）**；(2)專業責任（如具備處理倫理議題的專業知識與責任）；(3)道德衝突的覺知；(4)誠實良善的動機；(5)有意義的策略與行動(Park et al., 2012)。

　　護理人員的「道德敏感度」則藉由五官感受到臨床情境脈絡，經過認知過程，產生情感或同理病人的情境，覺知或意識到自己應維護病人權益的道德責任，進而產生以病人為中心的照護，並檢視可能造成病人的傷害與結果。Han et al. (2010)認為道德敏感度在臨床倫理決策中扮演主要角色，當護理人員具備道德敏感度，會比較有道德勇氣及維護病人最佳的權益，做出適切的決定或行為，提升照護品質(Vilers & De Von, 2012)，故「道德敏感度」是決定護理人員能否成為病人「代言者」的重要因素之一，而護理人員的道德敏感度、倫理規範運用以及是否接受倫理教育，均間接地影響護生的道德敏感度及工作熱誠(Kim et al., 2013)。

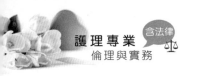

Park 等人(2012)認為應以道德敏感度的內涵，來檢視護理倫理教育的課程內容。護生若接受相關道德敏感度的教育，將有助於減少其道德困擾(Burston & Tuckett, 2013)，但護生在校期間，雖然有機會學習護理倫理原則（如自主、不傷害 原則、公平正義及行善原則）及知道要重視病人的權益，由於缺乏倫理情境思考判斷及訓練的機會(Katy, 2012)，使得在臨床實習時，仍會面臨許多倫理困境。

有研究指出，讓護生有機會練習如何運用護理倫理決策模式，將能提高護生的道德敏度，有助於提升其倫理思辨能力(Numminen & LeinoKilpi, 2007)，當其面臨倫理困境時，會比未曾練習者的倫理困擾度較低，而且比較會有正確的思維及行為，開始臨床實習或將來進入職場成為新進護理人員時，比較知道護理人員應該扮演什麼行為與角色，也有能力自己進行「倫理決策思辨」，以提升照護品質(Iglesias et al., 2011)，增進病人最大的權益。

 倫|理|心|思|維

如果有一位 72 歲長期接受血液透析的女性病人，向兒子表示：「我不想再洗腎了」。您是照顧她的醫護人員，會如何回應？

思索與抉擇：
1. 血液透析病人可以自己決定停止血液透析嗎？
2. 開始血液透析之前，病人是否需要知情同意後，才開始進行透析？
3. 開始透析之後，如何確定病人仍然繼續同意這項醫療處置？
4. 病人是否有機會表達不同的意願？

二、道德困擾、倫理問題與因應

（一）道德困擾的定義、成因與結果

「道德困擾(moral distress)」是指護理人員在職場上，知道某件「對」的事情，應該去做，卻受到阻礙導致無法行動(Jameton, 1984)，造成衝突情境；也就是指當一個人面臨困境時，知道如何做是應該或正確的，卻受到阻礙無法落實，而感到困擾(Corley, 2002)。

　　護理教育一向強調以病人為中心的照護理念，但有時臨床情境或機構體制，常迫使護理人員無法做出「對或應該」的行為，或選擇違反自己意願的行為，便容易形成道德困擾。因此，造成道德困擾的三個前置因素分別為：(1)護理人員具有感受到病人可能會受到傷害的「道德敏感度」；(2)護理人員「知道應該如何做」是對病人是最有效益的；(3)護理人員「無法有效控制」這些應該做或做對的事(Lützén et al., 2003)。

　　文獻提及會顯著地影響道德困擾的常見因素，包括個人（如年齡、種族、執業科別）、價值與理念、人際關係、倫理教育資源以及照護人力資源與時間等因素。

1. 個人因素

　　道德困擾的根基是在個人覺知事件的嚴重性，以及個人覺知護理人員的角色，是否有能力與其他醫療人員溝通或有信心去執行倫理決策，以維護個案的權益。護理人員的年齡越大，其道德困擾越少(Sporrong et al., 2006)；有研究發現護理人員會因宗教信仰而向上帝禱告，取得原諒，以降低道德困擾(Corley et al., 2005)。

2. 人際關係

　　有研究指出，護理人員的道德困擾主要來自病人、監護人、同事和上司的不尊重(Maluwa, 2012)。當病人表現出痛苦、生氣或無助等負向情緒、病人家屬因照顧病人產生疲憊和壓力負荷等負向情緒(Wiegand & Funk, 2012)，以及護理人員因人力不足而導致無法有足夠時間，提供病人直接護理而產生負向情緒，和醫護的照護觀點缺乏共識、階級或利益衝突以及專業關係不佳，而導致護理人員的道德困擾(Kālvemark et al., 2004；Eizenberg, et al., 2009)。

3. 倫理教育與照護人力資源

　　Maluwa 等人(2012)的研究結果，指出護理人員道德困擾的主要因素是資源不足、護理人力短缺、缺乏足夠醫療器材以及無法執行對病人有益的措施與救治等；醫療機構的管理以及留任不適任的護理人員，加上護理人員在護理人力短缺而有限的時間下，常容易導致工作負荷，無法提供應有的照護品質(McGrath et al., 2003)。亦有研究指出，護理人員的工作科別或性質，會影響其道德困擾的頻率及強度，又以照顧癌症及器官移植病人的護理人員，其道德困擾的頻率及強度，顯著高於其他單位(Rice et al., 2008)。

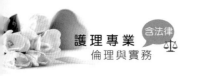

　　總之，道德困擾是指醫護人員想維護病人有效的權益與需要時，卻受到某些原因阻礙，使當事人產生情緒反應、價值衝突與質疑，進而產生負面情緒及降低工作熱誠，嚴重者甚至離職。當護理人員受到上述因素影響，感受到無法保護病人的照護需求，以及個人價值觀受到威脅與挑戰的時候，很有可能會產生道德困擾等負面的壓力症狀(Sporrong et al., 2006)。護理人員於道德困擾時，會呈現挫折、生氣、傷心、精神耗竭、無望、忍受、困擾、無盼望、憂鬱以及身體耗竭等情緒(Wiegand & Funk, 2012)；Maluwa等人(2012)則指出護理人員會產生「哭泣、壓抑自己的感受、忽視及默許該情況、尋求忘記及保持安靜」等無效的道德困擾因應行為。當此道德困擾問題，長期持續存在於護理人員心中，將嚴重地殘傷害其心靈，使護理人員面對工作時，將表現出道德感降低、工作滿意度減少以及照顧品質低落(Maluwa et al., 2012)的情形。一旦護理人員感受到自己沒有能力去維護病人全部或部分利益或價值，開始會對護理角色的任務，缺乏自信與成就感，此時，護理人員若無法獲得他人的支持或解決，就很容易產生倫理困境，甚至極有可能因此而離開工作職場(Sporrongetal, 2006)。

（二）倫理問題、倫理窘迫、倫理困境與成因

　　當臨床出現倫理議題(ethical issue)時，此倫理議題不必然會成為倫理問題(ethical problem)，即使有倫理問題，也不一定會成為護理人員的倫理困境(ethical dilemma)。一般將倫理問題區分成「倫理窘迫(ethical distress)、倫理困境(ethical dilemma)以及權威控制問題(locus of authority problem)」三個原型(prototypes of problems)。「倫理窘迫」是指護理人員面對如何維持「您個人或專業誠信正直(integrity)」的挑戰；「倫理困境」則是指護理人員必須面對「做道德上對的事」之挑戰；「權威控制問題」則指護理人員面對「誰應該是主要決策者」的挑戰。所以，當護理人員感受到「道德困擾」而產生「倫理問題」時，常會處於「矛盾、混淆不清或模稜兩可，甚至衝突、難以抉擇或沒有令人滿意解決方案」的臨床情境，此時，護理人員容易產生「倫理窘迫、倫理困境以及權威控制問題」。如臺灣在推展安寧緩和醫療照護時，「安寧緩和醫療條例第八條」已明確指出「醫師為末期病人實施安寧緩和醫療時，應將治療方針告知病人或家屬，但當病人有明確意思表示欲知病情時，應告知主治醫師有告知末期病情的責任與義務」，雖然醫護人員瞭解讓病人知道其末期病情，是落實安寧緩和醫療條例以及簽署預立醫療指示意願

書的重要關鍵，但臨床實務上，華人社會文化忌談「死亡」，加上華人非常重視「家庭或家族」的觀念，家屬更是拒絕醫療人員告知病人末期病情真相，致使病人的個人意見被隱沒，無法參與末期醫療自主決策，甚至感受到茫然而不知所措（胡等，2004），醫護人員也陷入「末期病情告知」的重要倫理議題或兩難的倫理困境。

上述「倫理窘迫或困境」常源於「法律規範／醫院政策的限制，或護理人員與病人未具共識或看法有差異」，導致混淆不清、難以選擇某一行動或決定的情況。茲將產生「倫理窘迫或困境」的常見成因，予以簡要說明如表 3-2（盧，1995；Aroskar, 1980；Bailey, 2002；Smith & Davis, 1980）。

▶表 3-2　倫理窘迫或困境的常見成因

常見成因	說明
當個人秉持的兩個倫理原則互相衝突時	如末期病人的不適症狀已獲得控制，醫師建議宜出院返家，進行安寧居家療護，但家屬礙於返家乏人照顧，又無保險金給付為由，病人亦表示想留在醫院而拒絕出院，但已有數位極痛苦的末期病人正等待入住安寧病房。此時，護理人員要尊重病人的自主與利益原則？還是要符合公平正義原則？
當兩個可行的醫護措施互有利弊時	如喉癌病人無法進食，但放置鼻胃管又可能會大出血，應選擇放置還是不放？哪一種醫療措施比較好呢？有無其他更好的醫療措施可以選擇？
當病人要求某一醫療措施，但卻沒有明確的規定可依循，或所採取的醫療措施與法律規定相衝突時	如已婚不孕婦女希望採取代理孕母的方式培育胚胎，與代理孕母談好條件後，將胚胎植入代理孕母的子宮，由其代理懷孕，卻造成孩子出生後母親的認定問題。依照我國法律規定，母親應是懷胎生出小孩者，但實際上卻是代理孕母，但我國代理孕母並未合法化。代理孕母可以為了幫助此婦女而違反法律嗎？

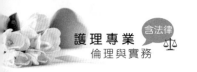
▶表 3-2　倫理窘迫或困境的常見成因（續）

常見成因	說明
將要採取的醫護措施都不太理想時	如肝癌末期病人進行化學治療或臨床試驗效果皆不理想，在此情況下，很難決定採取哪一種方法較佳，加上時間緊迫，是否可由病人自己決定？
當個人倫理原則與專業角色職責衝突時	如護理人員篤信天主教，但需協助醫師為高危險妊娠婦女進行墮胎手術，此與其個人的宗教信仰和價值觀產生衝突

 倫|理|心|思|維

　　有一位 72 歲長期血液透析，且罹患思覺失調症的女性病人，近年來，接受血液透析治療期間，經常出現昏倒、情緒不穩，甚至有被害妄想或自殺的念頭，並曾因精神疾病發作，住進精神科病房治療一段時間。某日，她向兒子表示：「醫師想害我，我不想再洗腎了」。如果您是照顧她的醫護人員，會如何回應？

思索與抉擇

1. 罹患思覺失調症的血液透析病人決定停止血液透析，其是否有權利選擇接受或拒絕透析？
2. 若病人決定停止血液透析，需要徵得醫師的同意嗎？

（三）道德困擾與倫理困境的有效因應行為

　　護理人員較常遭遇到的臨床倫理問題，包括家屬不願告知末期病情的困擾、病人與家屬對末期治療的意見不一致（如停止維生治療或末期居家照護）、絕望病人請求協助自殺、是否誠實告知病人已發生造成病人損害的醫療疏失而左右為難、安樂死或自然死與醫師協助自殺(PAS)的倫理考量以及無效醫療等。在臨床遭遇倫理相關議題或事件，且必須進行倫理決策時，護理人員是否具備倫理理論的基礎概念、同理心以及協助病人的意願等，都會影響其是否會採取合乎倫理道德原則的行動。當護理人員擁有道德自主權時，比

較能夠敏感覺察倫理事件發生的原由與爭端，並確信自已有責任要做出符合倫理的決策，此時，護理人員更有機會能化解倫理衝突事件。此外，護理人員是否具備足夠的經驗與知識廣度，也會影響其執行倫理決策的程度，醫院政策或法律的限制，也經常會妨礙護理人員採取倫理決策的行動，使其心理不平衡，甚至產生負向的感受。

大多數護理人員為了能夠自我調適，可能會應用調適機轉找回控制感，以維持自我人格的完整性，並且繼續留在護理界服務，努力謀求病人的福祉(Wikinson, 1988)；但對護理角色認同度低或缺乏倫理概念的護理人員，有可能會產生「焦慮、不安、罪惡感、挫折或生氣」等情緒，護理人員因有被擊敗的無力感，而造成低自尊或自我人格完整性受損，甚至痛苦到萌生「離職」的念頭（林、蔡，1998; Corley, 1995; Janeton, 1984; Park et al., 2012）。

Maluwa 等(2012)指出護理主管及醫院經營者，必須尊重且真誠對待「病人、醫療工作人員及同事」，促進工作職場對護理人員的尊重，改善護理人員福利、促進公平正義及營造健康的環境，故由專業團體提供道德情緒及訊息支持或成員間彼此相互支持，以及主管或社會工作者提供支持系統，都可以是有效因應道德困擾的行為，如：(1)護理人員可以和同事及主管討論其道德困擾，並透過同仁的經驗分享，可能會提供不同的解決策略；(2)主管或同仁用心傾聽護理人員遭受到哪些道德困擾，進而能發展同儕支持網絡，共同討論敏感或有爭議的道德問題，以減少個人的道德困擾(Unruh, 2010)。

此外，護理人員必須接受在職教育，學習處理倫理及道德困擾的策略。有專家學者指出，當護生有機會練習倫理決策時，比較能夠瞭解倫理議題的完整性、增加倫理思辨能力，以及擁有良好的道德判斷能力，自然可預防道德困擾的發生(Losa et al., 2011)。因此，當護生於實習場所面臨道德困擾時，臨床指導教師應提供護生道德支持，以及肯定其專業能力，如此將會減少護生的道德困擾(Wiegand & Funk, 2012)，並協助護生因道德困擾而遭受到的傷害能有機會復原，並增強下次面對道德困擾的解決能力，正向面對未來(Rice et al., 2008)。護生在良好工作氛圍的單位實習，其經歷的道德困擾可能較少，加上有典範護理師讓護生學習，未來也較能有機會成為稱職且為病人及家屬所信任的優質護理人員。故在護生養成教育過程中，培養護生倫理決策模式的理論基礎、對倫理議題的敏感度以及倫理思辨的能力是重要的課題。

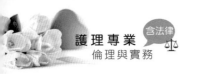

 倫|理|心|思|維

　　有位 72 歲已血液透析長達 20 年且罹患思覺失調症的女性病人,透析期間曾向兒子表示:「我洗腎洗得很累了,不想再洗了」。某日,病人在家被女兒發現誤食農藥,送至急診,緊急接受食道與胃切除手術及小腸造口灌食。住在加護病房二週,仍有嚴重灼傷、吸入性肺炎及纖維化等後遺症,醫師告知必須長期依賴呼吸器,此時,女兒要求醫護人員不要再讓母親洗腎受苦,讓她可以安然離世。

思索與抉擇

1. 若為急診或加護病房的護理人員,您同意女兒可以要求讓母親停止血液透析嗎?
2. 您當下會表現出哪些行為或情緒反應?採取的因應措施為何?

三、倫理決策模式與倫理的理論基礎

　　在臨床上,護理人員面對倫理爭議性問題時會採取何種行為,會受個人動機影響,而此動機又受個人所具備的倫理理論、價值觀與組織或法律規章等影響,同時,還需要根據理性的思考過程,才能進行適切地判斷與決定。但不管護理人員最後決定採用何種行為,均會產生某種結果,而「倫理決策模式」是指應用於考量並解決各種倫理問題或倫理困境的模式,在應用時,必須審慎地進行理性的倫理思考(ethical reasoning),並適當地管理個人的情緒反應,最後方能做成適切性地決策(牛,1991;盧,1995、2011a;Arrant & Dimmitt, 1996; Burkhardt & Nathaniel, 2008; Catalano, 1997; Iris, 1995)。

　　由於合法不一定合乎倫理,不合法也不一定不合乎倫理,使得倫理的討論常應先於法律。當個人在進行倫理決策時,會涉及個人價值觀與信念的影響,同時也受到社會文化、宗教信仰、法律、環境以及個人當時情緒影響,個人會依照其良知與道德價值觀,建立在道德思考的概念上進行抉擇,它是一種複雜的過程,也突顯出護理人員具備倫理理論基礎與素養的重要性。

(一)倫理的理論基礎

　　應用倫理理論(ethical theories)的徑路,是一種可以幫助護理人員理解與組織個人對人類存在信念的工具(尤其是個人對人類自由與義務的世界觀),

但沒有任何一個理論適用於解決所有的問題。有關倫理決策(ethical decision making)的思考徑路有規範倫理(normative ethics)與後設倫理(metaethics)，其中「規範倫理」認為倫理應該提供一套原則以指導人類的行為，基本的問題是「我們如何可以或應當決定工作人員的做法，在道德上是正確的，或者在某一情境中，在道德上他應該做的事情？」；「後設倫理」則主張倫理應該是在人們「表示道德信念」時，對其所提出的說法加以分析，並思考「好」或「正確」的意義何在。

　　因此，倫理理論不是一組指導我們道德判斷的建議，而是「一種企圖」，目的在於顯示人們在進行道德判斷時做得是什麼，使得每個人需要對自己的信念、宗教或理念變得更加地警覺與敏感，因為當一個人如何被教或說些什麼，以及您的意念是如何，都會影響個人認為什麼是對或錯，當個人能確認自己或他人的想法時，便能夠更有信心地進入倫理討論的範疇。本節嘗試以淺顯易懂的文字，簡要概述最常被引述的三種典型倫理理論，詳見如下。

1. 效益論(Utilitarianism)

　　其概念是行為的道德正當性取決於行為產生的整體結果。當結果越好，表示此行為的良善性越高，也越有價值，即「一件行動是對的，與它增進幸福的傾向呈正向比例」。故效益論者是以「效益」為導向的價值判斷，比較偏向「利己也利他」的快樂主義（功利主義），此學說的主要代表人物是邊沁(Bentham)和彌爾(J. S. Mill)。效益論者強調行為本身是中性的，認為道德判斷應以行為所產生的效益為思考的重心，即行為的對錯或善惡，應以行為的結果以及結果的好處來評定。所以，效益論者強調不論採取何種行動，倫理的思考均應以「目的」和「結果」為導向的思考(consequence-oriented reasoning)，著重在一個行為或動作的結果是否能夠帶來合乎期待的效益，認為「社會大眾的利益」應該優先於「個人的利益」，最後，應以「最大多數人的最大好處、利益或幸福」為人類的行為規範與目標，此與傳統醫學倫理認為「應盡可能使用所有可使用的資源來救治人」的觀念，非常不同。

　　效益論的優點在於提供一條簡單的原則，來判斷行動的對錯，將複雜的倫理問題，簡化為一種量化的計量問題，能夠有效發揮指導行動的功能。但此學說也受到一些挑戰，如不同的「善與惡」之間，如何進行量化與換算？結果的因果序列與時間性該如何確定？當個人的尊嚴遭受到侵犯，以及效益分配不夠公平正義時，應該如何處理等問題。

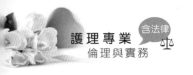

2. 義務論(Deontology)

　　義務論是以「義務」為導向的價值判斷（道義主義），強調行為本身富有價值判斷的內涵，著重在行動本身應不應該，比較關心的是行動的「動機(motives)」，而非行動的「結果」，而此動機必須基於一種「善意志(good will)」。凡是應該的就是對的，認為行動所產生的結果，不應作為行動的判斷基礎，此學說的最佳代表是德國哲學家康德。義務論者強調只要是對病人好的方案，都應該去做（如醫療維生處置就是義務論所做成的決策），當發生倫理衝突事件時，將醫學倫理原則做為醫療決策的指引，包括自主原則(autonomy, self-governance)、不傷害原則(non-maleficence)、行善原則(beneficence)、公平原則(justice)、誠信原則(veracity)、保密與隱私原則(confidentiality and privacy)以及盡職原則(fidelity) (Gadow, 1979; Fowler, 1987)等，來協助進行醫療決策，故應依據倫理原則和道德去進行倫理思考與決策，從義務(duty)出發，強調行為的正當性，亦即行為動機之純正，而不重視行為的結果，所以，不必太在乎決策後的結果。

　　當倫理原則指向單一決定，則可直接依醫療決策採取行動，但當原則指向多種不同可能的決定時，應努力去發現何項是最重要且最應執行的醫療決定。在單純義務論倫理思維下的醫護人員，其在執行倫理決策時，只要認為應該做的就為病人去做，這就是對的，不必去考量「情境因素」。但近年來，社會文化價值觀的演變，病人的自我意識與個人自主權提升，加上生醫科技的發展，使病人生命延長，其間所涉及的道德以及資源分配與耗用問題，引發「誰有權做決定」以及「如何做決定」才合乎倫理要求的問題，進而涉及「價值判斷」的問題（盧，2011a；戴、李，2004；Degrazia, 1995），似乎遭遇到某些瓶頸與挑戰。

　　義務論的優點在於指出行動的內在面向亦具有倫理價值，但內在面向具有直觀和個人化的特性，缺乏評量標準，使得該學說必須面對的挑戰為普遍化是否能成為所有道德規則的要件呢？普遍化的規則是不是就是道德法則？是不是在所有的情境下，都不可以說謊呢？

3. 德行論(Virtue ethics)

　　義務論和效益論都是以「行為的意向」為主，行為者的提問會是：「我應該做什麼？」，所以，倫理學的核心是「道德規則」和「義務」。但德行論者強調道德品格的培養，認為一個人如果具有仁慈的德行，他在日常生活中就

會「習慣」地從事仁慈的行為，所以義務和規則並不重要（林，2004）；德行論所關心的不是「我應該做什麼？」，而是「我應該成為什麼樣的人」。德行論重視道德人格的養成，發展個人的美德及特質，如誠實、勇敢、同情、忠實、誠信、公正、自制及審慎等。德行論也強調「實踐智慧」的養成，可以在任何情況下，判斷是非善惡，追求卓越和諧關係。

德行論是由「對或善」的概念導出，德行論者認為「至善」就是幸福，幸福是「合乎完滿德行的實踐活動」以及「幸福存在於美好的生活中，而美好的生活又是按照德行的生活」，此學說的代表人物是希臘哲學家亞里斯多德，他認為只要一個人具備德行，自然就能做出正確的道德判斷，這也是亞里斯多德所倡議地倫理學被稱為「德行論」的主因，他認為幸福是人生的目的，是一種德行圓滿的狀態，故以「德行」來界定幸福。

因此，「德行論」者認為效益論與義務論常都是處於一種「理論的計量」和「行為原則」的判斷中，其差異僅在於「道德或義務」是先於或後於「善概念」的論點不同。有些德行的判斷可以單獨地確認其有效性，不必訴諸於有關行為正當性的判斷，一個對的行為最終之所以為對，是因為它以善的性格為其前提。

（二）各倫理決策模式摘述

決策(decision making)是「對某一種意見或行動路線、方案的抉擇」，即「在解決問題和採取行動時，對一連串事物有所認識、理解、分析及選擇的審慎處理過程」，根據問題或目標擬訂許多可行的方案，然後，從中選擇最能解決問題或達成目標的方案，故決策具有解決問題的思考過程之特性。臨床上，提及有關倫理決策，必須具備道德思考的概念與倫理相關知識，才能做出符合現實情境和倫理要求的決定。故倫理決策(ethical decision making)的基本概念就是選擇(choice)，即針對臨床上具爭論的議題，進行「要或不要」的對錯價值判斷，以及「該或不該」道德推理的探索，使其具有倫理與道德的意涵，並做出最後決定，如此才能為事件決策找到選擇的合理性。

醫護人員個人的道德發展等級、知識程度、對倫理理論、倫理原則和倫理規則的瞭解程度，以及倫理決策模式的應用能力等，都會影響其倫理決策的品質以及所採取行動的正確性（盧，2011a；戴、李，2004；Arrant & Dimmitt, 1996; Ballou & Bryant, 1997; Burkhardt & Nathaniel, 2008），所以不同的方案，會有不同的執行結果。

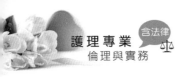

不同學者提出與倫理相關的決策模式繁多且略有不同，本節摘述幾個在醫療照護領域，較常被提及或使用的倫理決策模式，提供護理人員能比較有系統地學習評估與處理臨床上所遭遇到的臨床倫理困境，茲簡介如下。

1. 約翰森臨床倫理決策模式(2002)

廣義的「生命倫理學(bioethics)」是汲取道德哲學、醫療法規、溝通技巧及臨床醫學等精華，提供一個識別病人照顧的倫理範疇以及分析／解決倫理問題的方法，適用於建構臨床人員在面對任何病人照顧的問題；但「臨床倫理(clinical ethic)」的特性是以「實務」為導向，鮮少涉及絕對的「好壞」或「對錯」，而是收集個案相關事實資料，指出問題，進而澄清倫理問題，並引導出處理問題的決策，期能在相關的選擇中，尋找「最適切」的解決之道。

醫療人員及病人遭遇倫理困境，常常必須在很短的時間內做決定，基此臨床實務所遭遇之倫理問題或困境經驗出發，Jonsen, Siegler 及 Winslade 等人提出對臨床倫理決策考量之四主題／象限(the four topics or boxes)，強調醫護人員在進行倫理決策時之倫理思辨，除了應考量「醫學因素」外，亦應運用倫理原則，進行「病人意向和生活品質」的考量，同時也慮及當時的「社會情境與文化脈絡」因素。以下分別簡述臨床倫理四象限／議題。

(1) **醫療適應性(Medical indications)**：是關於病人的身體或精神狀況的相關事實(facts)、意見(opinions)與詮釋(interpretations)，這些訊息（實證資料）提供診斷、治療措施、衛教具有合理的基礎，引導及形成對病人「醫療整體目標（如預防、治癒及疾病與創傷的照顧）」的適切性決定與建議。所以，臨床醫療相關的倫理議題討論必須開始於醫療適應性，亦即是從討論病人身體及精神狀況之醫療事實。考量重點為**病人的主要健康問題**，護理人員要思考病人的醫療問題是什麼？此醫療問題是急性？慢性？危急？可逆？緊急？抑或末期？**病人治療處置的急迫性**，包括是否危及生命？是否必須緊急救護處理？評價與處理個案醫療問題的診斷與治療措施。治療的目標為何？**治療的有效性**，包括是否為一種無效醫療？在什麼情況下治療並無適應性？各種不同治療的選擇，治療成功的機會如何？

倫理議題的主要來源之一，就是決定某一特定的介入措施是否合於適應性，現代醫學可以提供許多介入方式，從諮詢、藥物到手術，當病

人因為介入某項介入措施，其生理或心理情況能獲得改善，這項介入措施就合於適應性。適應性常取決於病人是否被視為垂死病人(dying patient)、末期病人(terminally ill patient)或無法治癒病人(an incurable patient)。若要判斷某介入措施是否為 indicated，在病人進入末期狀況時，必須重新評估，但臨床上沒有針對 terminal 的標準定義，在行政上而非臨床的定義為：「預估存活期為六個月以內」，有些疾病對身體的生理運作產生破壞會歷經一段逐漸(progressive)而且不易察覺的病程(lethal disease)，儘管嚴重度各不相同，病人會持續或間斷地感受到這種疾病的影響，最後疾病本身或是其伴隨的病況造成死亡。當某介入成為 non-indicated 的原因為：(1)此介入缺乏科學上得以呈現對治療疾病的效用，而被臨床醫師錯誤地選用或是為病人所要求；(2)一般情況下被認為是有效的介入，但對有些病人而言，因個別體質或病況可能沒有相同的效果；(3)對某病人治療過程某時期是合適的介入，但可能在後續的時候，便不再合適；(4)當病人病情嚴重時，臨床判斷病人確實已無法回復健康和功能，某些可運作這些功能的醫療介入，就不再是 indicated 或者應節制使用。每個遭遇倫理困境的倫理思辨過程，目標必須明確，不同目標間的衝突要盡可能加以瞭解並且妥善處理。

總而言之，此象限要慮及且運用行善原則(beneficence)，即積極治療是否會帶給病人病程具可逆性以及是否最佳利益？抑或只是痛苦的延續？以及不傷害(non-maleficence)原則，即積極治療，只能短暫延長生命，病人的疾病嚴重度已到最高極限，或只要施救即可挽回一命，繼續存活？醫護人員要計算「利益風險比(benefit-risk ratio)」且將它納入給病人的建議中，讓病人自己以個人的價值觀進行利弊分析與衡量，最終使病人能否受惠於醫療或護理照護，如何避免傷害？

(2) **病人偏好**(Patient preferences)：指病人面對其健康醫療決定時，所表達的選擇，或者當病人無法表達時，其意願或偏好也能被法定代理人或醫療委任代理人代為發言。這些選擇反映當事人的經驗、信念、信仰與價值觀。其間涉及尊重病人自主權、知情同意、自我決策能力、醫療溝通以及代理人的決定等議題。考量重點為醫療人員應評估病人的意識狀態，若病人具有自決行為能力，醫師應對病人進行病情告知，且病人已明確表達其個人意向，醫護人員應尊重病人之自主決

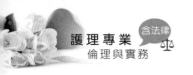
定；當病人意識不清、年幼或有精神障礙而被判定不具自決能力，若病人過去曾有明確表示、有可推知之意向表示或預立醫療指示，則應遵照病人的自主意願，或由其法定代理人或預立醫療委任代理人代為依病人先前曾表示之意願來代為病人做決定；但若病人未曾有明確表示或可推知之意向表示時，則由其法定代理人或親屬依法律順位，依其對病人的瞭解代為決定。

總而言之，要慮及尊重自主原則(respect and autonomy)，此面向的考量重點在於病人的選擇權是否受到倫理和法律的最高尊重。

(3) **生活品質**(Quality of life)：指病人在接受治療前後，其生活是否受此醫療處置決定而產生各種不同樣貌的影響？此影響對病人而言，生活品質是更好還是更差？考量重點為醫護人員應評估病人接受該項治療，病人回到正常生活的機率有多高？生活品質是如何？反之，病人有可能會出現哪些身心功能障礙？家屬是否有能力處理這些障礙？病人可能會面臨哪些困境？醫護人員的個人價值觀是否也影響其個人對病人生活品質的偏見？對生命末期病人是否考慮施予安寧緩和醫療？醫護人員應該思考提供高科技醫療是否延續病人痛苦的生命？讓治療成為延長死亡過程的一種工具。

總而言之，醫護人員在執行前應當慮及自主原則，瞭解病人對生命品質的看法和對積極治療的意向，以及提供對病人有好處（行善原則），但避免帶給病人更多痛苦的無效醫療（不傷害原則），強調「生命的尊嚴」，重點在於治療與否應考慮其對病人生活品質的影響。

(4) **脈絡情境**(Contextual features)：釐清病人發生倫理議題或問題的情境時，其家庭、社會、機構、財務及法律等情境，對其醫療決策所產生的影響為何？是否還有其它的影響因素需納入考量？考量重點為家庭因素（如因遺產尚未分配清楚而刻意插管以延長病人的生命）、宗教信仰或文化、風俗習慣及法律規定等，是否會影響治療的決定？末期病人繼續使用無效之維生醫療，醫療資源的分配是否符合公平正義？病人是否符合臨床研究或人體試驗的納入條件？積極確保末期病人沒有喪失治癒的希望，但也要努力為末期病人把握住得以善終的機會。此外，也要評估病人和醫療團隊或醫療機構之間是否有利益衝突、保密或守信上的限制？

　　綜合上述，此象限要慮及公平正義原則，讓醫療資源的分配與使用符合社會正義原則，醫護人員對病人的資訊具有守信與保密的義務。故重點在於要考量病人所處情境各不相同，應依病人的個別差異提供適切性的照顧。

　　近年來，由於國內各領域醫護人員於臨床醫療倫理問題與困境之倫理思辨與討論時，廣為應用此決策模式，能有效協助醫護人員在短時間內，針對臨床倫理問題或困境，以此四象限或四主題進行完整之檢視。故本章節參照辛幸珍等人(2011)「臨床倫理學－臨床醫學倫理決策實務指引」之中譯版，將其對倫理議題四主題（或象限）所檢視之內容，完整呈現於表 3-3，最為提供臨床醫療人員於執行倫理決策之參考。

▶表 3-3　臨床醫學倫理決策所考量之四主題（或象限）

醫療適應性	病人偏好
（行善與不傷害原則）	（尊重自主原則）
1. 病人的主要醫療問題是什麼？問題是急性？慢性？危急？可逆？緊急或末期？ 2. 治療的目標為何？ 3. 在什麼情況下治療並無適應性？ 4. 各種不同治療選擇，治療成功的機會如何？ 5. 總而言之，病人能否受惠於醫療或護理照護，如何避免傷害？	1. 病人是否已被告知治療的好處與風險？並在充分理解的情況下，同意接受治療？ 2. 病人的心智狀態及法律上是否具備行為能力？是否有證據顯示病人已經失能？ 3. 如有行為能力，對治療偏好的表達為何？ 4. 若已經失能，病人之前是否曾表達過其意願？ 5. 誰是最適當的醫療決策代理人，可為失能病人做決定？ 6. 病人是否不願意或無法配合治療？原因為何？

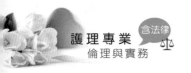
▶表 3-3　臨床醫學倫理決策所考量之四主題（或象限）（續）

生活品質	脈絡情境
（利益行善、不傷害與自主原則）	（守信與公正原則）
1. 接受治療與否，病人能回到正常生活的願景如何？即使治療成功，病人可能會面臨哪些身心及社會功能障礙？ 2. 基於什麼理由，可以評斷，某些生活品質對無法表達意見的病人是不符合其意願？ 3. 提供照顧者對病人生活品質的評估是否因成見而有偏頗？ 4. 提升或改善病人之生活品質會引發哪些倫理議題？ 5. 以病人目前或未來的狀況判斷，是否不應期待要延續生命？ 6. 放棄維生治療的計畫或理由？ 7. 自殺的法律與倫理立場？	1. 是否有專業、專業間及商業上的利益，在臨床治療病人上造成利益衝突？ 2. 是否有臨床人員及病人之外的一方（如家屬），關注治療決定？ 3. 對病人的守密是否因法定或第三者的利益會有所限制？ 4. 是否有經濟因素造成臨床決策上的利益衝突？ 5. 有無健康資源分配不足影響臨床決定？ 6. 是否有宗教爭議問題影響決定？ 7. 影響臨床決定的法律問題為何？ 8. 是否有臨床研究與教育的考慮會影響臨床決定？ 9. 是否有公共衛生與公共安全會影響臨床決定？ 10. 是否有機構與機構組織（醫院）之利益衝突會影響臨床決定與病人福祉？

資料來源： Jonsen, A. R., Sieghler, M., & Winslade, W. J. (2011)‧*臨床倫理學：臨床醫學倫理決策的實務指引*（辛幸珍、許正園、陳汝吟、陳彥元、蔡篤堅譯）‧合記。（原著出版於 2010）

2. 西娃(Silva)倫理決策模式(1990)

(1) **收集與評估資料**：護理人員要不斷地收集資料及進行有系統地評估，收集資料時應思考「此事件是否屬於倫理問題？引起倫理爭議的情境是什麼？是如何引起爭議的？」、「哪些人受到此事件的影響？與此倫理事件有關的人其背景如何？」以及「機構（或醫院）的性質及任務是什麼？機構的價值觀、政策及相關的行政程序如何？」。

(2) **確立問題**：護理人員根據所收集到的上述正確資料後，應該配合相關知識以及應用推理方式，考慮「哪些問題與倫理有關？解決的優先順序為何？哪些問題不屬於倫理問題（如醫療或法律問題），其與倫理問題有何相關性？」等情況，可協助評估其所面臨的倫理困境，以確立是否有倫理問題。

(3) **擬定可採用的行為措施**：從「義務論」的觀點思考，有哪些道德規範與原則是互相衝突，根據這些道德規範與原則，應有哪些義務？如果有存在衝突，哪些是經由道德規範與原則中所衍生的義務，權衡之後，應該被考慮或選擇的較正確且合乎道德的措施，以解決問題。從「結果論」的觀點思考，可能採取的行動是什麼？此決策會影響哪些人可能遭受到什麼後果？有哪些可能的行動方案，對所受到影響的人，能得到最大的益處及最少的不良後果？

即護理人員若從義務論的觀點來考量，以遵守道德規範為原則，該做的就去做，而不論行動的後果；反之，護理人員若從結果論的觀點來考量，在決定行動時，則以會產生大多數人最大利益為目標。

(4) **抉擇及決定行動的過程**：在決定行動之前，要考量「內在／團體（如為誰做決定？應由誰做決定牽涉其中的相關人員有哪些偏見或價值觀念影響決定？）以及外在（如機構、法律及社會）」影響因素，有哪些因素會影響決定？做了什麼決定？所做的決定與要採取的行動是否符合道德的要求？

(5) **評值決策之品質及決策行為之過程**：檢討所做的決定及採取的行動，是否達到原有之目的？是否也符合道德的要求。

3. **湯普生等的倫理決策模式(1981)**

湯普生的倫理決策模式，係一種以規範為基礎的倫理、道德推理和批判性探索，並依據決策理論的決策樹來做成倫理決策。先檢視情境中之重要事件，包括重要的健康問題、需要做什麼樣的決定及所要做的決定在倫理和醫療照護的主要論點是什麼？以及評斷病人生活和醫療照護過程之相關人員（如家庭成員、醫護人員及親朋好友等）。倫理決策過程包含十個步驟：

(1) **審視情境**：瞭解所發生的情況，評估有關的倫理問題，並找出相關的人、涉及的健康問題及所需做的決定。

(2) **收集行動過程中所需的資料**：進一步收集可能影響倫理決策的重要背景資料，包括病人的生活背景、心理、社會、經濟、文化和法律等相關資料，同時詳細評估病人和家屬瞭解整個狀況的能力，確認是否有任何溝通或文化上的障礙，以澄清情境。

(3) **確認倫理議題及相關的倫理原則**：確認所面對的是否確屬倫理議題？是否有各種不同意見？各種意見背後是否呈現不同的價值觀？

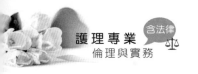

(4) **分辨個人及專業價值觀**：護理人員應確認自己的專業價值觀和個人價值觀，並注意其他醫療團隊同仁間的專業價值觀，是否彼此相容？此外，有些護理人員會使用源自其原生家庭或與宗教信仰相關的教規進行倫理決策，應評估使用的適當性。

(5) **確認情境中重要成員的道德立場**：在倫理決策過程中，應掌握「關鍵人物」的價值觀與其宗教信仰，以避免因其個人價值觀而影響決策方向，甚至做成不當決策。

(6) **確認環境中存在價值觀的衝突**：參與決策者之間的價值觀不同，有時會產生衝突，可藉小組討論釐清衝突點，並經由意見交流形成共識。

(7) **確定主要決策者**：在瞭解價值觀的衝突後，應分辨由誰擔任決策者最為適當。若病人意識清楚，也具有行為能力，應由病人自己做決定；當病人無能力做決定時，如果事先又沒指定醫療委任代理人，就要確認由誰來做決定，確認誰最有能力做決策。

(8) **確認行動的最大範圍及預期結果**：要確認行動範圍需要所有關鍵人物共同討論，從不同層面探討不同的倫理決定，可能產生的結果。引用倫理原則、病人權利、醫護人員的倫理規範作為選擇倫理決策方案的依據，每一個備選方案都應以相關的倫理原則去檢視。在引用倫理原則時，應考慮倫理原則的普遍性，可試問：「如果將此倫理決策施行在另一位病人身上，結果會如何？」，以利將其他利害關係人的利益，納入一起考量。

(9) **做出最後決策，並採取行動**：將醫療團隊討論後所列舉的各種備選方案，向病人或其家屬逐一說明，並分析各種方案的優缺點，再聽取病人或其家屬的意見，最後，協助病人或家屬做出具正當性的決定後，應採取具體行動。

(10) **評值決策及行動的結果**：採取具體行動後，應評估是否解決倫理爭論問題，結果是否與預期一致？並繼續思考，下次若再遇到類似個案，是否會做成相同決定？或如何改善決策品質，讓病人利益最大化？

4. 阿洛斯卡(Aroskar)倫理決策模式(1980)

此倫理決策模式為認為解決倫理困境時，需在有效時間內及現有價值系統下，瞭解事實的現況，並針對所面臨的倫理問題，根據倫理的理論加以澄清以做成決定。提出解決倫理困境時，必須確定以下三項要素：(1)收集資料

是否有倫理問題的衝突存在？（此時，應瞭解所涉及的人及事是什麼？要採取什麼行動？行動的目的是什麼？還有哪些選擇？以及採取行動的後果是什麼？）；(2)根據決策理論來分析倫理困境，在此過程中應考慮：「誰該參與做決策的過程（醫師、護理人員、 病人及家屬或是委員會）？應由誰做最後的決定？為什麼？為誰做決定（自己、代理別人或是其他人）？要根據哪些條件做決定（社會、法律的考量？經濟、生理或心理的狀況）？當事人是否需要同意（是由其自行決定？強迫性或个需其同意）？所採取的行動符合或違背哪些道德的原則？」。

在考慮上述問題時，護理人員也要注意有時對病人有好處的決定，反而會阻礙病人的自主性？或有時因為考慮對社會的益處，而忽視個人的權益。對於一些無自決能力者，護理人員採取行動時，常難免會產生忽視其權益的情況（如對精神病人進行約束）；(3)根據倫理理論來研判所要採取的行動：不管採用結果論、義務論或德行論來思考倫理問題，都會有其限制與優缺點，故決策者要瞭解所面臨的倫理兩難可能有不同的解決方法。做決定時除了要瞭解個人及專業的價值觀對決策的影響，時間也是重要考量因素，有些倫理問題的處理沒有急迫性，可以有機會多進行評估，並詳細衡量不同方案的利弊得失後再採取行動；但有些倫理問題的解決具有時效性，如瀕死病人有捐贈器官的意願，短時間內若無法做成決定，將會錯過捐贈時機，無法達成病人心願。故阿洛斯卡倫理決策模式提出倫理決策的步驟為：**(1)感受到問題的存在；(2)列出所有可能的方案；(3)分析每一個方案的利弊與結果；(4)選擇具有最高價值的方案；(5)做倫理上正確的抉擇；(6)採取行動**(Aroskar, 1980)。

5. 柯廷倫理決策模式(1978)

此倫理決策模式與阿洛斯卡有些類似，其對倫理困境的分析步驟為：**(1)收集背景資料；(2)澄清及確定倫理議題；(3)評估進行倫理決策相關人員的權利、義務與責任；(4)擬定並確認可行方案；(5)運用倫理原則，亦考慮不同價值觀的影響；(6)根據上述分析，配合社會期望及法律要求，採取最適合的決策解決問題。**

其他尚有生物醫學倫理決策樹模式(biomedical decision tree)、**批判性倫理分析建議模式**(a proposed model for critical ethical analysis)、英國醫學會(British Medical Association, 2004)提出的倫理決策模式以及 Lemon & Cerasoli

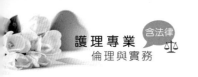
(1999)提出的倫理決策分析六步驟(the six step process of ethical decision making)，但倫理思考決策過程大同小異，在此不再贅述。護理人員可依個人價值觀，試用上述基礎倫理理論或倫理決策模式於臨床情境，相信在多次應用後，一定可以找出自己喜歡的模式，並將其運用於解決臨床倫理困境。

　　本文嘗試融合基礎倫理理論概念，應用上述提及各種倫理決策模式之內涵與重點，綜整臨床上遇到倫理問題時，護理人員可以如何逐步進行倫理思辨，以及理性思考找出適切地倫理決策。茲將倫理決策十個步驟簡述如下：

步驟 1：敏感覺察(moral sensitivity)臨床情境中是否出現倫理議題或問題

　　每位護理人員都有責任要培養對醫療照護過程中是否出現倫理議題或問題的敏感度，執行日常護理活動時，均應保持足夠的敏感度，審慎評估各種醫療照護是否合乎倫理，若發生倫理爭議問題或困境，應適時地介入處理。

步驟 2：有條理地獲知個案的故事(Get the story)與收集相關訊息(Relevant information)

　　當感受到問題的存在，並確定屬於倫理議題且進行倫理分析之前，首先，要開始收集相關的背景資料，盡可能直接獲得事實的資訊，包括病人和家屬的看法、醫師和其他醫護人員的看法、病人的價值觀、社會的期待和相關的法律規定以及文化背景等，同時也應瞭解社會大眾對此事的看法及法律的相關規定；可以應用前述之臨床倫理思辨之四主題(four topics)，進行常規性地回顧病人的故事(story)，若能以敘事(narrative)方式記錄下來更好。

步驟 3：確認倫理問題的形式(Identify the type of ethical problem)與議題

　　當澄清問題之後，接著就所收集到的所有訊息，確認倫理成分，即確認其是屬於「倫理窘迫、倫理困境或權威控制問題」形式的倫理問題，如果能確認它是屬於哪一類型的倫理問題、確定倫理爭議之主要議題，如此才能精準地就此倫理問題的本質進行分析、判斷與決策。

步驟 4：尋求額外的資訊，尤其是病人的觀點(Patient's willing)

　　當主要倫理爭論問題確定之後，就應以病人為中心再去收集更多的相關資訊；因為極少的問題爭議是屬於純倫理的問題，臨床遭遇的倫理問題常會涉及到溝通、權威體制或相關的法律規定，常容易導致忽略病人的想法或意願，所以，應充分瞭解病人的看法或意願，以利倫理情境與問題之分析。

有效的倫理決策必須包含下列三要素：(1) Informed（知情）：醫護人員必須以病人可以瞭解的方式，提供與血液透析相關的資訊，如血液透析、腹膜透析或腎臟移植等各選項的好處與壞處，以及可能產生的後果為何；(2) Competent/Capable（能力）：病人在醫護人員向其說明的過程中，能瞭解醫護人員所告知的相關訊息，以及病人的選擇可以合理地預見後果，決定過程均未受到憂鬱或幻覺等干擾；(3) Voluntary（自願）：病人不受生理的約束、心理的威脅以及不適當的資訊操控，可以依意願做出決定(Singer, 2009)。

步驟 5：確認所有相關的法律(Law)規定、專業規範(Norm)或指引(Guideline)

針對上述確認的主要倫理議題或問題，護理人員可以查詢相關法律規定、專業規範或指引，例如末期病情告知的爭議，就應查閱安寧緩和醫療條例、醫師法以及國家衛生福利部與各專業醫護學會之相關規範或指引等。

步驟 6：使用倫理理論或徑路進行分析(Use ethics theories or approaches to analyze)

每個人可以視自己的理念與倫理理論偏好，如功利主義(utilitarianism)的關注焦點為「所有的結果(consequences)」，義務論的關注焦點為「責任」。參與倫理決策者（包括家屬、醫師、護理人員、機構代表、神職人員、社工師、法界人士、生物醫學倫理學家等）應運用批判性思考，共同針對倫理問題極重要資訊，進行深度討論與批判性分析，並列出涉及之權利、義務與責任，找出進行倫理決策的依據，再選擇前述之任一項倫理決策模式，分析每一方案所應用的倫理原則和道德美德。護理人員應確認自己的專業價值觀和個人價值觀，並注意其他醫療團隊同仁間的專業價值觀，是否彼此相容？

步驟 7：探討臨床其他可採取的方法(Explore the practical alternatives)

應用個人對病人處境的想像，依倫理事件的性質、病人和家屬的意見、社會的期待和法律的要求，列出所有可能或可行的選擇方案，越詳細越具體越好，再將每個方案的優缺點或利弊進行分析與比較，若能給予評分更佳；在討論時，應彙整各種不同意見，並確認共同的決議。最後，選出一個優點多於缺點（即總分最高）、最適切且高價值（包含多種倫理原則、道德美德、合法執行也符合當時社會的期待更好）或依個人喜好的方案，並試問自己或團隊成員選擇此方案的理由為何？決定應該做什麼以及如何做會最好（選擇的範圍盡可能越寬廣越好），達成共識後，確認所應用的倫理原則，當發生

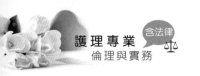

倫理原則互相衝突時,則依不傷害原則、自主原則、公平正義原則、行善原則以排定優先順序(盧,1995、2011a;Brody, 1981)。

　　兩難的倫理情境帶給護理人員的意義與重要性,在於透過批判性及創造性的思考過程(to think critically and creatively),找出一個正當性與適切性的答案或倫理決策,而且具體可行。

步驟 8:完成欲採取的行動(Complete the action)

　　一旦選定方案後,應立即採取行動。個人要知道執行此方案,很有可能會遭遇到哪些危險、反抗或障礙,雖然前面的步驟需要想像力,此階段更需要強化個人持續往前執行的意志力,然後直接採取行動。

步驟 9:評值過程與結果(Evaluate the process and outcome)

　　執行所有的行動之後,護理人員需反思和評值,如哪些是個人做得很好部分?為什麼您會認為做得很好?在此情境,您認為最具挑戰性的問題是什麼?比較此倫理困境與個人過去所遭遇過的倫理困境的異同點為何?處理此倫理問題的經驗,如何用於日後遭遇到其他倫理問題的情境?誰最能幫得上忙?病人、家屬或其他人,對您這次的處理過程的看法或評價為何?

步驟 10:依評值的結果,修正或再重新評估與擬訂計畫(Reassessment and planning)

　　一次行動可能無法完全解決此倫理問題或困境,護理人員如同執行護理活動,需再評估此倫理問題,以修正或重新計畫,尋求適切性的倫理決策。

❖ 臨床倫理決策過程之情境練習

　　以下將以末期腎病之病人為例,簡要說明臨床醫護人員如何應用本文前述提及之「**倫理決策十步驟**」,考量臨床「**倫理四象限/議題**」,針對臨床倫理困境,進行倫理思辨、檢視與考量之過程。

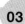

 倫|理|心|思|維

　　莊女士（以下以病人稱之），64 歲，為 C 型肝炎帶原，陸續追蹤，四年前發現肝葉有多處病變，同年發現左側腎臟良性腫瘤並切除，而後腎功能衰退，次年演變為末期腎病，開始規則洗腎；兩年前已於健保卡上註記 DNR (do not resuscitation)，表示安寧和不施行維生醫療處置之意願。去年 8 月曾經中風，右側肌肉力量稍弱，加上肝門靜脈阻塞，開始使用抗凝血劑(Warfarin)。今年 1 月因心律不整，置放心律調節器。

　　此次，病人因意識改變、發燒至急診求助，診斷為肝腦病變合併感染，兩天後解血便、休克，轉入加護病房照護，胃鏡診斷為食道靜脈曲張及出血性胃炎，行血管結紮。待症狀較為穩定後，轉入一般內科病房持續照護，抽血發現膽紅素(T-BIL)明顯升高，且洗腎期間多次血壓不穩定，未能達成脫水之目的。

　　某日，AV shunt 阻塞不通，隔天意識開始混亂、電解質不平衡，醫師向家屬建議，若要繼續進行血液透析，必須為病人手術，重新建立透析管路，由於病人在意識清醒時，曾多次向兒子訴說透析的痛苦，兒子不忍母親受苦，遂向護理師提出不願意接受手術，且停止繼續為母親進行血液透析之要求。

　　隔日，主治醫師向病人的先生告知，病人的肝、腎功能變差，且末期肝臟疾病分數(model for end-stage disease)算得三個月內死亡率達 52.6%，先生及女兒表示要繼續進行血液透析，與兒子意見不一致，且語帶威脅告知醫護人員不可以告知病人為末期，萬一病人有何差錯，會採取法律訴訟。

思索與抉擇

1. 假如您是為病人執行血液透析的主責護理師，您認為病人繼續進行血液透析的適當性為何？此情境是否涉及為倫理相關議題？
2. 護理師如何運用倫理四象限評估，面對此臨床情境進行倫理思辨與推理，進而提出採取哪些適切性的護理措施，來解決醫護人員所遭遇到的臨床情境？病人是否應知道末期病情，以及是否接受 AV shunt 之透析管路重建手術？抑或終止洗腎？若終止洗腎的最適當時機為何？

步驟 1：敏感覺察臨床情境中是否出現倫理議題或問題

　　護理師為病人執行日常護理活動時，雖然病人一直接受長期血液透析，但是她仍應保有選擇接受或拒絕透析的自主權利；護理師有責任在兒子提出不接受重建手術及停止透析時，**敏感覺察此臨床情境是否有出現倫理意涵的**

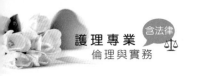

議題或問題，審慎評估病人可能進行的各種醫療照護（如是否接受 AV shunt 的重建手術及繼續血液透析），適時地因應當時病人的醫療病況，給予合乎其個人自主性以及利大於弊等倫理原則的介入處置。

步驟 2：有條理地獲知個案的故事與收集相關訊息

當護理師感受到可能涉及倫理議題時，在確定此情境是否屬於倫理問題且進行倫理分析之前，首先要開始收集病人相關的背景資料（如莊女士和配偶、兒女等家屬的看法與生命價值觀、主治醫師和其他醫護人員的看法、社會的期待和相關法律規定、文化背景等），同時也應瞭解社會大眾對此事的看法及法律的相關規定；並應用前述之臨床倫理思辨之四主題(four topics)，最好能以敘事(narrative)方式記錄為病人進行生命回顧的故事(story)。本文試著依照 Jonsen, Siegler 及 Winslade 等人提出對臨床倫理決策考量之四主題（或象限），針對倫理議題近行倫理決策分析，詳見下列評估與分析。

▶表 3-4　臨床倫理決策考量

一、醫療適應性（行善與不傷害原則）	臨床情境：重點分析
病人的主要醫療問題、病史、診斷及預後狀況是什麼？問題是急性或慢性？是否危急或需緊急處理？病程是否可逆或末期？	病人之肝腎功能持續惡化，已進展至末期
治療的目標為何？	主治醫師確認病人的肝、腎功能變差，應為腎病末期且洗腎效果極差
在什麼情況下治療並無適應性？	病人的醫療問題是必須藉由緩解受苦症狀、維持或增進生活品質（或維持已受損的功能？），針對病況及預後，提供病人教育與諮詢，以及瀕臨死亡時提供症狀緩解與支持；而病人的意願若為「停止洗腎」，則應予尊重
各種不同治療的選擇，成功的機會如何？	主治醫師使用末期肝臟疾病分數算得三個月內死亡率達 52.6%，若停止洗腎，發生電解質失衡、尿毒症、呼吸喘、全身性水腫等不適可使用相關藥物做症狀控制，促進舒適，避免受苦時間延長

▶表 3-4　臨床倫理決策考量（續）

二、病人偏好（尊重與自主原則）	臨床情境：重點分析
病人是否已被告知接受治療的好處與風險？並在理解的情況下，同意接受治療？	病人於照護時間因 Ammonia 抽血值起伏大，昏睡的情形居多，但主治醫師大部分是於護理站，與病人家屬解釋病情，病人未參與討論
病人的心智狀態及法律上是否具備行為能力？是否有證據顯示病人已經失能？如有行為能力，對治療偏好的表達為何？	病人雖然昏睡情形多，但偶爾也能正確應答、對談合宜，仍具有自決行為能力
若已經失能，病人是否曾表達過其意願？	病人曾表示：「每天都喝藥、檢查、洗腰子、拉大便，很煩。」、「活成這樣真辛苦。」、「好想要回家。」曾詢問病人認為一直喝藥、洗腰子的目的是什麼，病人搖頭說：「在拖」，並瞪著一旁的先生。病人於兩年前已在健保卡上註記 DNR、安寧意願以及不施行維生醫療處置之意願
誰是最適當的代理人，可為失能病人做決定？	住院期間多為先生行醫療決策，但先生於此段期間表現強烈不捨，也為了要不要再洗腎、要不要吃藥和病人有所衝突，故最適當的代理人可能是病人兒子，因其最瞭解病人的意願
病人是否不願意或無法配合治療？原因為何？	病人常拒吃藥，表示很難受，曾說：「拖著真的沒意義。」與病人會談過程曾談及對洗腎的看法，病人無奈搖頭看著先生說：「我不想，但能嗎？」能感受到病人偏好不繼續進行血液透析的態度
三、生活品質（行善、不傷害與自主原則）	臨床情境：重點分析
接受治療與否，病人能回到正常生活的願景如何？即使治療成功，病人可能會面臨何種身心及社會功能障礙？	病人目前 ECOG[※] 4 分，多數時間以臥床為主，完全需要他人協助才能維持生活功能，無論是否接受透析，病人最多僅能維持現況，病人曾說：「沒辦法走、沒辦法自己上廁所，什麼事都一定要別人幫忙，有什麼意義，只有在床上一直拉大便。」 ※Eastern Cooperative Oncology Group, ECOG 是用以預測病人的功能狀態，4 分為臥床不起，相關網站請見參考資料

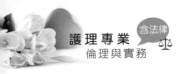

▶表 3-4　臨床倫理決策考量（續）

三、生活品質（行善、不傷害與自主原則）	臨床情境：重點分析
基於什麼理由可以評斷某些生活品質對無法表達意見的病人，是不符合其心願？	病人曾說先生強逼著喝 Lactulose、洗腎是「流氓」的行為，曾訴：「我這樣真的很辛苦，又不是他在受。」
提供照顧者對病人生活品質的評估是否因成見而有偏頗？	住院期間主要照顧者為先生及看護，先生曾說他知道現在太太很不舒服、很辛苦，但對於太太說的「洗腎很累、一直喝藥、一直拉很辛苦，都不想要。」只回應「那是意識不清楚才這樣說」，感受得到先生很心疼病人，但捨不得不做任何治療
提升或改善病人生活品質會引發哪些倫理議題？	病人目前最在意的不適為拉肚子、洗腎很累，去除其導因便是停止給予 Lactulose 及終止洗腎，如此將面臨撤除維生醫療之倫理議題
以病人目前或未來的狀況判斷，是否不應期待要延續生命？	是
放棄維生治療的計畫及理由為何？	與病人及其家人說明終止洗腎後可能會面臨的不適，減輕其不確定感，並使用藥物及非藥物之方式降低其不適
自殺的法律與倫理立場？	此情境無自殺相關議題
四、脈絡情境（誠信與公正原則）	臨床情境：重點分析
是否有來自專業、專業間及商業上的利益，在臨床治療上造成利益衝突？	此情境無專業及商業的利益衝突。
是否有臨床人員與病人以外的一方（如家屬），關注治療決定？	先生關注治療決定，且為目前主要決策者，曾多次落淚表示：「我知道洗腎只是在拖延，且她的血壓不夠、不能脫水，只會越來越腫，但我真的放棄不了。」、「我只有什麼都試試，到最後才不會埋怨自己。」而面對病人自述的「很痛苦」、「流氓」表示她目前心智混亂，不會太在意
對病人的守密是否因法定或第三者的利益會有所限制？	目前所有醫療決策皆是先生參與討論並做決定，對病人的守密原則無法絕對保障
是否有經濟因素造成臨床決策上利益衝突？	無

▶表 3-4　臨床倫理決策考量（續）

四、脈絡情境（誠信與公正原則）	臨床情境：重點分析
有無健康資源分配不足而影響臨床決定？	此處健康資源分配的問題不會對病人及其家屬產生影響，但可能影響到更需要血液透析、更需要病床治療的病人
是否有宗教的問題影響臨床決定？	無
影響臨床決定的法律問題為何？	安寧緩和醫療條例第七條：「末期病人符合第一項至第四項規定不施行心肺復甦術或維生醫療之情形時，原施予之心肺復甦術或維生醫療，得予終止或撤除。」且第八條：「不得與末期病人於意識昏迷或無法清楚表達意願前明示之意思表示相反。」
是否有臨床研究與教育的考慮會影響臨床決定？	無
是否有公共衛生與公共安全會影響臨床決定？	無
是否有組織與機構（醫院）之利益衝突會影響臨床決定與病人福祉？	無

步驟 3：確認倫理問題的形式與議題

　　護理師就所收集到的上述所有訊息，確認此醫療情境是屬於哪一種形式的倫理問題（倫理窘迫、倫理困境或權威控制問題），如果能確認它在倫理方面主要爭議題之處為「家屬不願醫護人員告知病人末期病情，且先生與女兒強勢地主導來為病人做決定，致使病人的自主意願未能受到最高的尊重，以及醫護人員是否能同意莊女士撤除並停止透析的要求等」，護理師在處理過程中，在家屬強力要求下，是否有感受到陷入一種難以抉擇「是否要告知病人末期病情」，而必須隱瞞病人末期病情的情境，確認此臨床情境衍生的倫理問題後，方能更明確地進行倫理問題的思辨、推理與決策過程。

步驟 4：尋求額外的資訊，尤其是病人的觀點

　　當主要倫理爭論問題確定之後，就應以病人為中心再去收集更多的相關資訊；護理師可以應用前述提及之倫理四象限評估，更深入且完正地檢視莊女士再告知末期病情與停止透析的倫理適當性。因為極少的問題爭議是屬於純倫理的問題，臨床遭遇的倫理問題常會涉及到溝通、權威體制或相關的法

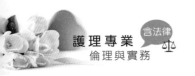

律規定，常容易導致忽略病人的想法或意願，所以，護理師應充分瞭解病人的看法或意願，以利倫理情境與問題之分析。如護理人員需要知道病人做決定背後的理由，以確認病人知道包括不再洗腎的各種選項。故護理人員必須判斷病人是否具有「自決能力」？而且病人不是在他人勉強下所做的決定。病人停止血液透析是一項合理的決定嗎？假如病人停止血液透析治療後，醫護人員要與病人討論，還能為病人做些什麼？

步驟 5：確認所有相關的法律規定、專業規範或指引

針對上述所提供之訊息確認此為「家屬不願醫護人員告知莊女士末期病情」，以及「末期病人是否可撤除並停止透析」的倫理議題或問題，護理人員可以進一步瞭解或查詢相關法律規定、專業規範或指引，例如對於是否「進行末期病情告知」與「停止透析之維生醫療處置」的倫理爭議，護理人員就應熟悉《安寧緩和醫療條例》第四及第五條：二十歲以上具完全行為能力之末期病人得立意願書選擇安寧緩和醫療或做維生醫療抉擇；第七條末期病人符合第一項至第四項規定不施行心肺復甦術或維生醫療之情形時，原施予之心肺復甦術或維生醫療，得予終止或撤除；第八條醫師應將病情、安寧緩和醫療之治療方針及維生醫療抉擇告知末期病人或其家屬。但病人有明確意思表示欲知病情及各種醫療選項時，應予告知，以及前述醫療法、醫師法及護理人員法的相關條文和衛生福利部與各專業醫護學會之相關規範或指引等，多些認識與瞭解，將可作為後續進行倫理思辨與決策判斷之重要參考。

步驟 6：使用倫理理論或徑路進行分析

蒐集病人目前「疾病醫療現況、偏好、生活品質以及情境脈絡」因素等足夠的訊息後，參與倫理決策者應共同針對所要解決的倫理問題，進行深度地討論，找出進行倫理決策的依據。護理人員最好能清楚自己應用倫理理論偏好是傾向於功利論、義務論或其他類型的倫理理論觀點，進行倫理思辨；護理人員應確認自己的專業價值觀和個人價值觀，並注意其他醫療團隊同仁間的專業價值觀，是否彼此相容？因為最後判斷或決策，會因採用理論觀點不同而有差異。

就前述四象限評估，醫療人員對病人生命故事的瞭解後，醫療團隊成員進行倫理反思的思考重點如下：病人的醫療問題為「腎衰竭且長期洗腎、呼吸衰竭，呼吸器依賴，病況逐漸走下坡，為不可逆之末期」，血液透析對此病人延長生命的治療目標效益不大，可能因此延長受苦時間；反而病人若接受

安寧緩和醫療，更能避免傷害與受惠，故宜以促進身體舒適與提升生命末期之生活品質為照護目標，加上病人於兩年前已於健保卡註記「拒絕心肺復甦術」的相關意願，住院期間也多次表示目前的醫療處置是辛苦的、不想要了，延續血液透析也無法提升生活品質，故家人與醫療團隊實應尊重病人的個人意願。病人本身無宗教信仰或接受新藥臨床試驗的機會，且現行安寧緩和醫療條例可以保障病人先前已預先簽署的預立的 DNR 意願書，使得目前的醫療決策，不能與病人清楚表達時之意願相反。

步驟 7：探討臨床其他可採取的方法

醫療團隊人員可應用個人對病人處境的想像，依倫理事件的性質、病人和家屬的意見、社會的期待和法律的要求，列出所有可能或可行的選擇方案，越詳細越具體越好。如醫療團隊應如何召開家庭會議，與病人及其家人（先生、兒子與女兒）共同討論末期醫療決策，以及如何主動向病人評估，且於必要時如何向病人說明其末期病情；此個案家人於家庭會議中表示尊重病人的決定，討論後治療目標訂為「促進病人舒適」，醫護人員則應提供符合安寧緩和醫療條例與家庭文化考量的生命末期照護。

此外，主治醫師應如何適時召開醫療團隊會議，詢問醫療團隊成員對病人兒子提出停止繼續為病人進行血液透析的共識？醫療團隊於提出各種解決方案後，再將每個解決方案的優缺點或利弊，進行分析與比較討論，若能依每個解決方案予以評分更佳。在討論時，應彙整各種不同意見，並確認共同的決議。達成共識後，應確認所應用的倫理原則，當發生倫理原則互相衝突時，則依自主原則、不傷害原則、公平正義原則、行善原則以排定優先順序（盧，1995、2011a；Brody, 1981）。

最後，選出一個優點多於缺點（即總分最高）、最適切且高價值（包含多種倫理原則、道德美德、合法執行也符合當時社會的期待更好）或依個人喜好的方案，並試問自己或團隊成員選擇此方案的理由為何？決定應該做什麼？以及如何做會最好？

步驟 8：完成欲採取的行動

最後，一旦醫療團隊在具共識下，選定一個正當性、適切性且具體可行的倫理決策後，應立即採取行動。但醫療團隊成員要知道有可能會遭遇到哪些風險，此階段需要強化個人持續往前執行的意志力，然後直接採取行動。

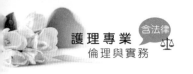
步驟 9：評值過程與結果

執行所有的行動之後，醫護人員需反思和評值哪些是個人做得很好或很差的部分？經歷過此情境案例練習，您個人認為最具挑戰性的問題為何？比較此次遭遇到的倫理困境與過去所遭遇過的倫理困境，有無不同之處？如何將此次處理倫理問題的經驗，累積為日後遭遇到相類似倫理問題或情境時，可以做為應用的參考經驗？

步驟 10：依評值的結果，修正或再重新評估與擬訂計畫

在實施上述倫理解決策略後，如同執行護理計畫與活動，可能一次的行動無法完全解決此倫理問題或困境，護理人員需要針對病人「告知末期病情與停止透析」之倫理問題，進行評價後，再評估、修正或重新計畫，以尋求更適切性的倫理決策。

3-4　醫護團隊合作倫理

現今生醫科技不斷更新發展以及人權高漲的時代，加上醫學教育強調全人照護的理念，臨床「醫療照護、研究及教育」，越來越強調「科際整合、跨專業領域間的合作以及發揮團隊精神」，使得醫療團隊合作成為現代醫療體系組織運作之主流價值，將醫療工作小組視為一個生命共同體，醫療工作小組成員包括醫師、護理師、醫檢師、藥師、社工師及其他醫療輔助人員（如牧靈人員或藝術治療師等）以及行政工作人員，缺一不可。若小組成員間能建立良好與信任的合作倫理關係，成員間才能彼此相互尊重與支持，開放且坦白地進行溝通，期能增加和諧的工作氣氛，讓成員們樂在工作，以提供全人之整全照護，進而減輕病人病痛，突顯「合作倫理」的重要性，讓病人和醫療小組成員皆能獲得最大效益。

一、合作倫理的基礎概念

1. 定義

「合作倫理」是經由倫理規範與團隊成員一致認同的行為準則，旨在建立「尊重」與「忠誠」，以共同合作完成工作為目的。「尊重」意指要尊重對

方的身分、人格、自主以及專業的角色，即「以敬待人」，而「忠誠」則是要信守誠信與承諾、維護他人隱私以及保守機密，即「以誠修己」。在盡可能的範圍內，秉持「尊重」與「忠誠」原則，即使雙方的意見或解決問題的方法有很大的歧異，依然能心平氣和地傾聽對方的意見與解釋，並客觀地分析彼此的觀點與利弊得失，誠懇地說出自己無法認同或支持的理由，並適時且善意地提出自己的建議與批評，相信一定能與他人相處融洽，提高每個人的自尊，讓對方倍覺被尊重。

2. 建立良善且信任的人際關係

　　團隊協同合作的先決條件是「開放式的溝通」與「良善且信任的人際關係」。良好的人際關係可讓個人覺得精神愉快，養成樂觀而進取的態度，自然工作會有衝勁且又有效率。每個人心中多少渴望「被接受」，護理人員若能時時給予小組成員或工作夥伴「一個微笑、溫暖的問候及任何友善的行動」等，都能表達出接受他人情感的意向，如對他人的想法或意見表示非常有興趣，就是滿足他人心中期望被接受與贊同的行為表現；反之，當我們個人的想法或意見，得到他人或團體的接受與贊同時，要能適時地表達出我們的感激之意，即使是簡短地幾句話，便能讓他人感受到我們的誠懇與熱情。

　　建立人際關係的重點，首先要尊重他人的隱私與立場，不要對他人的私生活過分好奇或說閒話，不可和他人商量應該保密的事；培養謙虛與不傲慢的態度，盡量避免當眾批評別人。當與他人交談時，要表現出尊重與傾聽的同理態度，並注視對方的眼睛，向對方釋出您對他的談話感到興趣。此外，還要有強烈的責任感，發生錯誤時坦然承認。在工作上的合作與分工，建立人際關係的另項重點為接受合理的工作量，且公私分明，與他人共同工作時，應保持合作態度，即使不喜歡對方，也應努力合作，樂於幫助他人；不向主管說同事的壞話，遭遇到困難要主動請求他人的幫助與指導，並有勇氣為不在場的同事仗義直言。

　　醫療團隊小組成員或工作夥伴凡事都能相互「誠信」與相互「尊重」的充分溝通與表達意見，應能維持良善且信任的人際關係，化解團隊間的衝突與爭執，進而決定出合理適切地解決方案。

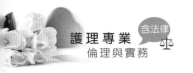
二、合作倫理的相關規範與內涵

1. 合作倫理的相關規範

前文述及「合作倫理」需建立在良好的人際關係基礎上，拜爾(Beyer)和馬丘爾(Marchal)護理專家學者(1981)曾就「同事間的人際關係」，提出人與人之間的人際關係，應包含下列八個要素：

(1) **自信與信賴**(confidence and trust)：相信自己的判斷與決定，透過聲音、態度及動作，向他人表示自己誠實可靠且值得信賴，獲得他人的好印象，對自己有信心且不存偏見。也要充分信賴對方，尊重對方的自主與判斷，坦誠以待、言行守禮且信守承諾。

(2) **互相協助**(mutual help)：懂得施予，願意與對方分享知識及經驗，誠心協助對方共同誠心解決問題，或在工作上有最佳表現且不求報答。

(3) **互相支持**(mutual support)：願意聆聽對方說話，表現理解與同情，並適時或積極給予讚賞與回饋，養成接納對方批評及意見的胸襟。

(4) **友善與欣賞**(friendliness and enjoyment)：在與他人互動的過程中，要常保持微笑，主動、開朗與親切和善的態度，能體貼別人或慮及他人的立場，適時表達對他人的關切、興趣、尊重與讚美，啟發他人的熱情與忠誠。

(5) **共同達成目標**(team efforts toward goal achievement)：摒除個人本位主義，彼此相互尊重、信賴、包容及鼓勵，方能互相溝通、配合協調、合作及讚賞，使每位工作者都能有最佳的工作表現。

(6) **創意**(creativity)：要能重視環境與資源的分配以及不同意見，支持新穎的見解，並能表現欣賞與讚美的胸懷，以激發他人的潛能。

(7) **開放的溝通管道**(open communication)：當雙方有爭執時，能持公開的態度，自由交換意見，要能注意到「聽的藝術」與「說的技巧」，彼此分享訊息、接納不同意見與慮及對方感受，思考與客觀分析，並掌握時間、地點與場合。

(8) **不要施加威脅**(freedom from threat)：彼此要和平相處，不論是言語或行為不互相傷害，不利用地位或權勢施壓他人，更不可以用言語或行為惡意攻擊對方，要提供建設性批評、接納善意建議，互相諒解。

2. 合作倫理的重要內涵

　　現代醫療教育強調整體性的全人醫療照護，臨床醫療團隊成員包含醫師、護理師、營養師、藥劑師、檢驗師、復健師、社工人員及其他醫事人員，共同照顧病人，甚至關注家屬的照護需求，故臨床醫療團隊成員間之同事關係，可以是護理師和醫師（包括主治醫師、總醫師、住院醫師）間的關係，或護理師和護理師（包括護理長或同機構不同單位的護理師）間的關係，乃至護理師與其他醫療小組成員（如營養師、復健師或醫檢師）間的關係。雖然，各個專業領域有其專業特性與觀點，所關注的焦點有程度上的差異，如醫師以治療疾病為導向，護理師則以照顧病人為導向，但醫療團隊成員的使命都是在「促進健康、預防或治療疾病以及緩解痛苦」等照護目標，因此，護理師在工作上和其他醫療團隊成員相輔相成，以促使病人恢復健康的合作是必要的。團隊合作倫理的重要內涵，簡述如下：

(1) **尊重**：彼此相互尊重是工作和諧及工作順利的重要因素。醫師和護理人員都有基本人權，應彼此尊重，職場上不要有「男尊女卑」或護理人員為「醫師助手」的傳統觀念。

(2) **正義**：社會中每件事都應維持正義，醫療工作環境也是如此。護理師在職場上若發現醫療有不符合正義原則或不合理時，要加以阻止，甚至有權伸張正義，如醫師未經病人同意給予臨床試驗用藥，必要時，護理師要有道德勇氣，落實護理倫理，拒給藥物或報告相關單位處理，以維護正義。此行為不是要造成醫護間對立，只是要彼此共同維護病人權益。反之，當護理人員有不合正義行為發生時，也需規勸。

(3) **互為病情告知**：當病情發生改變時，醫師或護理人員應互相告知病情及新資訊，對病人病況能有所助益。如當醫師懷疑某病人為傳染病時，就應採隔離措施保護其他醫療團隊人員及其他病人或家屬；護理人員也可將所觀察到的臨床症狀或病情變化，隨時告知醫師，以豐富其醫學知識，醫護人員相互合作，病人是最大的受益者。

(4) **保密**：醫護人員在溝通病情時，要注意場合與時間，不宜在病人單位論及令病人困惑不安及難堪的話題，尤其是護理人員交班談論病情時，不可把相關病情告知不相關的第三者（如病人的雇主）。信任是一種關係的發展，隨著一個人認為另一個人誠實、善解人意或可靠而產生，醫護之間要彼此信任，如當護理師告訴醫師病人目前的情況，醫

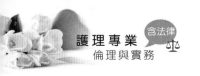

師要相信護理師的報告內容，進行適當處理，若不相信護理師，醫師要親自到病床查看病人的狀況再做處理，避免以不信任的口氣，來質疑護理師的判斷，而延誤醫療。

(5) **善盡職責**：醫療團隊成員均要善盡個人的工作職責，不可以偽造數據或把該班的工作延交給接班的人，增加其工作負荷及壓力。護理人員是第一線工作人員，可以掌握病情的變化，當病情惡化時，要緊急通知醫師，醫師也要及時急救病人，如此較能避免醫療糾紛，最大受益者是病人。

(6) **互相幫助**：很多事情是需要學習的，新進護理師要虛心請教資深護理師，資深護理師也要盡心教導，使其能獨當一面處理臨床問題。病人需要急救時，有些護理人員協助急救工作，待急救後，全病房的病人照顧需彼此分工合作，以完成常規工作。

(7) **勿道人長短**：人際關係十分複雜，每個人都不希望被談論是非，故護理師要謹言慎行。

(8) **鼓勵與支持**：每個人都會遇到挫折及低潮，常需要他人（包括同事和家人）的支持；同事的支持及鼓勵，常可以讓護理師能堅守工作崗位，不離開職場。

三、醫療團隊間的合作倫理

由於合作的基本倫理原則相類似，本文僅就護理師與其他醫療小組同仁、護理師與護理師、院內或單位護理師間的合作倫理，加以說明如下。

1. 與其他醫療團隊成員間的合作倫理

在工作職場中，護理師與醫師間的接觸與互動最為頻繁，加上護理師在醫療團隊成員人數所占的比例最大，也是和病人相處時間最多的成員，因此，護理師是其他醫療人員重要的工作夥伴，常在醫療團隊中擔任協調與溝通的角色，加強醫療團隊成員間彼此的人際關係及維持和諧的工作氣氛。

在溝通及協調過程中，成員間若有摩擦與衝突，或因工作中職責角色劃分不清、成員間缺乏共識，也常會讓護理師感受到挫折、不受尊重與支持，而造成無力感或職業倦怠，當醫療團隊缺乏護理師的積極參與合作，病人會不易讓獲得高品質的照護。

醫療團隊每位成員都希望被尊敬，不希望在權威或命令的情況下做事，因為如此常有不被尊重的感受，故同事間不論其職位階級的高低或薪水的多寡，不管是醫師、護理人員、護佐、清潔人員等，均應尊重相待，工作氛圍會顯得較和善。同事之間的相處合作倫理，要以「和善與信任」為基礎，才能發展出良好的團隊關係。護理教育的提升，加上生醫科技的進步，以及社會結構的改變，更拓展了護理師的角色功能，進階實務護理師(advanced nurse practitioner)包括臨床護理專家(clinical specialist, CNS)、專科護理師(nurse practitioner, NP)、個案管理師(case manager)、居家護理師(home care nurse)及臨床研究護理師(clinical research nurse, CRN)等，有助於護理專業與護理師在醫療照護體系和醫療團隊成員中的地位，日益提升且漸被重視。

護理師要不斷努力吸取新知以及研究創新，以取得病人與其他醫事人員的信賴，更要與其他醫事人員站在平等的地位，彼此互相尊重與協同合作(collaboration)、維持良好的人際關係、遵守醫護倫理規範，進而發揮職業尊嚴。醫院中更應開放各種溝通管道，讓同仁有發表意見的機會，在誠心與和諧的氛圍下，解決歧見，以達到病人最大的利益與福祉。

醫療團隊成員應遵守的道德規範，如公平地對待病人、同儕與一般民眾，執行業務時，應維護大眾的利益；謹守誠實、公正與廉潔的規則，以符合社會大眾所能接受的行為標準；互相尊重並維護病人的隱私權；不要從事任何可能破壞溝通與協調管道的事，以及不隨意傳播不實報導或易引起誤會的訊息；同儕如有違法行為應主動予以規勸，必要時，在有確實證據下，向相關單位舉發；不得收受不屬於業務範圍內的費用、饋贈或任何有價報酬；不要做超出自己能力範圍以外的保證與承諾；隨時充實自己，接受新知並能共同討論。

在職場工作，難免會碰到道不同不相為謀的工作夥伴，因此產生不和諧的人際關係，但我們不能因為不喜歡對方，就不與對方接觸或逃避。遇到相處不和諧的同事時，此種合作關係應注意下列各事項，見圖3-1。

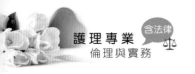

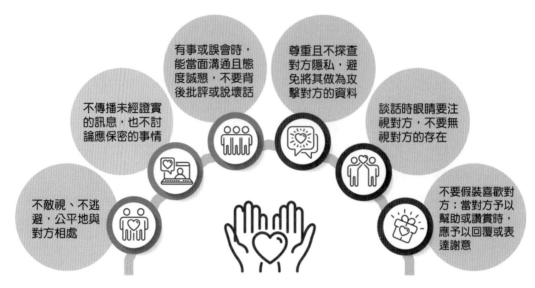

不傳播未經證實的訊息，也不討論應保密的事情

有事或誤會時，能當面溝通且態度誠懇，不要背後批評或說壞話

尊重且不探查對方隱私，避免將其做為攻擊對方的資料

談話時眼睛要注視對方，不要無視對方的存在

不敵視、不逃避，公平地與對方相處

不要假裝喜歡對方；當對方予以幫助或讚賞時，應予以回覆或表達謝意

▶ 圖 3-1　維持「好的」職場關係之技巧

2. 護理師間的合作倫理

　　在臨床上，護理師之間的合作關係，包括資深護理師與資淺護理師（含護生）的合作，以及同機構但不同單位或不同專長護理師間的合作關係，如在照顧病人、教學、研究及行政管理方面進行合作。合作關係的建立首重「自尊與互相尊重」，彼此能站在對方立場，體會事件發生的經過及處理，此乃成功的基石，也是護理師在工作中獲得樂趣與成就感的關鍵。以下分別就護理師之間的關係，加以說明。

(1) **資深護理師與資淺護理師**：資深護理師負有教導的義務，最常見的是帶領新人或擔任臨床指導老師協同教導護生。教導是專業的一種傳統倫理，不僅是專業知識上的分享，資深護理師必須尊重資淺護理師（含護生）的身分與人格，尊重才是同事關係成敗的關鍵。此種合作關係應注意下列各事項，如：資深護理師具有教導資淺護理師的義務與責任，不可有所保留，尤其是在教學醫院工作的護理師，有些經驗是由實務而來，要能分享經驗與知識、欣賞並接受新的創意及想法、尊重對方的人格及自主判斷；資淺護理師則應抱持主動積極、誠懇及虛心求教的態度來學習，當錯誤發生時，要顧及對方的尊嚴及顏面，避免當眾指責，傷害團隊間的和諧，甚至增加隔閡，也不能抱持幸災樂禍或事不關己的態度，一味指責對方，應協助緊急處理善後，讓傷害減至最低，事後一定要提出檢討或討論，協助自我分析疏忽或錯誤

的導因，避免再次犯錯。護理師要能體諒對方激動情緒，以及包容對方失去理智時的態度與言行，適時地給予稱讚與回饋；誠實、勤勉和力求公正的服務病人，並彼此精誠合作。

(2) **同一專長的護理師**：隨著護理角色的多元化發展，護理工作也越來越專精，護理功能亦越受肯定，如臨床護理專家與專科護理師等新興拓展的護理師角色，更能直接造福病人，但也使得同一專長與不同專長之護理人員間的合作倫理應運而生。此種合作關係應注意下列各事項：謙恭有禮的相處，交換意見討論問題時，避免同仁間相互忌妒或任意批評；彼此關懷、體貼及相互包容、支持與協助；彼此欣賞、合作無間以及向對方學習。

(3) **不同專長的護理師**：醫療科技發達，病人情況越趨複雜，更需要不同醫療專長領域的護理師同心協力照顧病人，才能提高照護品質，並提供符合個別需求的護理照顧，故照護病人是團隊合作的任務。不同專長的護理師的合作關係，主要是在提供諮詢、支持、協助與教學方面，彼此都應在護理工作中保持真誠與謙虛的態度，請求對方的協助與幫忙。此種合作關係應注意下列各事項：不要在病人或家屬面前批評同事或發生爭執；被照會或諮詢的進階實務護理師僅提供照護建議，原醫療團隊之護理師對照會建議應給予尊重，並表示謝意；進階實務護理師若無法給予病人協助，也應立即回覆原醫療團隊成員，原醫療團隊之護理師仍應擔負起大部分責任。

　　總之，醫療照護是一種良心事業，醫療團隊人員除了具備專業知能外，更應培養合作倫理的專業態度，同事之間沒有防備、猜忌、爭鬥以及輕視，在彼此尊重、互信、友善、關懷、溝通、欣賞及互助鼓勵下，同事之間的關係才能良好；而工作氛圍佳，相對工作效率也會隨之提升，醫療團隊便可發揮團隊精神以提供高品質的醫療照護，讓病人與家屬得到最大的效益。

結論：反思與實踐

　　護理倫理教育是生命倫理教育的延續，臨床實務照顧病人能讓護理人員在每一情境中，體驗生命的可貴、人與人之間互動與和諧的重要，以及憐憫慈悲的人性美德，讓護理人員由內心自覺產生本質的變化，養成良好的道德習慣與倫理判斷力。

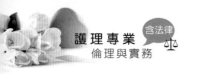
　　護理重視個別與文化差異以及生活經驗，要成為一個倫理人，需要有終身學習的理念，護理科學的發展也因蘊含著人性關懷的實踐，護理人員應避免科學只重視「實證與實用」，而忽略人文的「精神與價值」，故護理人員平常要培養自我反思與對話，多理解他人或自身所必須的態度，會引導我們察覺自己的心智，進行個人內在的自我指導、思考，知道什麼是應該或不應該做的。護理人員若能於護理實務中落實反思的態度(reflective attitude)，就能在反思實踐護理專業的歷程中持續成長。

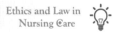

問題討論

1. 病人有哪些醫療權利與義務？

2. 何謂道德敏感度？倫理議題、倫理問題與倫理困境三者之間的差別為何？

3. 請簡要敘述 Josen, Siegler 及 Winslade 等人提出倫理原則為何？

4. 試舉臨床實例，並應用本文所描述之「倫理困境十步驟」，說明您進行倫理決策之評估執行過程與評核結果為何？

5. 請簡述醫療團隊「合作倫理」的規範與重要內涵為何？

參考資料

中華民國護理師護士公會全國聯合會(2008)・*我國護理倫理規範*。
　　http://www.nurse.org.tw/Enactment/Enactment1.aspx
尹裕君、林麗英、盧小珏、王曼溪、鄒海月、許凰珠(2011)・*護理倫理概論*・華杏。
李小璐(2002)・專業人員倫理關係・於黃小璐編著，*護理倫理學*（4-1~4-10 頁）・永大。
李小璐(2002)・照顧病人的基本倫理原則・於黃小璐編著，*護理倫理學*（2-1~2-12 頁）・永大。
李小璐(2002)・醫療小組的合作倫理・於黃小璐編著，*護理倫理學*（5-1~5-7 頁）・永大。
李小璐(2015)・*護理倫理學*・永大。
林火旺(2004)・*倫理學*・五南。
林麗英(1995)・照顧病人的基本倫理原則・於曾珍麗總校閱，*護理倫理概論*（35-74 頁）・華杏。
財團法人醫院評鑑暨醫療品質策進會(2010)・*新制醫院評鑑基準及評分說明*。
　　http://www.tjcha.org.tw/
國民教育社群網（無日期）・*人權教育*。http://teach.eje.edu.tw/9CC/discuss/97-discuss5.php
彭堅汶(2011)・*病人人權中的義務*。
　　http://eportfolio.lib.ksu.edu.tw/web2.0/blog/trackback/trackback.php?id=T093000002&node=000000018
葉國煇(2003)・*學校本位的人權教育*。
　　https://www.google.com.tw/url?sa=t&rct=j&q=&esrc=s&source=web&cd=4&ved=0CC4QFjAD&url=http%3A%2F%2Fhre.pro.edu.tw%2Fdownload%2Fessays-ch-18-1202808998%2F20.doc&ei=yGssVfizCc7s8AWclYGgBA&usg=AFQjCNG0uxTLMb8J2waQpU4nid4PLpc4rQ
鄒海月(1995)・護理倫理決策過程・於曾珍麗總校閱，*護理倫理概論*（183-195 頁）・華杏。
維基百科 [1]（2022，9 月 20 日）・*聯合國大會*。
　　http://zh.wikipedia.org/wiki/%E8%81%94%E5%90%88%E5%9B%BD%E5%A4%A7%E4%BC%9A
維基百科 [2]（2022，11 月 5 日）・*權利*。
　　http://zh.wikipedia.org/wiki/%E6%9D%83%E5%88%A9

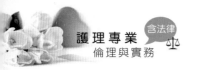

臺大醫院(2013)．*臺大醫院病人權利與配合事項說明書*。
http://www.ntuh.gov.tw/adm/FAQ/%E8%87%BA%E5%A4%A7%E9%86%AB%E9%99
%A2%E7%97%85%E4%BA%BA%E6%AC%8A%E5%88%A9%E8%88%87%E9%85%
8D%E5%90%88%E8%AA%AA%E6%98%8E%E4%BA%8B%E9%A0%85.pdf

衛生福利部雙和醫院（無日期）．*住院須知*。
https://www.google.com.tw/url?sa=t&rct=j&q=&esrc=s&source=web&cd=1&ved=0CB4
QFjAA&url=http%3A%2F%2Fwww.shh.org.tw%2Fimages%2FD10210%2F%25E4%25B
D%258F%25E9%2599%25A2%25E9%25A0%2588%25E7%259F%25A5_%25E5%25A
E%258C%25E6%2595%25B4%25E7%2589%2588.pdf&ei=hW0sVaHmI87v8gXz84C4Cg
&usg=AFQjCNEffha9WnnHXkvtcfN1Sl0ggEFihw

盧小珏(1995)．醫療小組間的合作倫理．於曾珍麗總校閱，*護理倫理概論*（133-142 頁）．華杏。

盧美秀(2013)．*護理倫理與法律*．華杏。

Singer, P. A. (2009)．*臨床生命倫理學*（蔡甫昌譯；二版）．財團法人醫院評鑑暨醫療品質策進會。（原著出版於 1999 年）

VITAS Healthcare. （無日期）．*末期癌症病人的安寧療護適用資格指南*。https://zh.vitas.com/for-healthcare-professionals/hospice-and-palliative-care-eligibility-guidelines/hospice-eligibility-guidelines/oncology

Aroskar, M. A. (1980). Anatomy of an ethical dilemma: The theory. *Am J Nurs, 80*(4), 658-60.

Artnak, K. E., & Dimmitt, J. H. (1996). Choosing a framework for ethical analysis in advanced practice settings: The case for casuistry. *Arch Psychiatr Nurs, 10*(1):16-23.

Bailey, S. (2002). Decision making in health Care: Limitations of the substituted judgement principle. *Nursing Ethics, 9*(5), 483-493.

Ballou, M., & Bryant, K. L. (1997). A feminist view of nursing ethics. *Crit Care Nurs Clin North Am, 9*(1):75-83.

Brody, H. (1981). *Ethical decisions in medicine*. Little Brown & Co.

Burkhardt, M. A., & Nathaniel, A. K. (2008). *Ethics & issues in contemporary nursing* (3rd ed.). Thomson Delmar Learning.

Burston, A. S., & Tuckett, A. G. (2013). Moral distress in nursing: Contributing factors, outcomes and interventions. *Nurs Ethics. 20*(3), 312-24. doi: 10.1177/0969733012462049.

Catalano, J. T. (1997). Ethical decision making in the critical care patient. *Crit Care Nurs Clin North Am, 9*(1), 45-52.

Corley, M. C., Minick, P. (2002). Moral distress or moral comfort. *Bioethics Forum, 18*(1-2), 7-14.

DeVillers, M. J., & DeVon, H. A. (2012). Moral distress and avoidance behavior in nurses working in critical care and non-critical care units. *Nursing Ethics, 20*(5), 589-603. doi: 10.1177/0969733012452882.

Eizenberg, M. M., Desivilya, H. S., & Hirschfeld, M. J. (2009). Moral distress questionnaire for clinical nurses: Instrument development. *J Adv Nurs. 65*(4), 885-92. doi: 10.1111/j.1365-2648.2008.04945.

Elena Losa Iglesias, M., Becerro De Bengoa Vallejo, R., Palacios Cena, D., & Salvadores Fuentes, P. (2011). Knowledge and positions on bioethical dilemmas in a sample of spanish nursing students: A questionnaire study. *Contemporary Nurse, 38*(1-2), 18-23.

Emanuel, L. (1995). Advance directives: Do they work?. *J Am Coll Cardiol. , 25*(1):35-38. doi:10.1016/0735-1097(94)00339-R

Emanuel, L. (2000). Living wills can help doctors and patients talk about dying. *Western Journal of Medicine, 173*(6), 368-369.

Gillon, R. (1985). Autonomy and the principle of respect for autonomy. *British Medical Journal, 290*(6484), 1806-1808.

Han, S. S., Kim, J., Kim, Y. S., & Ahn, S. (2010). Validation of a korean version of the moral sensitivity questionnaire. *Nurs Ethics, 17*(1), 99-105. doi: 10.1177/0969733009349993.

ICN (2014). *Definition of nursing.* http://www.icn.ch/who-we-are/icn-definition-of-nursing/

Jameton, A. (1984). *Nursing practice: The ethical issues.*Prentice-Hall.

Kälvemark, S., Höglund, A. T., Hansson, M. G., Westerholm, P., & Arnetz, B. (2004). Living with conflicts-ethical dilemmas and moral distress in the health care system. *Soc Sci Med, 58*(6), 1075-84.

Kim, Y. S., Kang, S. W., & Ahn, J. A. (2013). Moral sensitivity relating to the application of the code of ethics. *Nurs Ethics, 20*(4), 470-478. doi: 10.1177/0969733012455563.

Latimer, E., & Lesage, P. (2005). An approach to ethical issues. In M. D. Oneschuk, N. Hagen, & D. Doyle (Eds.), *Palliative medicine: A case-based manual* (pp. 241-260). Oxford University Press.

Lützén, K., Cronqvist, A., Magnusson, A., Andersson, L. (2003). Moral stress: Synthesis of a concept. *Nurs Ethics, 10*(3), 312-22.

Lützén, K., Dahlqvist, V., Eriksson, S., & Norberg, A. (2006). Developing the concept of moral sensitivity in health care practice. *Nurs Ethics, 13*(2), 187-196.

Lützén, K., Nordström, G. & Evertzon, M. (1995). Moral sensitivity in nursing practice. *Scandinavian Journal of Caring Sciences, 9*(3), 131-138.

Maluwa, V. M., Andre, J., Ndebele, P., Chilemba, E. (2012). Moral Distress in Nursing Practice in Malawi. *Nurs Ethics, 19*(2), 196-207. doi: 10.1177/0969733011414968.

McGrath, A., Reid, N., Boore, J. (2003). Occupational stress in nursing. international journal of nursing studies. *Int J Nurs Stud, 40*(5), 555-65.

Nickel, J. (2007). *Making sense of human rights* (2nd ed.). Wiley-Blackwell.

Numminen, O., & Leinokilpi, H. (2007). Nursing students' ethical decision-making: A review of the literature. *Nurse Education Today, 27* (7), 796-807.

Park, M., Kjervik, D., Crandell, J., & Oermann, M. H. (2012). The relationship of ethics education to moral sensitivity and moral reasoning skills of nursing students. *Nurs Ethics, 19*(4), 568-80. doi: 10.1177/0969733011433922.

Rice, E. M., Rady, M. Y., Hamrick, A., Verheijde, J. L., & Pendergast, D. K. (2008). Determinants of moral distress in medical and surgical nurses at an adult acute tertiary care hospital. *J Nurs Manag, 16*(3), 360-73. doi: 10.1111/j.1365-2834.2007.00798.

Smith, S. J. & Davis, A. J. (1980). Ethical dilemmas: Conflicts among rights, duties and obligation. *American Journal of Nursing, 80*(8), 1463-1466.

Sporrong, S. K., Höglund, A. T., & Arnetz, B. (2006). Measuring moral distress in pharmacy and clinical practice. *Nurs Ethics, 13*(4), 416-27.

Wiegand, D. L., & Funk, M. (2012). Consequences of clinical situations that cause nurses to experience moral distress. *Nursing Ethics, 19*(4), 479-487. doi:10.1177/0969733011429342.

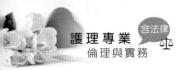
—— MEMO ——

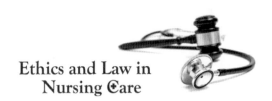
Ethics and Law in
Nursing Care

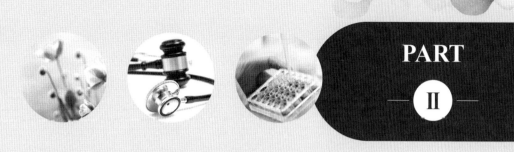

護理倫理議題分析

PART

II

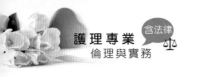

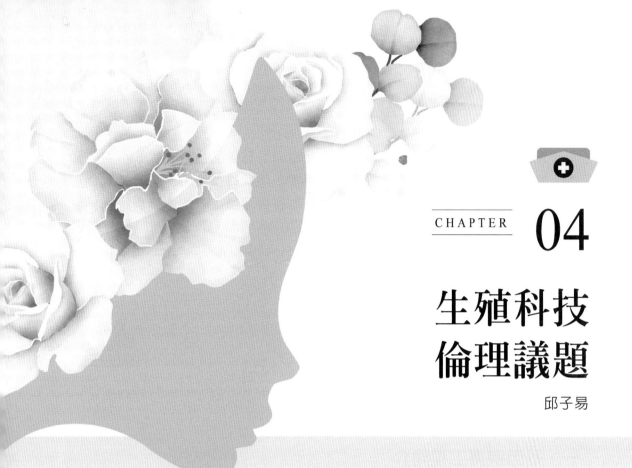

生殖科技
倫理議題

邱子易

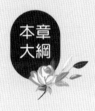

本章大綱

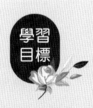

學習目標

- 能瞭解與生殖相關之基因科技
- 能瞭解人工生殖之倫理考量
- 能瞭解代理孕母之倫理考量
- 能瞭解墮胎之倫理考量

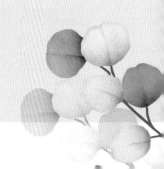

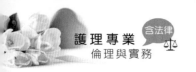

前　言

　　人的生命起源於一個受精卵，這個受精卵具有無窮生長分裂的潛力，從單一細胞發育成一百多兆個細胞組成的個體。生殖科技的發展，帶給人們對生命新的認知，而新的認知往往會帶來對現有倫理價值新的衝擊與挑戰，可能牽涉倫理、道德、婚姻、血統、法律等方面。本章節針對基因工程議題（複製、基因檢測與治療）、人工生殖（人工受精、試管嬰兒）、代理孕母、及墮胎做介紹與探討。

4-1　基因遺傳工程倫理議題

　　本節內容包含二部分，第一部分為基因遺傳工程簡介及複製相關議題，第二部分為基因科技所衍生之倫理問題。

一、基因遺傳工程簡介

　　基因(gene)是指遺傳物質，其攜帶遺傳訊息，決定生物體特質。人類基因科技包含下列五大類：

1. 基因圖譜(mapping of the human genome)

　　人類基因組的草圖於 2000 年 6 月 26 日研發公布，基因圖譜是 31 億個「字母」—A、T、G、C 的排列組合。基因圖譜的完成使科學家於研究及探討哪一段 A、T、G、C 的排列組合，表示一個基因（有些排列不表示任何基因），及這個基因決定了人類的什麼行為，一旦確定，人類將可能通過藥物改變自身的基因，以來治療各種與遺傳相關的疾病（醫學百科，2011）。

2. 遺傳基因檢測(genetic gene testing)

　　遺傳基因檢測涵蓋 DNA 檢測；透過基因檢測，可以瞭解自身遺傳疾病的診斷及主因，針對不同基因的組合排列，評估疾病的罹患風險機率，透過科學化的分析與統計瞭解先天基因體質。執行的時機常見於婚前健康檢查、胚胎植入前檢測、產前檢查、新生兒篩檢、兒童及成人之遺傳檢驗等。檢測的性質又可分診斷檢測(diagnostic test)、帶原者檢測(carrier test)、發病前檢測(pre-symptomatic test)、罹病傾向檢測(predisposition test)（蔡，2001）。基因檢測包含六大範疇（臺灣基康股份有限公司，2012）：

(1) 天賦潛能與特質。

(2) 慢性遺傳性疾病：如高血壓、心臟病、糖尿病等。

(3) 一般性健康狀況：疾病之風險評估。

(4) 特殊體質：基因體質，如肥胖、肌膚及適藥性。

(5) 癌症：癌症風險基因可讓受檢者得知是否為遺傳性癌症的帶因者，如遺傳性乳癌的 *BRCA1/BECA2* 基因分析，同時也能做為臨床預先評估標靶治療藥物的重要指標。最常見的 *EGFR* 和 *KRAS* 基因突變分析，已被健保給付於肺癌與大腸直腸癌標靶治療藥物的重要依據。

(6) 罕見疾病：針對單基因性遺傳罕見疾病，可在懷孕過程中診斷胎兒是否罹患苯酮尿症、鐮刀型貧血、唐氏症、脊髓性肌肉萎縮症與 X 染色體脆折症等罕見疾病。

3. 基因治療(gene therapy)

　　基因治療依衛生福利部於 1997 年 8 月 28 日發布，2002 年 9 月 13 日公告修正，屬於人體試驗之新醫療技術。將一個完整的正常基因送入適當的細胞內，希望此完整基因在人體細胞核內，藉由基因重組的過程正確地嵌入染色體，將有缺陷的基因修復（胡，2003）。基因治療除了常用於遺傳疾病的治療外，也應用於治療心血管疾病與癌症，例如血管增生可由不同的生長因子刺激，使得血管栓塞等疾病有可能以載體送入基因，以促進血管增生治療（胡，2003）。

　　目前基因治療的主要目標細胞為體細胞，因倫理考量關係，生殖細胞(germ-line cell)目前尚無法進行。生殖細胞基因治療則是對生殖細胞或胚胎進行基因調控以根絕病因，但因可能改變新生兒的遺傳組合而造成傷害。再者，根據生殖基因治療的潛在性效果，可能導致「訂做寶寶」、「基因超市」等出賣基因來謀取利益、甚至改變人種發展，人類生殖細胞基因治療因此受到質疑（蔡，2001）。

4. 人造組織與器官(artificial tissue and organ)

　　在生物材料及醫學上指的是能植入人體，或能與生物組織、生物流體相接觸的材料，主要用來替代已不敷使用的自然器官，恢復機能，甚至更進一步修復有關功能。目前人造組織與器官可分為三大類（人體身心健康百科，2012）：

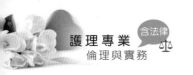

(1) 機械性人造器官：此類器官是用沒有生物活性的高分子材料仿造器官，並借助電池作為器官動力，如奈米技術研製出人造皮膚和血管。

(2) 半機械半生物性人造器官：結合電子技術和生物技術，例如人造肝臟的移植。人造肝臟將人體活組織、人造組織、晶片與微型馬達組合在一起。

(3) 生物性人造器官：利用動物身上的細胞或組織，製造出具有生物活性的器官或組織，又可分為異體人造器官與自體人造器官。異體人造器官是指在動物身上培育人體器官，而自體人造器官則是利用病人自身的細胞或組織來進行培育。

5. 基因改造食品(genetically modified foods)

即透過基因改造技術，將一段遺傳物質轉移到另外一個農產品中。基因改造食品種類有三類：基因改造微生物衍生食品、基因改造植物衍生食品及基因改造動物衍生食品（廖，2011）。根據美國食品藥品管理局(Food and Drug Administration, FDA)於 2009 年 1 月公布的 Guidance for Industry: Regulation of Genetically Engineered Animals Containing Heritable Recombinant DNA Constructs 中指出，基因改造動物適用於美國聯邦食品、藥物及化妝品、藥物及化妝品法(FFDCA)之動物新藥規範，必須進入動物新藥申請(New Animal Drug Application, NADA)，並通過審核才可上市；臺灣目前則多為基因改造植物衍生食品。針對基因改造食品法令方面，衛生福利部委託財團法人食品工業發展研究所完成研究草案後，送交衛生福利部經由專家審議，並依程序對外正式於 2008 年公告施行（廖，2011）。

6. 基因編輯

主要技術為 CRISPR/Cas9，是一種借助來自於細菌中的 CRISPR/Cas 系統進行基因編輯的技術。該系統為目前發現存在多數細菌與絕大多數古菌中的一種後天免疫系統，以消滅外來的質體或者噬菌體。CRISPR 基因編輯技術在 2012 年被發現，用於改變去氧核醣核酸(DNA)的生物系統技術。CRISPR 掃描基因組以尋找正確位置，然後使用「分子剪刀」剪斷有缺陷的 DNA。詳見圖 4-1 及 4-2。

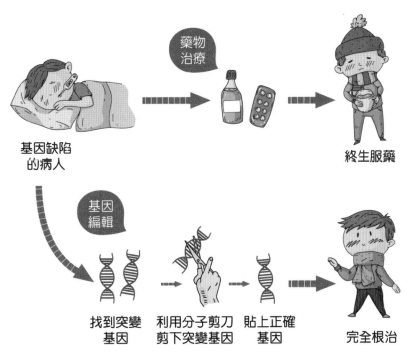

▶ 圖 4-1 基因編輯的優點

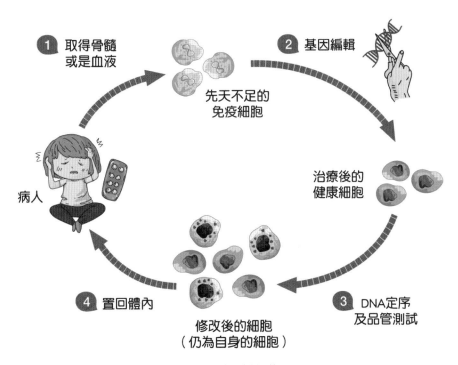

▶ 圖 4-2 基因編輯的過程

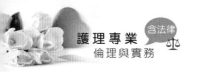

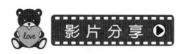 影片分享 ▶

▶「人造子宮」取得重大科學技術突破,嬰兒或能流水線生產

劇情:

　　人造子宮主要的設備為「生物袋(biobag)」,此生物袋看似透明的塑膠袋,內容物為類似羊水的電解質溶液,可協助胎兒做血液與氣體的交換。在正常母親體內,母親與胎兒會建立複雜的循環系統,由母體負責二氧化碳和氧氣的交換。然而,在人工環境,要額外透過幫浦去產生壓力,讓血液流動,但是人造幫浦可能會傷害到胎兒的心臟。Alan Flake 醫生的團隊設計了不需要額外幫浦的循環系統,將胎兒的臍帶血管連接到新型的氣體交換裝置上,而動力來源則是嬰兒的心跳,解決了過去的障礙難題。此研究測試了 8 個約 105~120 天的羊胎兒,讓羊胎兒在生物袋內發育 4 週的時間,到達人類懷孕約 22～24 週的大小,之後轉換到常態早產兒的新生兒加護病房觀察。在執行安樂死後,檢查實驗羊的器官,結果顯示皆為正常。

討論提綱:

1. 人類整體發育跟羊不同,尤其是大腦的發育,人造子宮對人體會有怎樣的影響?

2. 人工子宮是否可以解決代理孕母的人道危機?

3. 以生物學家或宗教學的角度而言,懷孕是一種神聖的過程,透過整個懷孕過程,母嬰相互分享一個共生環境,因此建立親密的情感。若女性沒有經歷這一段歷程,嬰兒被拋棄的可能性是否會大幅提升?此外,嬰孩在成長過程中是否也將面臨情感失調及人際關係障礙等問題?

影片連結:

　　「人造子宮」取得重大科學技術突破,嬰兒或能流水線生產
　　https://www.youtube.com/watch?v=bcozQgk7veY&t=23s

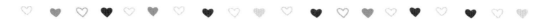

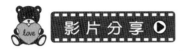

▶首例「基因編輯嬰」誕生！中國科學怪人話能信？

劇情：

　　此為中國南方科技大學生物系副教授賀建奎及其團隊，於 2018 年透過基因編輯技術，對一對雙胞胎嬰兒胚胎細胞的 *CCR5* 基因進行改造，嘗試使嬰兒獲得對部分愛滋病具備免疫能力的爭議性事件。

討論提綱：

1. 考慮到 HIV 對全球公共健康的威脅有擴大的趨勢，賀建奎稱他的團隊使用此技術編輯了胚胎細胞中與愛滋病免疫有關的 *CCR5* 基因，使嬰兒先天性具有免疫愛滋病的能力，您認為此項研究涉及的倫理問題為何？

2. 請試著從倫理上討論，將胎兒作為一個有尊嚴、健全的人為立足點，探討胎兒的知情同意據此是否成立？

影片導讀討論：

　　基因編輯可以通過刪除或改變胚胎中麻煩的編碼，以避免一系列遺傳性疾病，但須嚴謹思考改變胚胎的基因組可能造成的巨大傷害，不僅對個體產生傷害，也對繼承這些相同變化的子孫後代都造成傷害。

　　基因編輯針對的對象是人類的遺傳物質，也就是決定人之所以為人的物質，因此，隨著基因編輯技術的推進，將面臨科學討論至倫理學激辯，實因此議題觸及人之定義及人類個體的獨立性等終極問題。

　　自古以來，主流價值總是滯於科學發現，現今圍繞著基因編輯的倫理衝突，未來也可能會進入人類的日常生活，甚至變成主流價值觀的一部分，因為倫理的廣義解釋，是代表對事物「對」、「錯」的判斷，此種判斷源自於人類於某個時空、某個群體中主流的生活方式和價值觀。當科學和價值觀出現衝突時，皆需要時間證明；當科學被實驗證實有益且無損害，將會成為價值觀的一部分，然而，這並不代表我們完全不需要顧忌倫理。在人類社會中，倫理有其存在的必要性與灰色地帶，雖說科學進步的確經常挑戰和重塑價值觀，不過倫理也不可以任意隨人改變。有些價值觀範疇的「紅線」，確實是包括科學研究在內的人類活動所需要遵循的。

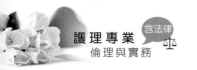
影片連結：

首例「基因編輯嬰」誕生！中國科學怪人話能信？

https://www.youtube.com/watch?v=UrN5yrHxO98

二、複製相關議題

　　複製一詞指的是無性生殖，細胞的複製則指非經由有性生殖，由單一細胞增殖產生新的細胞。複製目的是製造與原來生物體完全一樣的基因組新生物體。1997 年 2 月 24 日，魏爾米特(Ian Wilmut)自成熟母羊的乳房細胞複製出羊，在自然期刊(Nature)宣告桃莉(Dolly)的誕生，複製技術在當時成為最大的突破。複製技術目前仍在動物試驗階段，但人的複製技術也許可見於不久的將來。目前科技已可透過基因複製的方式，以及基因工程在醫學上的貢獻，如細胞分裂繁殖長成骨髓，提供自我移植，但是未來複製是否能製造一個完全相同的人類個體，值得深思及探討。

　　基因科技與複製科技至今仍持續發展，在瞭解它帶給人類利益的同時，也必須謹慎評估可能帶來的災害，而不是單方面地完全反對，或是支持它所帶來的利益。

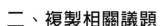

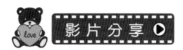

▶ 絕地再生(The Island)

出品：Dreamworks SKG, 2005

導演：麥可貝(Kenny Bates)

主演：伊旺麥奎格(Ewan McGregor)、史嘉蕾喬韓森(Scarlett Johansson)

劇情：

　　林肯 6E (Lincoln Six Echo)及喬丹 2D (Jordan Two Delta)，和數百名居民居住在一個與世隔絕的社區，且受到嚴密的監控，他們獲悉在歷經一場生態浩劫之後，「聖島」就是地球僅存未受汙染的世外桃源。生活的唯一機會就是被選中前往所謂的「聖島」。

　　林肯6E在偶然的機會中，發現了駭人的事實，所謂的「聖島」根本不存在，那些被選中的人是要被解剖獻出自己的器官！原來，這個烏托邦裡的人都是外面世界有錢人的複製品，他們的存在只是為了給「原型」提供各種更換用的身體零件！

討論提綱：

1. 複製人有什麼特性？複製人的個體心靈是否一樣？

2. 贊成與反對複製人的理由為何？

電影導讀討論：

　　基因工程的研究自桃莉羊之後取得重大突破，複製人類指日可待，但此複製人議題引發廣泛的爭議。複製人是否與本體完全一樣，經由科學家們解釋「複製人」與本體的基因是一樣的，其五官、體形、容貌、智商等理應一樣。但是每個人的成長及人格的塑造，除了先天基因的影響之外，也與後天的教育、家庭的培植、父母、環境的際遇、人際關係、社會的衝擊等相互影響，因此「複製人」的身體容貌也許相同，但是其心理、人格與「本體」極大可能是有所差異的。

　　複製人之爭議，各界有許多不同意見，其反對及贊成的理由歸納如下。

反對

1. 造成評定人類優劣的疑慮：複製人科技可能造成經過特殊篩選基因或出現量身訂做的嬰兒，形成一群相對基因較為「優良」的人類，此等情形是否會令其他沒有得到基因修改的人變得較「劣等」，而產生社會階級差異之疑慮？同時此種方法也違反憲法對尊重個人保障之理念（盧、黃，2013）。

2. 可能造成畸形或變異：成功複製桃莉羊的魏爾米特嘗試了 277 次，才成功複製出桃莉，而其他的失敗之作，均變成了畸形的動物，同理可證，複製人類可能造成畸形的嬰兒。複製過程若導致基因突變或破壞而產生畸形怪人，是否應該消滅？若消滅，是否犯了「殺人」罪？

3. 胚胎之生存權：反對複製研究用的人類胚胎，其原因為這些人類胚胎在被取走幹細胞做實驗後即被拋棄，此等作法與殺害生命並無差異。

4. 生命尊嚴受到挑戰：大部分主流宗教都反對複製人實驗，其原因是認為複製人類違反大自然規律、並無顧及人的尊嚴、漠視生命的價值。

5. 複製人商品化的疑慮：一旦複製人之科技受到允許，人的價值將可以做金錢衡量，人類可以成為商品，論價而造。除此之外，被複製的人，可能缺乏完整家庭及雙親的愛與關懷，在心理與人格的發展上不易平衡。

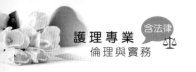
6. 人權與法律問題：現存法律對人民的權利有所保障，但對於利用科技複製出來的人類而言，身分難以界定，在法律上有人權賦予的問題。

7. 倫理道德混亂：傳統的婚姻制度，對於配偶，親子有其倫理價值與道德規範。但若透過無性生殖產生複製人，家庭婚姻制度可能面臨挑戰或崩壞。此外，單親家庭可能增加，血緣關係複雜化，倫理道德將受到嚴重的挑戰。

贊成

1. 不孕夫婦之佳音：複製人將可為不孕夫婦實現生兒育女的夢想。

2. 醫學進展：若允許複製人類早期胚胎作為醫療研究用途，可能幫助許多疾病的控制或治療，如神經性退化疾病。此外，科學家們相信，若能找到再造或者替換被破壞組織的途徑，很有可能可以治癒癱瘓和早老性失智症等病症。

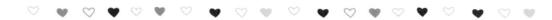

三、基因科技衍生之倫理問題

　　基因科技在醫學上的發現與進展，已經為現代醫學開啟嶄新的一頁，然而，對基因科技所引起的損害及利益間的衝突，並未完全為人所發掘；如何在科技、倫理、法律與社會間做好平衡，乃為全人類需要面臨的重要課題。

　　基因科技工程所衍生的倫理問題包含：

1. 基因轉殖安全性：以食品安全性而言，基因改造作物是以基因重組技術產生，此種方法是沒有物種限制交配育種，可以是微生物、植物或動物的基因，而傳統交配育種之基因來源只限於同一物種，因此，目前基因改造食品及改變基因農作物，其對人體健康影響仍無法預知（林，2011）。

2. 基因遺傳檢測診斷後之資訊，所帶來的心理負擔及社會壓力：檢測後診斷的遺傳疾病若無有效治療方式，可能帶來心理負擔。基因治療雖有其正面功能，但未必符合社會正義。檢測結果可能造成職場或保險公司給予個人特殊對待，或產生基因歧視的危機，影響到個人權益。此外，人類能否坦然面對自己隨時可能發病的壓力？

3. 個人隱私的保障與家庭成員利益產生衝突：遺傳資訊不僅僅是個人資訊，同時也與家族其他成員的基因及健康一脈相連，檢測後是否需要將其基因資訊公開分享，而不經過家族同意；或者，是否有權隱藏遺傳性致病基因

訊息，不告知家庭成員，個人隱私與他人健康權益衡量成為難題（范，2001；蔡，2003a）。將來當基因科技的發展如同今日的資訊科技時，也許人類的履歷表將被基因圖譜取代，人類的認同也轉變成基因認同。是否人類的任何行為，如就業、婚姻、保險、疾病診斷、犯罪確立、身分證明等，將完全由基因取而代之，甚至由基因晶片決定人生方向？！基因資料庫的開展也可能造成危機，例如基因資料庫將讓基因資料保存及保密的困難度增加，衝擊人類權利（劉，2009）。

4. 複製人在倫理道德上所造成的衝擊：基因科技精密發展後的基因透明化，是否會造成人類莫名的煩惱，甚至導致倫理關係混亂及生活的失序？又或者當人類被無意或刻意的劣質基因植入人體，將如何確保人的權益？這些問題可能不是現有法律和倫理道德可以完全規範的。

5. 基因檢測引起之醫療資源分配、社會正義議題：人民的健康狀況和人民對既有醫療服務的使用息息相關。一般而言，人民可以接受並非每個人都能獲得所有醫療資源的事實，值得關注的是，哪些人應獲得哪些社會醫療技術與服務，才符合分配正義或公平原則。這個問題反映的不只是哪些人應獲得醫療服務，還包括服務類型和數量等問題。

四、基因科技相關法律規範

（一）國際相關法規

1. 基因改造：基因改造科技安全議題之國際規範，主要以 2003 年 9 月 11 日正式生效的「生物多樣性公約之卡塔赫那生物安全議定書(Cartagena Protocol on Biosafety to the Convention on Biological Diversity)」，簡稱「生物安全議定書」，及國際糧農組織(Food and Agriculture Organization, FAO)與 Codex 食品標準委員會(Codex Alimentarius Commission, Codex)所頒布之基因改造科技相關安全作業程序或安全標準為代表。此生物安全議定書為國際公約，對於簽約國具有法律拘束力之國際規範，締約國有遵守此種規範之國際義務。另一方面，CODEX 與 FAO 所發表或公布之報告或準則，在性質上僅為軟性法律，並不具有法律上的拘束力（牛，2003）。

2. 基因研究：《世界人類基因組暨人權宣言》第 5 條規定：「只有在對於有關的潛在好處進行嚴格的事先評核後，並根據國家法律的各項規定，才能進

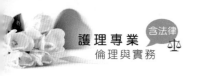

行針對某一個人的基因組研究、診斷或治療」；第 10 條規定：「任何有關人類基因組及其應用方面的研究，都不應超過對每個人或每個族群的人權，基本自由和人的尊嚴的尊重」；第 12 條規定：「有關人類基因組研究的應用，均應以減輕個人及全人類的痛苦和改善健康狀況為目的」。這些條文承認人類基因組的研究及其應用有其價值，但強調需同時充分尊重人的尊嚴、自由與權利，並禁止基於遺傳特點的一切形式所有歧視。

（二）臺灣相關法規

1. 基因治療方面：衛生福利部於 2002 年 9 月公告修正《基因治療人體試驗申請與操作規範》，內容除定義基因治療及其法規外，也包含醫院申請基因治療人體試驗，應先行提請該院人體試驗審議委員會通過，依醫療法第 56 條第一項、同法施行細則第 50 條及新醫療技術人體試驗申請與審查作業程序規定，向衛生福利部提出人體試驗計畫書（基因治療人體試驗申請與操作規範）。

2. 體細胞治療方面：衛生福利部於 2003 年 11 月公告《體細胞治療人體試驗申請與操作規範》，除定義體細胞治療外，更說明臺灣絕對禁止進行涉及或會影響人類生殖遺傳功能之細胞療法，包括以個人的體或幹細胞核轉殖入去核的卵細胞，或以其他方法複製人類個體。

3. 人類胚胎幹細胞研究：衛生福利部曾於 2001 年 11 月及 12 月間，於臺北、臺中及高雄等地舉辦公聽會，邀集各界專家，包含醫學、社會學、倫理學、哲學、宗教界及個案團體參與表達意見，並於 2002 年 2 月 7 日召開「醫學倫理委員會」，決議人類胚胎幹細胞研究的倫理規範如下（衛生福利部，2005）：

   (1) 研究使用的胚胎幹細胞來源限於：

   　　A. 自然流產的胚胎組織。

   　　B. 符合優生保健法規定之人工流產的胚胎組織。

   　　C. 施行人工生殖後，所剩餘得銷毀的胚胎，但以受精後未逾 14 天的胚胎為限。

   (2) 不得利用精卵以有性生殖方式，製造胚胎供研究使用。

   (3) 以「細胞核轉植術」製造胚胎供研究使用，因牽涉層面較廣，需再作進一步之審慎研議。

(4) 供研究用的胚胎幹細胞及其來源，應無償提供，不得有商業營利行為，且應經當事人同意，並遵守「研究用人體檢體採集與使用注意事項」。

(5) 胚胎幹細胞之研究，不得以複製人為研究目的。

(6) 胚胎幹細胞若使用於人體試驗之研究，應以治療疾病和改善病情為目的，但應遵守醫療法規定，由教學醫院提出人體試驗計畫經核准後方可施行。

此倫理規範亦說明不得以複製人為研究目的，並限制可供研究用的胚胎來源為自然流產、合法人工流產的胚胎，以及施行人工生殖受精後未逾 14 天的剩餘胚胎。

4. 人體生物資料庫管理方面：臺灣於 2011 年 8 月通過《人體生物資料庫管理條例》，目的是規範人體生物資料庫之設置、管理及運用，保障生物資料庫參與者之權益，促進醫學發展，增進人民健康福祉（詳見附錄五）。

　　總而言之，複製技術與複製行為應有國際性的相關條例立法管制，讓全球共同遵守。1998 年 1 月 12 日歐洲十九國簽約禁止複製人類，可能是世界首份強制性法律文件。這份協議對違反禁令者、研究人員和醫療人員規定了嚴厲的懲罰措施，這份協議也同時規定，在歐洲以外地區從事複製人類研究的歐洲實驗室和歐洲國家的公民也將受到懲治。

　　人類發展基因科技的速度難以阻擋，因為基因科技的確在人類生活上產生莫大益處，讓我們生活更便捷、更進步、更舒適。但基因複製工程若應用於人類身上，勢必衍生許多問題，例如基因之完美程度可能決定了社會階級，可能混淆家庭倫理，可能產生對劣質基因者的歧視等。在省思基因科技發展的爭議時，也許應該思考「人」的主體性何在？「人」和其他生物的殊異性又何在？科技所帶來的便捷，是否同時須考量人文力量的制約，人類才能免於受制科技。

 倫|理|心|思|維

生命是什麼？人類有資格創造人嗎？

科技如何定義生命？

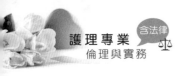

4-2　人工協助生殖的議題

　　人工協助生殖技術(assisted reproductive technology, ART)，係指利用生殖醫學的協助，以非性交的人工方法，達到受孕生育的目的。臨床常見之人工協助生殖技術，包含人工受精(intrauterine insemination, IUI)、禮物嬰兒（又稱輸卵管內精卵植入術(gamete intra-fallopian transfer, GIFT)）及試管嬰兒胚胎植入(in vitro fertilization, IVF)。本節內容包含二部分，第一部分簡介人工受精、禮物嬰兒及試管嬰兒，第二部分為人工協助生殖之倫理探討。

一、人工協助生殖技術簡介

（一）人工受精

　　人工受精是給予採用此技術之妻誘導排卵藥物後，利用超音波與血液中荷爾蒙觀察濾泡發育，注射排卵針，確定排卵日後，丈夫自行取出精液，經過洗滌分離技術，以注射器直接打入其妻子宮內，術後給予女方黃體素以利胚胎著床。人工受精又可分為二種（艾，2001）：

1. 同體人工受精：使用原受術夫妻之精卵，稱為配偶之間人工受精(artificial insemination by husband, AIH)。丈夫的精液可以是受術當天採取，或者將已儲存在精子銀行的丈夫精液予以解凍後，注入妻子的子宮內。

2. 異體人工受精：精子來自第三者的捐贈；技術與同體人工受精相同，也稱為非配偶間人工受精(artificial insemination by donor, AID)。

（二）禮物嬰兒（輸卵管內精卵植入術）

　　採用此法者通常為：

1. 病人夫妻之精蟲無法自然移行至輸卵管之受精處。

2. 女方的輸卵管取卵機能障礙，導致無法在自然狀態下受孕。因此，以人為之力將卵子取出與精蟲混合後，由腹腔鏡導引下同時放入輸卵管。

（三）試管嬰兒

　　試管嬰兒胚胎植入是傳統的人工生殖技術，英國在 1978 年首先試驗成功，臺灣第一位試管嬰兒則是於 1985 年 4 月 16 日誕生。可分為 2 種（艾，2001）：

1. 同體體外受精與胚胎移植（homologous IVF-ET，即同體試管嬰兒）：採取不孕夫婦本身之精子與卵子來施行體外受精，受精後胚胎植入子宮腔者，稱為體外受精胚胎植入術(*in vitro* fertilization embryo transfer, IVF-ET)，受精後胚胎植入輸卵管者，稱為輸卵管內胚胎植入(tubal embryo transfer, TET)。

2. 異體體外受精與胚胎移植（heterologous IVF-ET，即異體試管嬰兒）：技術上與同體試管嬰兒相同，差異在於採用之精卵至少有一個是來自第三者的捐贈。

　　對於試管嬰兒體外受精皆困難達成胚胎結果的夫婦，則需要做進一步措施，即單一精子卵質內顯微注射(intra cytoplasmic sperm injection, ICSI)。此技術較為困難，人員需要嚴格的專門訓練，在顯微鏡下以極細吸管將單支精蟲取出，穿透卵殼進入卵細胞質中，釋出精蟲，達成強迫受精目的。

　　現代醫學進步，提供不孕症夫婦許多治療方法，其中以試管嬰兒帶給人最大的鼓舞與希望。對許多不孕夫妻而言，試管嬰兒技術是一大福音，使他們得以完成人生大事，消除遺憾。然而，此項技術也有其缺點，包含：

1. 成功懷孕的比率偏低：各方法之懷孕率見圖 4-3。

2. 對母體潛在性危害：在整個治療過程中，一再地對母親進行取卵與植入手術，對其生理及心理而言，都是一大折磨。即使成功懷孕，還有子宮外孕、流產及多胞胎的機會。

3. 費用甚高：試管嬰兒技術操作費用不斐，並非一般不孕夫婦所能夠負擔。

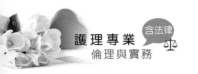

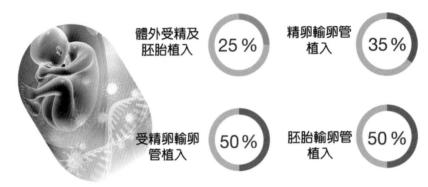

體外受精及胚胎植入	25%	精卵輸卵管植入	35%
受精卵輸卵管植入	50%	胚胎輸卵管植入	50%

▶ 圖 4-3 試管嬰兒各方法之懷孕率

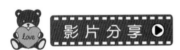

❤ ♡ ♡ ♡ ❤ ♡ ❤ ♡ ❤ ♡ ❤ ♡ ❤

▶「公視－健康搜查隊」第十集－好「孕」不到？

出品： 公共電視台，2011

劇情：

　　臺灣生育率排名全世界最後一名，根據研究，女人超過 30 歲，卵巢裡卵子只剩下 10%，超過 40 歲更是只剩下 3%，而且是永遠消失！晚婚的臺灣人，很少有正確的求孕知識。台大婦產部陳信孚醫師，解開大眾對懷孕的錯誤迷思，帶領觀眾到生殖醫學中心實驗室，瞭解試管嬰兒的過程！婦科專長的徐慧茵中醫師，也提供如何創造容易受孕的體質。此外，主持人白冰冰也公開分享 15 次試管失敗的求孕日記。

討論題綱：

1. 同體人工受精與同體試管嬰兒：現今精子銀行與冷凍胚胎的技術出現，即使是同體受孕，也需要面對因科技與法律間的落差所帶來的倫理考量，例如：(1)夫妻離異或丈夫去世後冷凍精子的歸屬問題，以及是否可用來實施人工受精或試管嬰兒？(2)若是太太離世，丈夫是否有權擁有他與太太先前儲存的冷凍胚胎？(3)若是夫妻雙亡，冷凍胚胎又該歸屬何人？

2. 異體人工受精與異體試管嬰兒：異體人工生殖因為涉及第三者的血緣介入，因此比同體人工生殖更易商業化，身分認同上也更錯綜複雜。法令規定捐贈保密之情況下，是否使得經由異體人工生殖技術出生的人，可能有與精卵捐贈者或與和自己相同來源的兄弟姊妹結婚，而造成亂倫的危險？

3. 胚胎的命運問題：備用胚胎的儲存最長可以且應該保存多久？保存期限一到將如何處理？

4. 親子關係與身分認同問題：施行異體人工生殖術所生下的嬰兒，即使在法律上身分認定視其為婚生子女，是否可能因嬰兒在遺傳基因上的不相關，而在親子關係的建立有所困難？是否也會影響孩子的人格成長及其對家庭與自我身分的認同？

影片連結：

2011-11-06「公視－健康搜查隊」第十集－好孕不到？求子之路

http://www.youtube.com/watch?v=ozVXKITyFAw

介紹：白冰冰試管失敗的求孕日記

2011-11-06「公視－健康搜查隊」第十集－好孕不到？試管嬰兒的過程

http://www.youtube.com/watch?v=EZCStoPnExE

介紹：「試管嬰兒」的新科技

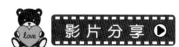

▶「公視主題之夜」再見！懷胎十月

出品： 公共電視台，2016

劇情：

　　對子宮移植探索最早的醫學記錄，開始於 1927 年的狗子宮移植實驗，之後到 60、70 年代對子宮移植的研究，再次針對小鼠以及靈長類動物執行研究實驗，經歷無數次的失敗，最終於 2000 年，沙烏地阿拉伯一位 26 歲女性，因為良性卵巢腫瘤手術時發生意外而切除子宮，接受世界首例人子宮移植手術。但隨後移植子宮出現缺血壞死徵象，於術後 99 天將移植物切除。而世界首例「移植子宮寶寶」於 2014 年 9 月在瑞典誕生，亦是世界首例子宮移植成功案例。科學家在醫學研究的每日創新下，可將昨日的界線，成就今日的常態。在人工生殖研究的路上，科學家不斷挑戰新界線。

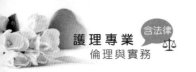
討論提綱：

1. 子宮孕育人類，被視為人類的起源；對科學家來說，子宮可視為「工廠」或如同之前提到的人造子宮的「生物袋」，對胎兒的基因組成沒有影響。因此，子宮是否可被視為某種二手替換零件，從一個人身上拆卸下來，再組裝到另一個人身上？是否與其他器官移植有所不同？

2. 子宮捐贈是否可以跨越性別界線，移植到男人身上？男人可以像女人一樣懷孕，是否兩性之間就有真正的平等？是否人類將來甚至不需要子宮？

影片連結：

2016-10-14「現今醫學演進 子宮也成可移植器官」

https://www.youtube.com/watch?v=epZKvKocjQs

2016-10-06「公視主題之夜」再見！懷胎十月

https://www.youtube.com/watch?v=3bwOW1GhIh0

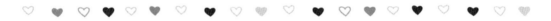

二、人工協助生殖倫理探討

（一）人工協助生殖相關法律規定

人工協助生殖科技治療蓬勃發展，由於治療中牽涉到操作和處理人類精卵和胚胎，因此在倫理有其特殊考量，如要讓生殖技術正確使用與避免濫用，造成社會及倫理道德問題，衛生福利部制定了《人工生殖技術倫理指導綱領》使醫事人員有所遵循，所有人工生殖技術的操作過程都需根據此指導綱領。為健全人工生殖之發展，保障不孕夫妻、人工生殖子女與捐贈人之權益，立法院三讀通過人工生殖法。此外，衛生福利部給施術機構和施術機構的負責人參考，以確保實行內容能符合目前國內主管機關所建議與規定的事項，訂定人工協助生殖技術醫療機構評核要點。

（二）適用對象

民國 75 年 7 月 8 日公告的《人工生殖技術倫理指導綱領》，以及民國 96 年 3 月 21 日公告的《人工生殖法》，其中明文規定，人工生殖科技以夫妻為

限，且夫妻一方要經診斷罹患不孕症或罹患主管機關公告之重大遺傳性疾病，經由自然生育顯有生育異常子女之虞。除此之外，若受術夫婦婚姻無效、撤銷、離婚或一方死亡，生殖細胞或胚胎就應該立刻銷毀，不可以繼續使用。而且實施手術前，必須有受術夫妻雙方的書面同意。此外，不能指定人工生殖施行的對象，而且未婚、離婚、單親、同性戀皆不適用（附錄六人工生殖法）。

（三）醫療機構之規定

1. 依衛生福利部人工協助生殖技術管理辦法第 18 條：醫療機構施行人工生殖技術者，除為配偶間精子植入術外，應定期向中央衛生主管機關陳報下列資料：
   (1) 因人工生殖技術而出生嬰兒之出生年月日、性別、妊娠週數及體重。
   (2) 該受術夫妻、相關捐贈人之國民身分證統一編號或護照號碼。
   (3) 施行人工生殖技術之項目、次數、成功率。
   (4) 其他經中央衛生主管機關公告事項。

2. 胚胎實驗室必須保存其所有政策、操作守則，和人事之聘用、訓練、評核以及繼續教育活動與會議記錄。這些記錄還要個別登記所有臨床和實驗室人員處理精卵和胚胎情形。

3. 人工生殖機構如違反第 8 條第 1 項規定，接受未滿二十歲之男性或女性，或對五十歲以上之男性或四十歲以上之女性之捐贈，或經評估不合格，或以有償方式，或已為捐贈或曾捐贈有活產仍接受捐贈者，或違反第 11 條規定對經評估不合格的受術夫妻，或對未罹患不孕症、或未罹患重大遺傳疾病如經自然生育顯有生育異常子女之虞，或對夫妻雙方均無健康生殖細胞者實施人工生殖者，處新臺幣十萬元以上五十萬元以下罰鍰（人工生殖法第 33 條）。

4. 違反第 9 條第 1 項未向捐贈人告知其權利義務並取得其書面同意者，或違反第 12 條未向受術夫妻就相關事宜作說明並取得其瞭解及書面同意，或違反第 20 條未經捐贈人事前同意將生殖細胞轉贈他人，或違反第 21 條規定未將逾期等捐贈之生殖細胞銷毀者，或違反第 22 條將生殖細胞移作他用者，或違反第 27 條第 1 項各款規定向主管機構通報者，處新臺幣三萬元以上十五萬元以下罰鍰（人工生殖法第 34 條）。

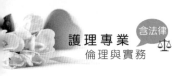

5. 人工生殖子女之法律地位

依民法第 1061 條規定：「稱婚生子女者，謂由婚姻關係受胎而生之子女。」條文中所謂之受胎，係指夫妻各以自己的精卵，無論是透過正常的性交行為或以丈夫精植入妻子之體內之人工生殖，其所生之子女。值得注意的是，妻子於婚姻關係中，經夫同意後，與他人捐贈之精子受胎所生子女，依民法規定並非其子女，因此，人工生殖法第 23 條特別規定，妻於婚姻關係存續中，經夫同意後，與他人捐贈之精子受胎所生子女，視為婚生子女。人工生殖法第 24 條規定，妻於婚姻關係存續中，同意以夫之精子與他人捐贈之卵子受胎所生子女，視為婚生子女。而且為了保障人工生殖子女權益，人工生殖法第 25 條規定，妻受胎後，如發現有婚姻撤銷、無效之情形，其分娩所生子女，視為受術夫妻之婚生子女。

6. 倫理保密規定

人工生殖法另有條文說明保密的義務，依人工生殖機構許可辦法第 24 條規定：「機構及其所屬人員，因執行業務知悉或持有他人隱私之資訊，應善盡保密之責任，不得無故洩漏。」如有違反此項義務，雖然人工生殖法並未有處罰規定，而是適用刑法第 316 條：「醫師、藥師、藥商、助產士、心理師、宗教師、律師、辯護人、公證人、會計師或其業務上佐理人，或曾任此等職務之人，無故洩漏因業務知悉或持有之他人秘密者，處一年以下有期徒刑、拘役或五萬元以下罰金」。

7. 買賣或居間介紹規定

人工生殖法第 31 條規定，意圖營利，從事生殖細胞、胚胎之買賣或居間介紹者，處二年以下有期徒刑、拘役或科或併科新臺幣二十萬元以上一百萬元以下罰金。犯此項之罪者，其所得之財物沒收之；如全部或一部不能沒收時，追徵其價額或以其財產抵償之。

（四）人工協助生殖相關案例

1. 訂做寶寶：乃指利用受精卵著床前基因診斷術(pre-implantation genetic diagnosis)；在進行體外受精的過程中，將胚胎的部分細胞取出作基因檢查，確定基因正常之後才植入，以減少或避免相同遺傳疾病在下一代出現。臨床的應用有替個案訂做出人類白血球抗原(HLA)相符合的「守護者」或「救命寶寶」，可在必要時隨時捐贈骨髓臍帶血或其他器官（參閱影片「姊姊的守護者」）。

2. 死後取精：民國 94 年 9 月 7 日，陸軍 586 旅戰車部隊進行移防作業時發生戰車暴衝意外，孫吉祥上尉連長不幸被撞及胸部大量出血，送醫不治死亡，其女友及家屬希望取出孫吉祥的精子作試管嬰兒，求助於醫師。依現行規定，生前取出保存的精子在該捐精人死亡後精子也要跟著銷毀，衛生福利部於同月 9 日改變原本禁止之態度，同意孫吉祥家屬在黃金時期取下孫之精子，但仍未允許其女友進行後續人工生殖手術，其倫理爭議如下：

(1) 同意死後進行人工生殖之理由：憲法對人性尊嚴及人格權之保護，任何人對於自己人格的發展有自決權，憲法第 22 條規定：「凡人民之其他自由及權利，不妨害社會秩序公共利益者，均受憲法之保障」。

(2) 反對死後進行人工生殖之理由：從發展心理學的角度而言，在雙親家庭環境成長之子女，比在單親家庭成長之子女更容易在社會中建立良好的人際關係，對外界較無敏感恐懼的防衛心態，也較能實現子女健全人格發展的利益。死後人工生殖，死亡者雖為血緣上之父或母，但死亡者在法律上非有合法繼承權且已無法養育及扶養子女，子女只能依民法第 1065 條第 2 項，與母親具有婚生關係，卻無法取得與事實上具有血統關係的父親產生法律上的親子關係。因此，子女身分確認上會發生問題，並可能影響孩子的人格發展（蔡，2005）。

依照人工生殖法規定，人工生殖應該以治療不孕夫妻為目的，且其關係應為夫妻，並不包含未婚夫妻。人工生殖法第 21 條第三款規定受術夫妻之生殖細胞有下列情形之一者，人工生殖機構應予銷毀：

1. 生殖細胞提供者要求銷毀。

2. 生殖細胞提供者死亡。

3. 保存逾十年。但經生殖細胞提供者之書面同意，得依其同意延長期限保存。

其中第二點規定，不論是捐贈精子者或供自己未來使用的提供者，只要精卵提供者死亡，即不得再使用該生殖細胞為人工生殖，且該生殖細胞必須銷毀。

以國外為例，美國的生殖醫學會有立法規定，死後取精必須要死者生前同意，且必須要在死者猝死後的 24 小時內取精，並且需要有一年的等候期，避免生者因為悲痛或是衝動而做出死後取精的決定（蔡，2004）。

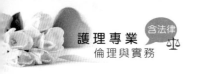
不可諱言，不孕夫婦對於子女的渴求及不能生育，非親身體驗是無法瞭解其痛苦的，現今的社會和科學願意透過醫學、科技來協助他們，為許多不孕夫婦帶來希望，然而，當醫學界和科學界專注於促使生育以解決不孕的痛苦時，也可能因為其手法，使孩子成為滿足生育渴求與彌補不孕痛苦的方法和工具。人之所以有獨特性，是在於有身體、心理及靈性完整的存在，具有人的內在尊嚴及價值。科技是用來服務人類，使人類更加感到幸福的，也因此其用途便應考量人類道德價值，而有約束性。

4-3 代理孕母

本節包含兩大部分，第一部分介紹代理孕母定義與分類，第二部分進行代理孕母的倫理探討。

一、代理孕母定義與分類

「代理孕母」譯自英文的 surrogate motherhood，係指代替、取代之意，代理母職的時機特指懷孕的過程(Baid, 1996)。代理孕母的種類，根據胎兒與孕母間的血緣關係可分為兩種（蔡、陳，1998）：

1. 有血緣的代理孕母：係指代理孕母與胎兒間有某些程度的血緣關係，若精子是委託夫婦之夫提供，卵子則是代理孕母提供，經由人工受精，而後在代理孕母的子宮中孕育到生產的代孕方式，稱為部分代孕；若精子並非由委託之夫所提供，而是由外人所捐贈，與代理孕母的卵子人工受精而後孕育的生產方式，則稱為完全代孕。

2. 無血緣的代理孕母：胎兒與孕母完全無血緣或者由他人捐贈，經由人工受精，而後將胚胎植入代理孕母子宮內代孕，如使用委託夫婦的精卵，此種方式也稱為妊娠代孕。

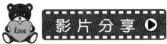 

▶ 代理孕母生育科學系列(Making Babies: Cash And Carry)

出品：Discovery Channel, 2002

導演：蘭哈特(Veronica Reinhardt)

劇情：

　　許多不孕夫婦無法擁有自己的小孩，代理孕母是一種新觀念、新趨勢、新選擇，女性將不只是扮演母親的角色，還多了代理懷孕的角色。藉由醫學與科學的協助，幫助不孕夫婦完成他們的夢想。但是這份工作相當辛苦，因為這些經歷無法用金錢來衡量，同時也是一段漫長而艱辛的過程，如陣痛、分娩、身材走樣、性格轉變等，當然也包含著高風險。此外，委託夫婦與代理孕母間也可能產生許多問題，例如委託夫婦會由於過度關心胎兒的安全，而限制代理孕母在懷孕期間的各種行動，造成代理孕母的負擔與壓力，另外更有許多阻礙尚待克服，包含宗教與道德的壓力、產前／產後的心理調適等。

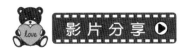 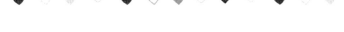

▶ 正義——一場思辨之旅（For Sale: Motherhood　當母性成為商品：代理孕母）

出品：公共電視台

劇情：

　　桑德爾教授探討了與生育權利有關的自由市場交易原則。介紹「Baby M」案例——個引發兩難問題的著名法律論戰，「誰擁有寶寶？」學生辯論知情同意的屬性，出售人類生命的道德，以及母親權利的含義。

　　「Baby M」案例：William Stern 之妻 Elizabeth Stern 因患有多發性硬化症(multiple sclerosis)，若懷孕將可能造成失明、下半身麻痺及殘廢等危險。Stern 夫妻因為考量領養程序曠日費時，決定以代理孕母方式擁有小孩。Stern 夫妻在紐約不孕症中心(Infertility Center of New York, ICNY)的安排下，與 Mary Beth Whitehead

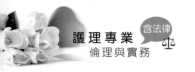

（代理孕母）及代理孕母之夫 Richard Whitehead 三方簽訂代理孕母契約。此合約說明及規定，Mr. Stern 使用自己的精子和 Mrs. Whitehead 的卵，透過人工受精使 Mrs. Whitehead 受孕，小孩出生之後須交給 Mr. Stern，由 Mrs. Stern 收養，並終止 Mrs. Whitehead 的親權。為避免涉及金錢收養的法律問題，Mrs. Stern 故意不成為契約當事人。此外，由 Mr. Stern 支付 Mrs. Whitehead 一萬美元及其他機構所需費用（ICNY 七千五百美元的費用）。Mrs. Whitehead 在 1986 年 3 月 27 日產下一名女嬰，Whitehead 夫婦將她取名為 Melissa，後來大家都稱之為"Baby M"。Mrs. Whitehead 事後反悔，此案進入法律程序。

此案的法律爭論：

1. Stern 夫婦主張擁有小孩最終及永久的監護權，代理孕母契約具強制力，Mrs. Whitehead 的親權應被終止，且 Mrs. Stern 得收養 Baby M。

2. Mrs. Whitehead 因該契約違反紐澤西州的公共政策，主張代理孕母契約（public policy，或譯為公序良俗）無效，並請求主要監護權，而 Mr. Stern 只被允許有探視權。

此案訴訟程序：

1. 一審法院判決代理孕母契約有效，應終止 Mrs. Whitehead 的親權，將小孩監護權交由 Mr. Stern，並由 Mrs. Stern 依代理孕母契約之規定收養。

2. 二審法院－紐澤西州最高法院認該契約因違反法令及公共政策而無效，但仍將 Baby M 的監護權判給 Mr. Stern，理由是為了嬰兒的最大利益，二審恢復 Mrs. Whitehead 母親的身分，且要求下級法院做出探視權的裁定。

　　美國紐澤西州法令分析（陳，2013）：

1. 此案違反紐澤西州法令

　(1) 紐澤西州法律禁止涉及金錢的認養，違反者係屬於較重的輕罪 (high misdemeanor)。

　(2) 紐澤西州法律規定，在親權終止後，應將小孩先送交認可的機構或青年暨家庭服務部門(Division of Youth and Family Services, DYFS)，並應附上終止親權的正式文件。代理孕母契約規定及一審法院的判決結果，與規定相左。

　(3) 代理孕母契約並未給予 Mrs. Whitehead 可以撤銷「交付小孩予他人收養」及「終止親權」的決定。

2. 此案違反公共政策

(1) 該契約在小孩出生前即決定監護權歸屬，違反監護權必須以小孩最佳利益為考量的法律規定。

(2) 該契約使小孩與其原生父母永久分離，違反紐澤西州的公共政策。

(3) 該契約將小孩完全歸由父親所有，違反紐澤西州認為父母對於小孩的權利立於平等地位的公共政策。

(4) 依據紐澤西州的法令，放棄小孩的監護權必須針對原生母親進行獨立的心理輔導，該契約中並無此規定。

討論題綱：

1. 在影片中，學生 Evan 認為 Baby M 例中，代理孕母在締約時有資訊不足的情況，即無法在締約時，即確認自己未來對嬰兒會不會有感情，所以契約可說是在雙方資訊不對等的情況下進行，不應強制執行。二審法官也認為 Mrs. Whitehead 在事前無法得到完整資訊，合同並非出自於真正自願同意，因為知情／資訊不足，認為嬰兒出生後，母親才能在得知完整資訊下做出選擇。您認為如何？

2. 承上題，倘若知情／資訊不足的理由成立，那是否 Mr. Stern 在孩子落地後，發現孩子的外貌、智能或性格，與他們想像的不符，Mr. Stern 可不可以依知情／資訊不足毀約？即不履行契約，把 Baby M 棄養於代理孕母？

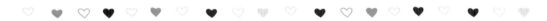

二、代理孕母倫理探討

　　各界對於代理孕母之倫理問題探討有許多不同的見解，以下就生命倫理學之原則與生命的尊嚴，來說明代理孕母之倫理爭議。

1. 自主
   (1) 代孕者的自主權：代孕過程中，代孕者是否擁有身體自主權，是訂定完善契約之挑戰。例如：A.代孕者若因事情變遷，中途決定終止懷孕，委託者是否有權力阻止？B.胎兒有畸形問題，委託者要求終止懷孕，代孕者是否須遵守（雷，2008）？

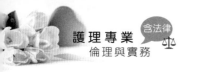
(2) 子女的自主權：經由代理孕母產出之子女，是否擁有其自身權益，有權利選擇雙親。此外，代理孕母的人工協助生殖科技過程中，可能會產生角色衝突，例如母親角色可能包含基因遺傳的母親(genetic mother)、妊娠的母親(gestational mother)及社會上的母親(social mother)；父親角色包含基因遺傳上的父親(genetic father)與社會上的父親(social father)。誰才是嬰兒真正的雙親，已是代理孕母及生物科技發展對傳統倫理造成的問題。

(3) 資訊的自主權：若委託者要求代孕者需確實定期產檢，以確保產出健康之嬰兒，委託者是否可以要求特殊的檢查，如羊膜穿刺。此外，若委託者希望確認孩子的性別而要求執行羊膜穿刺，代孕者是否應接受（雷，2008）。

2. 不傷害

(1) 代孕者風險：代孕者必須承擔懷孕期間所帶來身體上的變化，如妊娠高血壓、肥胖、水腫、憂鬱等。此外，為了讓懷孕機率提高，代孕者可能會一次植入多個胚胎，而升高懷孕的風險(Ber, 2000)。

(2) 嬰兒風險：代理孕母植入多個胚胎，面臨代孕者風險及嬰兒本身生存權間的權衡，若選擇墮胎，此項決定是否涉及殺害嬰兒將成為爭議。另一方面，若代孕者懷孕或生產後發現嬰兒有障礙或畸形，委託者與代理孕母的期待和喜悅可能轉為憂傷，或者可能產生互相推諉，逃避責任棄養，嬰兒認養將導致社會問題。同時，在此過程中，胚胎被視為一種產品，而非人，嬰兒本身之尊嚴並不受到重視，父母與子女間失去人性的關係，淘汰胚胎、減胎或墮胎之作法傷害其親子關係（尉，1997；艾，2001）。

3. 行善

(1) 不孕者的希望：傳統社會家庭仍保持著「不孝有三，無後為大」的觀念，不孕造成婦女極大的壓力。藉由代理孕母，不孕婦女能夠擁有一個自己血親或非血親的小孩（何，2001）。

(2) 代孕者的回饋：贊同代理孕母者認為，若男性有權提供生殖手段，女性也必須擁有相同權利，因此，女性可以由所提供的生殖，收取相當的回饋。例如 Baby M 案中第一審法官認為，契約有其神聖性，並且不認同代孕等於販嬰，認為 Mr. Stern 並非買嬰兒，付錢是買服務（懷

孕）而非成果（嬰兒），因為嬰兒是受精於 Mr. Stern，同時法官也不同意代孕是剝削婦女，將代孕比喻為收費捐精，其說明既然男性可出售精子，女性也同樣可以出售生殖能力。

4. 公平正義

(1) 權力的平衡：以報酬為主要意圖的代理孕母，可能難以杜絕或預防其將胎兒或自己的身體工具化的風氣。商業化的代理孕母也可能容易產生富有婦女對貧窮婦女的經濟掠奪（尉，1997；莊，2004）。Baby M 案中，二審法官認為貧窮婦女可能會「選擇」幫助富裕夫婦代孕，而富裕婦女卻不可能會「選擇」幫助貧窮夫婦代孕，此論點讓法官質疑代孕協定是否能夠到達「真自願」，是值得探討的。

(2) 全民平等：許多國家在憲法中規定：「人人享有生殖、生存與自由等基本人權」。不孕夫婦尋求不一樣的生殖管道是否也應該受到保障（莊，2004；嚴，1997）？另一方面，若考量每位想成為父母的人都有權得到一個孩子的立基點，那麼貧窮的人，是否也能有一個「公費代理孕母」來幫助完成夢想？若公費代理孕母無法實施，代理孕母是否意味著富有的人更值得擁有一個「無中生有」的孩子？此外，「不孕症」若定義為「疾病」，我們是否應協助其解決問題？

(3) 女性生殖功能商品化：有學者認為代理孕母是將女性身體工具化，使女性喪失自主性，因此，代理孕母本身並無尊嚴可言（尉，1997；莊，2004）。商業買賣與非營利協助生育的分際為何？是否應該思考一個文明的社會，有些東西是不應該用金錢所購買的，人獨特的價值與尊嚴也不能以實用與否來衡量。

三、各國代理孕母法制

多數西方國家，如德國、瑞典、挪威、義大利等，禁止代理孕母，並有民事與刑事懲罰；法國、希臘、丹麥、加拿大與英國，則准許純粹基於利他目的的代理孕母，但禁止商業型代理孕母進行有償代孕（表 4-1）。另外，南非、英國與阿根廷雖然允許代理孕母，但設有獨立的倫理委員會，負責評量代理孕母申請個案。

根據英國《代理孕母法》(Surrogacy Arrangement Act)，代理孕母可獲得政府補助，以支應實質的醫藥與懷孕相關費用；印度是代理孕母合法的代表

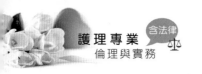

性國家，同時准許商業仲介行為；而且印度法律規定，生產後代理孕母與嬰兒的法律關係自動消失。

▶表 4-1　各國代理孕母法制規定

項目	禁止代理孕母	禁止有償代孕	不禁止	合法
國家	德國、瑞典、日本、挪威、義大利、美國密西根州	英國、澳洲、新加坡、加拿大、美國佛羅里達州、法國、希臘、丹麥	泰國、韓國、美國加州	印度、美國伊利諾州
契約	違法，有刑責	契約不強制執行	承認契約	契約須符合法律規定
商業	禁止	禁止有償代孕及商業仲介	允許有償代孕及商業仲介	允許有償代孕及商業仲介

資料來源： 雷文玫(2007)・生殖科技的身體政治－臺灣代理孕母論述與規範的分析，*自由主義與新世紀臺灣研討會論文集*（325-371 頁）・殷海光基金會。

四、臺灣代理孕母法制

　　臺灣於 2004 年國健署委託台大社會系舉辦「公民共識會議」，當時達成「贊成，但有條件開放代理孕母」的共識，並且嚴格規定幾項限制，包含：

1. 求子者限於已婚夫妻。

2. 雙方精卵須有受孕能力。

3. 代孕者國籍應限於本國人。

4. 必須是無償行為等條件。

　　西元 2006 年衛生福利部依共識完成《代孕生殖法草案》，並召開近二十次國內會議及國際研討會，但對代孕合法化可能衍生的醫療決策爭議，例如能否反悔中止懷孕等，爭議仍多，導致草案仍無法送立法院。

　　2012 年代孕制度公民審議會議討論三大議題（台大社會學系代理孕母公民審議會議結論新聞稿，2012）：

1. 議題一：不孕夫妻一定要提供自己的精子、卵子，才能委託代孕嗎？代孕者可否同時提供卵子？主要結論共識如下：

　(1) 「不孕委託者同時提供健康精、卵之代孕，應早日開放」。

(2) 「不孕委託者僅提供健康精、卵其中之一者，亦應予開放」。

(3) 公民並未對於「不孕委託者僅提供健康精子，卵子同時由代孕者提供之情形（即基因型代孕）」形成共識。

2. 議題二：懷孕期間，委託者、代孕者和胎兒的權益該如何保障？主要結論共識包含：

(1) 無論最終決議開放何種類型之代孕，政府都應積極介入代孕制度的運作。

(2) 強調代孕者權益的保障

　　A. 植入胚胎數與減胎問題，主要以考量代孕者權益、保障胚胎生命原則為出發點。

　　B.「顧及委託者恐為自身利益而枉顧代孕者人權，代孕契約不得侵害代孕者基本人權應明確入法，而對於身體自主權、隱私權應有更深入的討論」。

　　C. 身體自主權部分，「應在代孕者意願為主之原則下，委託者只得在有科學根據佐證時，才得以胎兒身心權益為由，限制代孕者之身體自主權，代孕者也有權拒絕非必要之生產方式（如剖腹產）」。

(3) 代孕契約的簽訂部分，基於契約自由，雙方應事先協調進行人工流產時機，且締約者皆對於代孕之風險、終止懷孕事由有相當共識與認知，才簽訂代孕契約。

3. 議題三：關於代孕者應該獲得報酬或補償嗎？是否需要居間代孕服務制度？公民有以下結論共識：

(1) 代孕應為無償行為，給予必要費用而非工作報酬，代孕應為利他的助人行為，同意《代孕生殖法》草案第 20 條所揭示之無償原則，並決議將之作為共識基礎。

(2) 公民認為對代孕者的損失補償費用的範圍僅「至生產後六週內」仍有不足，建議相關單位重新評估並延長範圍。

(3) 優先開放非營利組織提供居間服務，讓委託者、代孕者及胎兒都能得到權利的保障。

　　代理孕母的醫療技術雖然已漸成熟，至今仍是充滿爭議的話題，臺灣有許多婦女正等待代理孕母法案通過，來達成當母親的心願，然而代理孕母確實仍有隱憂值得注意，因為代理孕母行為，涉及的問題層面極為廣泛，如倫

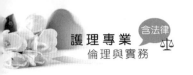
理、法律、心理,甚至宗教等層次,十分困難而複雜,在討論是否立法將代理孕母的行為合法化的同時,需思量科技的發展應以提升人類福祉為核心價值,倫理規範了科技無限上綱的缺失,但不可因此忽略人性的考量。

4-4 墮胎的議題

本節包含三部分,第一部分為墮胎及人工流產簡介,第二部分為案例探討,第三部分為墮胎相關倫理問題。

一、墮胎／人工流產簡介

墮胎與人工流產這兩個名詞常被大眾混為一談,在正式的討論中,也通常將兩者劃上等號。根據民國 73 年通過的《優生保健法》規定,所謂「人工流產」是指,「經醫學上認定胎兒在母體外不能自然保持其生命之期間內,以醫學技術,使胎兒及其附屬物排除於體外之方法」,是一項合法的醫療技術,至於墮胎,則不屬於優生保健醫學的範疇,卻是依法存在於刑法第二十四章所定義的「墮胎罪」之中。換句話說,從優生保健法通過迄今,自政府相關單位,醫學界及法律界,對於合法的終止妊娠,已經不再使用「墮胎」這個名詞,而是以「人工流產」取代。

❖ 名詞解釋

自然流產,即妊娠不足 28 週、胎兒體重不足 1,000g 而終止妊娠者稱之。染色體異常是自發性流產最常見的原因,約占自然流產的 50%以上。染色體異常的發生機會與母親的年齡有關,同時這也是高齡產婦需要羊膜穿刺的理由(徐,2004)。根據發生的時間不同,又可分為下列四種:

1. 早期自然流產:是指在胎兒能夠存活以前,流出母體之外。在妊娠前 12 週流產,稱為懷孕早期自然流產。

2. 中期流產:在妊娠 12~20 週期間流產。

3. 早產:在妊娠 20 週以後流產稱之,胎兒仍有可能存活,需有非常先進的護理條件。

4. 人工流產：是指用人為方法來結束懷孕的情況。又分兩種：

(1) 藥物流產：懷孕 7 週內一般使用藥物；適用於早期懷孕，造成流產後出血期間較長，但對子宮的傷害較小。

(2) 手術流產：一般在懷孕 7 週以上使用手術流產，適用懷孕週數較大者，但是可能傷害子宮，而且容易產生感染（徐，2004）。

二、案例討論

（一）美國羅伊訴韋德案案情

　　羅伊訴韋德案，是美國聯邦最高法院對於婦女墮胎權以及隱私權的重要案例。此案的原告羅伊是德克薩斯州的一名 21 歲女子諾瑪麥考伊，她於 1969 年失業卻發現懷孕，當時的她早已經結束了一段婚姻並有一個 5 歲的女兒，交由她的父母撫養，已無法再負擔另一個生命，於是想合法的放棄這個孩子，而當時德克薩斯州的法律禁止墮胎，此時兩名女律師，琳達考菲和莎拉韋丁頓決定要挑戰這項法律，企圖廢止。

　　此案原告為羅伊，被告為將執行禁止墮胎法律的達拉斯縣檢察長亨利韋德。原告主張德克薩斯州禁止墮胎的法律規定，侵犯了美國憲法第 1、第 4、第 5、第 9 和第 14 修正案所保護的個人隱私權利和選擇權，認為懷孕的婦女有權決定在什麼時間、以何種原因、以什麼樣的方式終止妊娠，並且認為德州禁止墮胎的法律違憲。被告則主張，胎兒的生命是受憲法保護的，在懷孕的整個過程中是有生命權存在的，非經正當法律程序而剝奪胎兒生命，為第 14 修正案所禁止的行為，孩子的生命權高於婦女的隱私權。最後，案子轉交最高法院，最高法院經過 1971 年、1972 年的兩次討論，在 1973 年作出終審判決：懷孕 3 個月內各州不得以任何理由禁止孕婦墮胎，各州只能在孕婦懷孕 3~6 個月內禁止墮胎，但理由必須出自於考量婦女健康，懷孕週期之最後 3 個月，各州可因胎兒已可生長，屬存活之生命為由，全面禁止墮胎。

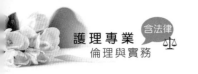
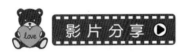　影片分享▶ ♥ ♡ ♥ ♡ ♥ ♡ ♥ ♡ ♥ ♡ ♥ ♡ ♥

▶懷孕 6 週禁墮胎，性侵亂倫也不例外！德州心跳法案上路！

出品：公共電視台－有話好說，2021

劇情：

德州通過 6 週心跳法案，主張母體受孕後體內的「胚胎(embryo)」約在孕期第 6 週開始心臟發育，而有「心跳」，該州認定有心跳的胚胎即為「生命」，因此有被法律守護的必要。

討論題綱：

墮胎屬於重要公共衛生議題，各國每年皆有許多婦女必須仰賴非法手段墮胎，而將生命置於險境。請試著討論法令通過後所衍生的問題。

影片導讀討論：

墮胎法律爭議，長年以來都圍繞在反墮胎的「命權派(Pro-Life)」，與支持懷孕本人自主意志的「選擇派(Pro-Choice)」兩者的辯論。焦點主要在於：「女性懷孕之後，體內的小孩何時能被認定為『有法律地位的生命』？」

1. 「命權派」主要論點：人類從有心跳開始即有生命，因此懷孕 6 週後，人工流產手術即等同於「殺嬰」。

2. 「選擇派」主要論點：即使懷孕狀態也必須優先保障孕婦的絕對人權，女性並非為胎兒服務的生產工具。

當 1973 年歷史性的「羅伊訴韋德案」做出判決時，美國聯邦最高法院提出了沿用至今的 3 階段標準[1]，並以「胎兒能否獨立存活於母體之外」為判斷標準，以此來受權或限制人工流產手術的適用時機。在基礎的認定中，「胚胎」會在懷孕 8 週後才發育成具備存活功能的「胎兒」；但在懷孕 12 週之前，無論是胚胎還是胎兒，都沒有辦法獨立存活於母體之外，因此，在此階段法律上，懷孕婦女應有絕對的身體自主權；但到了懷孕 24 週以後，胎兒就已成為人類，此時各級政府可視需求限制施行

---

[1] 三孕期論(trimester standard)：(1)第一孕期（前 3 個月）：因為胚胎尚小，且墮胎的醫療風險極低，胚胎沒有存活的可能性，因此婦女應在醫師的醫療意見下，享有完整的墮胎決意權；(2)第二孕期（4~6 個月）：胚胎逐漸成形，此時墮胎手術為婦女帶來的健康風險提高，但此時胚胎仍無法獨立存活，因此，州得以基於保護婦女身體健康的目的，就墮胎的醫療程序加以限制；(3)第三孕期（7~9 個月）：此時胎兒離開母體已有極高存活率，且婦女於此時墮胎有極高的風險，因此，州得採取必要措施來保護胎兒的生命權。

墮胎，以保障胎兒生命權。然而，在 12~24 週之間的模糊地帶，是墮胎與反墮胎對抗的焦點。直到最高法院推翻「羅伊訴韋德案」的限制，德州更採取了爭議的《心跳法案》。

墮胎美國新法：

　美國聯邦最高法院於 2022 年 6 月 24 日推翻了具有里程碑意義的《1973 年羅伊訴韋德案》的裁決，認為聯邦憲法沒有賦予墮胎的權利，是否允許墮胎應該由各州自行決定。此裁決支持密西西比州關於懷孕 15 週後不許墮胎的禁令，並導致美國南部和中西部幾十個州收緊對墮胎的控制，其中有 13 個州將會自動禁止墮胎。

　而德州啟動的《心跳法》則具三大要旨：

1. 德州法律認定，孕婦體內的「胎兒(fetus)」，約在孕期第 6 週前後開始心臟發育，此時胎兒已有心跳，可被認為是需要被法律保護的「人類生命」。

2. 新法雖然沒有直接下令禁止 6 週以上的墮胎，但卻開放「任何與胎兒相關人士」，向任何協助或有意圖對懷孕 6 週實施墮胎的婦科診所，提出「民事訴訟」，並取得最少 1 萬美元以上的損害賠償。

3. 免被 6 週限制開告的墮胎手術，只限定於緊急醫療因素，並需要嚴格報告檢管，如為亂倫、強暴與其他性侵受害懷孕的犯罪問題，不包含在豁免範圍內。

影片連結：

　2021-09-16「懷孕 6 週禁墮胎，性侵亂倫也不例外！德州心跳法案上路！」

https://www.youtube.com/watch?v=RISUKISdHXg

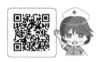

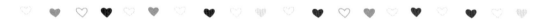

（二）討論提綱

　從上述案例的爭論點我們可以看出，其焦點在於婦女是否有墮胎的自主權？胎兒是否有生命權？

　婦女是否有其身體自主權能夠選擇墮胎，一直備受討論，若依照刑法第二十四章之墮胎罪條文：

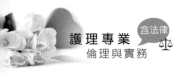

1. 第 288 條
   (1) 懷胎婦女服藥或以他法墮胎者，處六月以下有期徒刑、拘役或一百元以下罰金。
   (2) 懷胎婦女聽從他人墮胎者，亦同。
   (3) 因疾病或其他防止生命上危險之必要，而犯前二項之罪者，免除其刑。

2. 第 289 條
   (1) 懷胎婦女之囑託或得其承諾，而使之墮胎者，處二年以下有期徒刑。
   (2) 因而致婦女於死者，處六月以上五年以下有期徒刑。致重傷者，處三年以下有期徒刑。

3. 第 290 條
   (1) 意圖營利，而犯前條第一項之罪者，處六月以上五年以下有期徒刑，得併科五百元以下罰金。
   (2) 因而致婦女於死者，處三年以上十年以下有期徒刑，得併科五百元以下罰金。致重傷者，處一年以上七年以下有期徒刑，得併科五百元以下罰金。

4. 第 291 條
   (1) 未受懷胎婦女之囑託或未得其承諾，而使之墮胎者，處一年以上七年以下有期徒刑。
   (2) 因而致婦女於死者，處無期徒刑或七年以上有期徒刑。致重傷者，處三年以上十年以下有期徒刑。
   (3) 第一項之未遂犯罰之。

5. 第 292 條：以文字、圖畫或他法，公然介紹墮胎之方法或物品，或公然介紹自己或他人為墮胎之行為者，處一年以下有期徒刑、拘役或科或併科一千元以下罰金。

其中條文說明，自行墮胎、聽從墮胎，以及由他人為墮胎婦女進行的加工墮胎行為責罰，評斷婦女對胎兒生命並沒有支配權。然而，優生保健法實施後，第三章人工流產及結紮手術之第 9 條規定，懷孕婦女經診斷或證明有下列情事之一，得依其自願，施行人工流產：

1. 本人或其配偶患有礙優生之遺傳性、傳染性疾病或精神疾病者。

2. 本人或其配偶之四親等以內之血親患有礙優生之遺傳性疾病者。

3. 有醫學上理由，足以認定懷孕或分娩有招致生命危險或危害身體或精神健康者。

4. 有醫學上理由，足以認定胎兒有畸形發育之虞者。

5. 因被強制性交、誘姦或與依法不得結婚者相姦而受孕者。

6. 因懷孕或生產，將影響其心理健康或家庭生活者。未婚之未成年人或受監護或輔助宣告之人，依前項規定施行人工流產，應得法定代理人或輔助人之同意。有配偶者，依前項第六款規定施行人工流產，應得配偶之同意。但配偶生死不明或意識或精神錯亂者，不在此限。

　　《優生保健法》實施後為婦女合法人工流產開啟一扇窗，也同時放寬了刑法對墮胎的禁令。民國 101 年 4 月 5 日衛生福利部發布優生保健法第 13-1 條條文也補充說明：「優生保健法第 9 條第一項第六款所定因懷孕或生產，將影響其心理健康或家庭生活者，不得以胎兒性別差異作為認定理由」。

　　有鑑於臺灣法律對合法人工流產之規定，胎兒對生存權的保障也相對的受到影響。優生保健法中間接與胎兒生存權相關的條文為人工流產施行時間規定，優生保健法施行細則第 15 條規定，人工流產應於妊娠 24 週內施行。但屬於醫療行為者，不在此限；妊娠 12 週以內者，應於有施行人工流產醫師之醫院診所施行；逾 12 週者，應於有施行人工流產醫師之醫院住院施行。

　　行政院在民國 95 年 10 月 18 日通過《生育保健法》修正草案，規定女性在墮胎前，必須到醫療機構接受諮詢，經過 3 天思考期，在簽具同意書後，醫生才能為其進行人工流產。另外，修正草案也提及十八歲以下未婚女子動人工流產手術，除須有 3 天思考期，還要先接受輔導諮商。此草案所提及之人工流產前要有 3 天思考期，引起宗教界與婦女團體的激辯，至今仍未有所結論與定案。

（三）臺灣墮胎罪常見案例類型（王，2008）

1. 懷孕婦女因墮胎而產生嚴重生命、身體及健康傷害：此種案例常發生於執行手術之醫師未具有合法資格，導致婦女生命喪失或嚴重身體傷害。

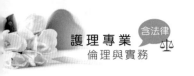

2. 未成年少女私自墮胎：此種案例發生於未得到法定代理人之同意下執行手術。臺灣優生保健法第 9 條第六項規定：「未婚之未成年人或受監護或輔助宣告之人，應得法定代理人或輔助人之同意」。

3. 有配偶的婦女，未得到配偶同意之墮胎：優生保健法第 9 條第六項規定：「有配偶者，依前項第六款規定施行人工流產，應得配偶之同意。但配偶生死不明或意識或精神錯亂者，不在此限」。此法用意在於認為提供精子之丈夫，於生育子女中也應與婦女同時享有決定權。

　　關於施行人工流產或結紮手術醫師指定辦法，優生保健法施行細則第 3 條規定施行人工流產手術之醫師，應具下列資格之一：

1. 領有婦產科專科醫師證書者。

2. 依法登記執業科別為婦產科者。

　　優生保健法施行細則第 5 條則說明：「得施行人工流產或結紮手術之指定醫師，對施行人工流產或結紮手術者，應於手術前及手術後，給予適當之諮詢服務」。

三、墮胎相關倫理問題

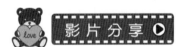 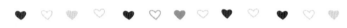

▶ 墮胎(If These Walls Could Talk)

出品： Home Box Office, 1996

導演： 南希薩沃卡(Nacy Savoca)

主演： 黛咪摩爾、西西史派克(Sissy Spacek)、雪兒、山德貝克利(Xander Berkeley)

劇情：

　　三位不同女子所遇到與墮胎相關的困境，藉由發生在一棟房子串連起來，發生時間分別為 1952 年、1974 年，以及 1996 年。

　　1952 年：一位護士－克萊兒因為喪偶後精神沮喪，接受了妹夫的慰藉，與妹夫發生性關係，為了不要傷及已故丈夫的家庭，克萊兒決定墮胎。然而，在當時墮胎是犯法的，所以只能偷偷進行，有位護士給了克萊兒一名女性墮胎醫師的電話，只

可惜克萊兒的錢不夠，最後請了一位器械衛生不佳的醫師幫她墮胎，最後失血過多，死於血泊之中。

1974 年：一位已經上了年紀，在自己夢想與小孩間掙扎的母親，和身為警察的先生生了四個孩子，雖然她已回到大學繼續學習，但回家之後仍忙於照顧家中的子女，更糟糕的是她發現自己又懷孕了。在兩難的抉擇之中，丈夫傾向不要墮胎，女兒則支持媽媽墮胎，追求夢想，也避免自己沒有私立大學可唸。幾經思考後，芭芭拉決定將孩子生下來。

1996 年：一位與教授發生關係的女大學生，教授給了一筆錢強迫她去墮胎，並打算從此斷絕聯絡。室友反對墮胎，試圖說服女大生取消念頭，但女大生仍決定墮胎。在墮胎診所門口遇到宗教人士，鼓勵她生下孩子並願意給予幫助，女大生雖重新思考，仍於最後執行墮胎手術，就在此時，一位反墮胎的人持槍射殺了執行墮胎的女醫師。

討論提綱：

1. 墮胎可能是無奈的選擇。

2. 墮胎可能不是唯一的解決方法。

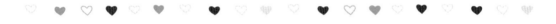

若無合法化婦女墮胎的權利，是否會有更多婦女死於非法墮胎？

是否墮胎議題不是稱為「支持墮胎」與「反對墮胎」，而是稱為「支持選擇(pro-choice)」與「支持生命(pro-life)」？

在民主社會中，人擁有自由的權利，但是否在某些時候，選擇成為難題？甚至於思考那些特定情境，是否真的還有其他選擇？墮胎牽涉到的層面廣泛，包含社會、文化、經濟、政治等多重幅度，婦女處於兩難下的內心掙扎，不是「贊成墮胎」或「反對墮胎」黑白分明的對立爭辯可以涵蓋。

婦女對於身體有其自主權，此論點含有許多有問題的假設。例如，此論點假設墮胎時，胎兒是女人身體的一部分，則人對自己身體的主權是絕對的。「尊重生命」不能只尊重胚胎的生命，也必須尊重母親的生命，在強調胚胎生命重要的同時，亦不能忽視母親生命與權利。一個生命個體之身體變化，和其心理、情緒、心靈是一體的，縱使在許多團體或宗教觀點認為，不論是人工流產、中止懷孕或優生保健的層面來看，墮胎都是殺害生命的行

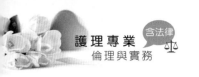
為，但女人懷孕各階段之身心變化皆須尊重，不能只從胚胎角度考慮。此外，婦女在行使自主權而墮胎時，是否曾考慮到背後的影響因素？是否遭受脅迫或其他因素所導致。

另一方面，反對墮胎的人，有時則辯稱墮胎的婦女是「反對生命」，或是對其胎兒不關心。也許在有些個案中，此項辯論可能為真，但是這樣的說法並不能夠考慮到許多墮胎婦女所經驗到的絕望與無助之衝突。

在墮胎的議題討論下，問題包含胎兒和母親的健康，家庭的穩定性、正義（例如強暴、私生子等），這也表達了困難和痛苦的來源。贊成墮胎是合乎正義的人士，在倫理判斷婦女和家庭所經歷的困難，應優先於那些具反對意見的人。無論雙方論點為何，核心的問題是：「萌芽的生命價值如何」。然而此問題進而延伸至另外一層次，到底生命權意味為何？生命權是否在任何情況下都是不可違反的？生命權到底是意味著「消極的」不受他人無故的危害，或是「積極的」要求他人及其所在社群，盡可能提供其維生基本需求。陳(2001)說明無論是消極或積極的生命權，都只是一種原始的道德原則，在倫理道德有所衝突時，不一定會導致絕對性的立場。陳(2004)也指出，倘若主張修法的宗教團體認為「生命權」高於「自主權」，那麼應該進一步修法，禁止醫院實施人工生殖，或是應立法將裝置子宮內避孕器罪刑化，才不至於產生立場不一致的謬誤。學者的論點強調，若保障人的生命權是社會道德的底限，為何單獨強調墮胎需要立法，卻認為人工生殖及避孕措施在道德法律為尊重生命的文化，實有自相矛盾之處。

結　論

墮胎罪在法律上的爭議，出自保護母體或者胎兒利益的考量，衡量的是母體生理及心理健康重要，還是被視為人之胎兒生命權重要。優生保健法在墮胎罪上有某些程度的鬆綁，新的生育保健法草案在實務操作仍有很大的困難。而男性在此議題的爭議，是永遠無法成為墮胎罪之主要犯罪人，墮胎選擇的痛苦及創傷，男性無法完全體會。

儘管臺灣之優生保健法有條件地允許合法人工流產，但是針對其人工流產相關的重要規範，如配偶同意權、未成年墮胎要件等並非在完整狀態，造成負面問題。墮胎議題無論是傾向母親擁有選擇權或胎兒生命權，都沒有真正的贏家，重要的莫過於避免衝動之下所做出的性行為，以及執行合法人工

流產前的三思而行。《羅伊訴韋德案》是女性自主權的一大進展，也在其中看到了嬰兒所被剝奪的生存權；性行為所帶來的意外，不只傷害著墮胎婦女，也可能傷害著周遭的一切。

雖然倫理和法律緊密相連，但顯然的並非一件事。在秩序良好的社會中，我們越接近基本人權的問題，兩者的關係越為緊密。

身為醫療相關人員，在接受生殖倫理教育的同時，也應接納現代社會多樣化的角色，更廣角的看待新世代之倫理議題。

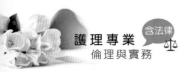

人體身心健康百科(2012)・*人體器官*。
　　http://psychologicalcounselingpsychotherapy.com/%E4%BA%BA%E9%80%A0%E5%99
　　%A8%E5%AE%98/

牛惠之(2003)・基因科技之社會意涵與法制建構・於林子儀、蔡明誠主編，*基因技術挑戰與法律回應－基因科技與法律研討會論文集*（1-76頁）・學林。

王皇玉(2008)・墮胎罪同意問題之研究兼評「生育保健法」草案關於人工流產相關規定・*月旦法學雜誌*，162，41-62。

台大社會學系(2012)・*代理孕母公民審議會議結論新聞稿*。
　　http://2012surrogacydd.blogspot.tw/2012/09/blog-post_29.html

艾力勤(2001)・代理孕母，*維護人性尊嚴－天主教生命倫理觀*（159-172頁）・光啟。

何師竹(2001)・臺灣女性的生男使命・*應用倫理研究通訊*，17，9-11。

林天送(2011)・除草劑與基因改造食品・*科學發展*，463，72-75。

胡育誠(2003)・基因治療的過去與展望・*科學發展*，372，42-45。

范冬萍(2001)・生命天書的挑戰－人類基因組計畫的倫理思考，*二十一世紀雙月刊*，63，83-87。

徐明義(2004)・*流產後如何再受孕*。
　　http://www.wanfang.gov.tw/W402008web_new/subject/healthshow.asp?dept_code=2100&news_id=142

尉遲淦(1997)・從佛教觀點看代理孕母的問題・*應用倫理研究通訊*，4：17-19。

尉遲淦(1997)・從基督教觀點看代理孕母的問題・*應用倫理研究通訊*，4：20-22。

陳文信(2013)・In The Matter of Baby M（美國代理孕母案）簡介，*臺灣法律網*。
　　http://www.lawtw.com/article.php?template=article_content&article_category_id=1563&job_id=58909&article_id=28528

陳文珊(2001)・墮胎不？墮胎！墮胎？不墮胎！・*新使者雜誌*，64，48-52。

陳文珊(2004)・墮胎倫理的爭議・*玉山神學院學報*，11，143-173。

雷文玫(2007)・生殖科技的身體政治－臺灣代理孕母論述與規範的分析，*自由主義與新世紀臺灣研討會論文集*（325-371頁）・殷海光基金。

雷文玫(2008)・代理孕母爭議的虛與實：懷孕的權力結構・於成令方、傅大為、林宜平主編，*醫療與社會共舞*（340-349頁）・群學。

廖啟成(2011)・*基因改造食品*。
　　http://ocw.nthu.edu.tw/ocw/upload/37/495/%E5%9F%BA%E5%9B%A0%E6%94%B9%E9%80%A0%E9%A3%9F%E5%93%81.pdf

臺灣基康股份有限公司(2012)・*關於基因檢測*。http://www.genehealth.com.tw/intro_about

劉宏恩(2009)・*基因科技倫理與法律－生物醫學研究的自律、他律與國家規範*・五南。

蔡甫昌(2001)・基因治療的倫理・*應用倫理研究通訊*，18，10-15。

蔡甫昌(2004)・基因強化的倫理議題（上）（下）・*健康世界*，344，59-63; 345，85-9。

蔡秀美、陳彰惠(1998)・從母育護理談代理孕母合法化・*護理雜誌*，45(3)，21-25。

蔡維音(2003a)．人性尊嚴作為人類基因工程之基礎法律規範理念．於李瑞全、蔡篤堅主編，*基因治療與倫理、法律、社會意涵論文選集*（57-92頁）．唐山。

蔡顯鑫(2005)．死後人工生殖的規範與親子關係．*法學叢刊*，*50*(4)，123-160。

衛生福利部(2005)．*胚胎幹細胞研究的倫理規範*。

　　http://www.doh.gov.tw/CHT2006/DM/DM2_p01.aspx?class_no=25&now_fod_list_no=9009&level_no=2&doc_no=40870

盧美秀、黃仲毅(2013)．基因科技之臨床應用的倫理法律與社會議題．*護理倫理與法律*（410-424頁）．華杏。

醫學百科(2011)．*人類基因圖譜*。

　　http://cht.ahospital.com/w/%E4%BA%BA%E7%B1%BB%E5%9F%BA%E5%9B%A0%E5%9B%BE%E8%B0%B1#.UXpAurWnr8Q

Baid, P. A. (1996). Ethical issues of fertility and reproduction. *Annual Review of Medicine*, 47: 107-116.

Ber, R. (2000). Ethical issues in gestational surrogacy. *Theoretical Medicine and Bioethics*, 21, 153-169.

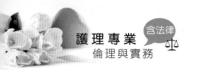
——— MEMO ———

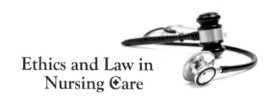

Ethics and Law in
Nursing Care

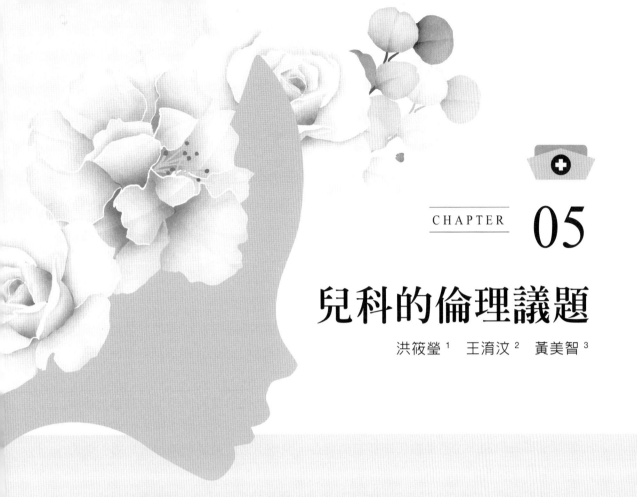

CHAPTER 05

兒科的倫理議題

洪筱瑩[1]　王淯汶[2]　黃美智[3]

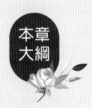
本章大綱

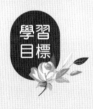
學習目標

- 明瞭兒童人權的內容及其重要性
- 說明最佳利益準則的定義及其對兒童權利及醫療決策之保障
- 指出新生兒與嬰兒倫理發展歷史上的重要案例及其影響性
- 說明以最佳利益準則協助父母對其子女提出最合宜之醫療決策
- 指出健康照護者於協助父母為其子女進行醫療決策之主要措施
- 體認「贊同」在執行兒童青少年之相關決策過程中之必要性
- 說明協助取得兒童、青少年表達「贊同」過程中，健康照護人員之角色與職責
- 認識兒童倫理委員會之設立宗旨及其運作方式

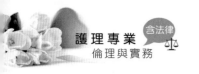
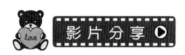 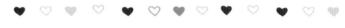

▶ 姊姊的守護者(My Sister's Keeper)

出品：Gram Via Production, 2009

導演：尼克凱薩維茲(Nick Cassavetes)

主演：卡麥蓉狄亞(Cameron Michelle Diaz)

劇情：

　　11 歲的安娜是過去父母親利用醫學生物科技生下的孩子，父母希望她擔任罹患急性前骨髓性白血病的 15 歲姊姊凱特醫療上的捐贈者，因此她與姊姊凱特擁有完美的基因配型。

　　安娜隨著姊姊疾病變化一起經歷大大小小的侵入性治療及手術，臍帶血、幹細胞、骨髓、血液等陸續地提供給姊姊，安娜知道自己是為了延續姊姊生命而誕生，她深愛姊姊與家人，不僅擔任姊姊的捐贈者，無微不至的照顧姊姊日常生活，更是姊姊的貼心好友。

　　直到安娜 11 歲時，姊姊的腎臟開始衰竭，母親請求安娜捐一顆腎臟給凱特，安娜不是不願意幫助姊姊，但想到自己少一顆腎臟後再也無法如同一般青少年自在的參與各項活動，甚至以後可能還需要捐贈其他器官……！安娜決定找知名律師控告父母侵害自己的身體使用權，向法庭申請解除父母對自己的醫療監護權。

　　凱特從 2 歲確診為急性前骨髓性白血病後，便不斷經歷各種治療及多次與死神搏鬥，她的成長有別於一般健康的孩子。母親小心翼翼的照料凱特，嚴謹的規範她不准從事任何可能致使病情惡化或感染的活動，故凱特過得並不快樂。不管安娜有無捐贈腎臟，她不可能熬得過器官已逐一衰竭這關。凱特不怕病痛的折磨，但病痛卻已經磨裂她的家庭與家人，她知道自己的生命即將結束，只想與心愛的家人快樂地走完最後的過程，並自然的到達生命終點。

　　母親從得知心愛的凱特罹病後，縱使知道這是一場沒有勝算的長期抗戰，依然寄望透過醫療科技生下的安娜能延續凱特的生命。她別無選擇，只能想盡辦法不計代價來救凱特，辭去律師工作專心照顧凱特，忍痛不斷地犧牲安娜，要求安娜提供凱特醫療上任何所需。她心中的意念是不能讓凱特死去，也抗拒安寧的介入，安娜的痛苦她也瞭解，但身為三個孩子的母親，堅強的她以維護整個家庭孩子的生命為全局。

　　生病的並不是安娜，但她卻得無怨言地陪同姊姊接受大量侵入性治療，母親認為安娜的付出可以維繫整個家庭的完整性，畢竟家人間都深愛彼此，緊密連結。母親為了顧及兩個女兒，已無法兼顧可能破裂的婚姻關係，以及一個有問題的兒子，所以為了捍衛自己所辛苦建構家庭的完整性，母親自己擔任辯護律師，與女兒對簿公堂。

討論提綱：

1. 關於安娜：

　　(1) 安娜的父母為了拯救凱特的生命，透過醫療科技孕育一個與凱特基因相符的妹妹－安娜，這存在哪些倫理議題呢？

　　(2) 安娜在她未成年前，擁有醫療與身體的自主權嗎？

　　(3) 安娜從父母手中取得身體與醫療的自主權是否合乎倫理呢？

2. 關於凱特：

　　(1) 凱特從小到大依照父母照護與要求，接受各種可能救命的治療，甚至可能接受腎臟移植，這些救命治療是否符合凱特的最佳利益？

　　(2) 已是青少年的凱特隨著年齡的增長，她對於自己的人生與治療有其想法，凱特能擁有醫療自主權嗎？

3. 關於醫護專業人員：

　　(1) 凱特的主治醫師同意凱特的爸爸提出的要求，讓爸爸帶著已病危的凱特離院到海邊遊玩，是否符合最佳利益準則？

　　(2) 要如何依照最佳利益準則，考量女兒們的自主權與家庭的利益，引導這一家人進行凱特的醫療決策（接受腎臟移植與否、接受安寧緩和醫療照護與否）？

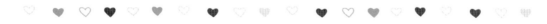

前　言

　　兒科主要照護之對象為未成年人，未成年人在醫療照護情境中，存有許多與成年人不同之倫理議題，故本章節將藉由瞭解兒童的人權，進一步探討最佳利益準則、新生兒與嬰兒之倫理決策、兒童與青少年之贊同權，以及兒科倫理委員會之角色與功能，使讀者瞭解從早產兒至青少年，在醫療照護情境中普遍必須重視且瞭解之倫理考量。

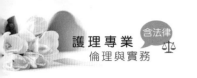

5-1　兒童之人權

聯合國 1989 年通過之兒童權利公約定義「兒童係指未滿十八歲之人」，衛生福利部社會及家庭署（原內政部兒童局）依循聯合國兒童權利公約提出我國《兒童權利公約施行法》，並於 2021 年修正之《兒童及少年福利與權益保障法》，明訂「兒童及少年，指未滿十八歲之人；所稱兒童，指未滿十二歲之人；所稱少年，指十二歲以上未滿十八歲之人。」故本章內文使用兒童一詞，乃依循兒童權利公約與衛生福利部社會及家庭署之「兒童」概念，涵蓋未滿十八歲之兒童與少年（全國法規資料庫，2014，2021a）。

兒童人權議題於 20 世紀後才開始受到重視；17 世紀英國哲學家 Thomas Hobbes 在其著作《法律的元素(The Elements of Law Natural and Politic)》中指出，「兒童乃是被其父親或母親拉拔長大與保護，故即使父母販售、奴役、傷害他們，他們仍要對父母絕對的服從……」可見過去幾世紀之社會大眾，公認兒童是父母或監護人之財產，使父母或監護人擁有最大的權力替兒童做決定(Kopelman, 2010; Spence, 2000)。20 世紀以後，兒童之基本權益於 1924 年第五屆國際聯盟大會所發表之日內瓦兒童權利宣言開始受到保護，1989 年之聯合國兒童人權會議更提出兒童擁有自我決定、受尊重、尊嚴、不受干擾、告知後決定的權利。

臺灣法律明訂人權乃始於將來非死產者之胎兒與出生時之嬰兒。民法第 6 條：「人之權利能力，始於出生，終於死亡」、民法第 7 條：「胎兒以將來非死產者為限，關於其個人利益之保護，視為既已出生」；因此，臺灣對於兒童之人權已有明文規範保障（全國法規資料庫，2021b）。

5-2　最佳利益準則

兒童為父母財產的觀點，於 20 世紀出現「最佳利益準則(the best-interests standard)」後才逐漸消失，隨著此準則之問世，父母不能虐待、忽略與危害兒童，亦使專業人員可利用此準則來協助代理決策者，替缺乏決策能力者(decision-making capacity)做出適當的決定，故最佳利益準則不僅適用於兒童，亦適用於各年齡之無能力(incompetence)者(Kopelman, 2007, 2010)。

最佳利益乃是依照情境來決定一個最理想(ideal)且合理(reasonable)的選擇，即一名健康人處在相同的情境下，也會做出類似的決策（王、黃，2016；Beauchamp & Childress, 2019; Kopelman, 2007, 2010）。合理的決策必須符合以下三個原則(Beauchamp & Childress, 2019; Kopelman, 2007, 2010)：

1. 該決策需基於客觀的科學、醫學與其他合理的理由，在權衡利與弊後進行判斷，且需盡可能地擴大個案整體或長期的利益，並減少其負擔。

2. 決策者所做出的決定，需符合道德、社會與法律上最低限度可接受的照護與治療。

3. 決策者所做出的決定必須符合其在道德與法律上的職責。

　　然而，任何一個決策均會受到客觀與主觀特徵的影響，客觀特徵即為了權衡治療的利弊所提供詳盡的實證訊息，主觀特徵為代理決策者的個人情緒與價值觀，為了在客觀與主觀特徵中權衡利弊並做出決策，需謹記基於最佳利益準則之決策，是對個人生活品質的判定(quality-of-life judgment)，而非為了他人而活的價值判斷(Beauchamp & Childress, 2019; Kopelman, 2007, 2010)。

5-3　新生兒與嬰兒健康照護的議題

　　生命的發生乃始於精子與卵子結合成胚胎，14 天內之胚胎仍只是一團細胞，受精 14 天後便開始發育神經系統，第 4 週形成前腦、中腦、後腦三個區域之早期腦部特徵，第 5~6 週開始第一次的腦電氣活動，接著可偵測到心跳，各器官持續的生長發育與胎兒的外型也逐漸明顯，23 週後，雖然胎兒之各器官與神經系統未完全成熟，若提早出生面臨子宮外環境之挑戰，藉由現今的醫療協助仍可能存活。因此，新生兒與嬰兒有著無法預測的能力，使其可能克服所面臨之生存困難。當醫療照護科技持續進步、社會與政策變遷，以及群眾價值觀的改變，均會影響臨床對新生兒與嬰兒醫療決策之執行。以下將介紹歷史上有關嬰兒的倫理經典事件，並且提出基於新生兒與嬰兒最佳利益準則之倫理決策，與專業人員於倫理決策中之職責進行探討。

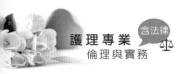

倫｜理｜心｜思｜維

什麼是對新生兒最好的決定？

　　林小妹為自然產出生之 38 週足月兒，妊娠週數 24 週時，即被診斷為第 18 號三染色體之愛德華氏症候群，此症存活率極低，半數胎死腹中，多數也會在出生後 1 個月內死亡。林小妹出生後外觀畸形，出生體重 2,070 克，Apgar score 第 1 分鐘及第 5 分鐘均為 7 分。因哭泣時發紺且血氧飽和濃度 89%，故轉至新生兒加護病房進行後續處置。檢查後發現林小妹合併有小腦發育異常、複雜性先天性心臟病、前臂橈骨未發育等問題，林小妹的父母於入院前即表示，若檢查發現孩子有多重畸形，他們便選擇不予急救並放棄治療，經醫師向父親說明林小妹病況後，父親決定同意不予心肺復甦術。

　　入院 7 天後林小妹出現呼吸暫停、心跳過緩、發紺等狀況，護理人員們對於當下是否該給予氧氣甦醒球協助呼吸或只給予氧氣而爭執，入院 10 天林小妹死亡，父親前來辦理手續，自從填寫不予心肺復甦術同意書後至林小妹死亡，父母皆沒有來看過林小妹……。

思索與抉擇

1. 父母在新生兒出生前是否有權「事先」決定新生兒出生後的生與死？
2. 出生後存活的新生兒，誰有權為他進行決策？
3. 如何進行決策？哪一種選擇才是符合新生兒之最佳利益呢？

案例參考：張麗娟、黃美智(2009)・先天性畸形新生兒不施行心肺復甦術的倫理抉擇・*護理雜誌，56*(3)，99-104。

一、新生兒與嬰兒倫理之歷史事件

　　新生兒與嬰兒倫理受到矚目，乃始於以下經典事件：Hopkins 案例、Duff 與 Campbell 探討新生兒加護病房倫理道德困境之研究，以及 Baby Doe 案例與 Baby Doe 法案。

（一）Hopkins 案例

　　Hopkins 案例出自於 1971 年美國甘迺迪基金會贊助之影片－《誰應該存活？一個來自我們良心的選擇》。影片中提到 2 名唐氏症合併十二指腸閉鎖之嬰兒，因父母親決定不讓其接受十二指腸閉鎖之治癒手術，導致嬰兒因無法

進食而死亡。從當時的時代背景分析此案例決策之初步倫理考量，包括：(1)衡量該嬰兒的生命價值；(2)考量可能造成別人及社會的負擔。Hopkins 的父母親考量嬰兒預期會有心智遲緩，且認為父母有權決定自己孩子的生死，因而做此決策（王、黃，2016；Placencia & McCullough, 2011）。

　　由於醫療科技之進步，亦增進嬰兒之醫療介入積極性，使 1940~1970 年代美國嬰兒死亡率下降約 50%。Duff 與 Campbell 於 1973 年發表之研究顯示，耶魯大學附設醫院新生兒加護病房內死亡的嬰兒，有 14%之嬰兒是不予治療(withholding treatment)後死亡；存活下來之嬰兒，也可能因疾病受盡折磨後死亡，存活之嬰兒不僅生活品質不佳，其家庭的經濟狀況及生活品質亦因該嬰兒而大受影響，故醫療照護之哲學觀於 1970 年代後，從以救治延續生命之疾病導向(disease oriented)轉變為重視個案生活品質之個案為導向(patient oriented)（王、黃，2016；Duff & Campbell, 1973; Orzalesi & Cuttini, 2011）。

（二）Baby Doe 案例

　　Baby Doe 於 1982 年出生，診斷為唐氏症且合併有食道氣管瘻管及食道狹窄。父母考量唐氏症未來發展受限，故拒絕 Baby Doe 接受食道氣管瘻管合併食道狹窄之手術治療，但院方希望 Baby Doe 能接受手術，因此對父母提出訴訟，最後由法院代理決策支持父母的決定，致使 Baby Doe 因未接受手術而死亡。由於當時對唐氏症病人未來的發展所知有限，故美國為了防堵如 Baby Doe 等醫療忽略(medical neglect)之爭議或悲劇，擬訂《兒童虐待修正案》(The Child Abuse Protection and Treatment Act, CAPTA)，明訂小於 1 歲以下之急重症、早產與末期嬰兒，須盡可能的接受維生治療（例如適切之藥物、營養與水分），除非符合以下醫療狀況之一，始能免除積極治療，包括(Kopelman, 2010; Placencia & McCullough, 2011)：

1. 慢性且無清醒可能之昏迷。

2. 醫療只能延緩死亡並無法有效改善生命垂危情況。

3. 治療行為是無效且不人道。

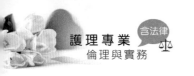
CAPTA 修訂後，社會普遍認定嬰兒必須被極力救治，因而忽視嬰兒長期的疾病、父母的角色和對家庭的影響，導致健康專業人員在此法案引導下，容易傾向選擇過度醫療，而未能基於嬰兒最佳利益原則來正視嬰兒所受的痛苦，進而影響尋求照護替代方案之考量與積極程度（王、黃，2016；Catlin, 2009; Kopelman, 2010）。

美國心臟醫學會與美國兒科醫學會，於 2010 年所發表之新生兒復甦術指引中指出，當預後明顯不佳、有極高死亡率及極少的存活可能性時，新生兒可以不啟動新生兒復甦術，其中包含三個族群：(1)妊娠週數小於 23 週或出生體重小於 400 公克之新生兒；(2)無腦症；(3)確診 13 號染色體症候群(Kattwinkel et al., 2010)。該指引於 2021 年修改，刪除三個不予新生兒復甦術族群之建議，新增以下三項「不予(withhold)」與「撤除(withdraw)」心肺復甦術建議(Aziz et al., 2021)。

1. 不予或中斷維持生命的措施，在倫理上是同等且合理的，並且同時需要持續地提供嬰兒與家庭支持性的照護。

2. 在出生後，若已執行所有復甦術之步驟超過 20 分鐘，仍無法偵測到嬰兒的心跳，需與團隊及家庭討論終止復甦術，重新調整照護方向。

3. 若此次的生產處於生存的危機，或是極可能發生早期死亡與嚴重疾病時，經過專家會議及父母共同參與決策後，不啟動復甦術或只執行有限度的復甦術，是合理的。

然而，是否積極救治新生兒或嬰兒，仍必須依照該新生兒出生後之狀況進行評估，並且與父母親或監護人深入討論後才能決定。醫療技術持續進步，許多嬰兒在極力救治下仍可以存活，但專業人員也需尊重父母的家庭決策，並支持該決策對他們所造成的後果，以增進其生活品質。

新生兒與嬰兒醫療決策原則隨著時代與醫療科技之進步，由「盡可能地救治」轉變到「基於最佳利益準則，尊重父母與家庭的選擇」。基於嬰兒之最佳利益準則，專業人員需協助父母進行最合乎倫理之溝通、協調過程與執行合理決策（王、黃，2016）。

二、如何以新生兒與嬰兒最佳利益準則進行決策

因為新生兒與嬰兒無法展現自主且無行為能力，故關於他們的決策需透過代理者執行。代理決策是指當個案沒有能力選擇或拒絕治療時，授權給他人代為決策，而代理決策者需根據無行為能力者過去所表達的心願、已知的價值觀、信念及最佳利益為準則，進行決策(Beauchamp & Childress, 2019)。通常擔任新生兒與嬰兒之首要代理決策者，為父母親或監護人(Behrman & Butler, 2007)，然而，新生兒與嬰兒並無已知的價值觀、信念，更無法表達確切心願，故代理決策者只能依照新生兒與嬰兒之最佳利益為準則進行決策。

針對嬰兒最佳利益的調查指出，因新生兒之年齡及與社會連結的發展程度都較其他族群微小，因而影響他人對新生兒生命價值的評斷，忽略其最佳利益(Janvier et al., 2008)；因此，進行嬰兒之倫理決策需考量到五大因素(Baumann-Holzle et al., 2005)，如圖 5-1 所示。

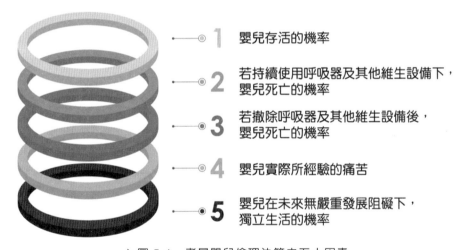

1 嬰兒存活的機率

2 若持續使用呼吸器及其他維生設備下，嬰兒死亡的機率

3 若撤除呼吸器及其他維生設備後，嬰兒死亡的機率

4 嬰兒實際所經驗的痛苦

5 嬰兒在未來無嚴重發展阻礙下，獨立生活的機率

▶ 圖 5-1　考量嬰兒倫理決策之五大因素

新生兒或嬰兒最佳利益更需包含其基本的需求與權利，如舒適、避免疼痛、正常發展、親子關係之建立等(Spence, 2000)，因此，決策更需考量嬰兒之生活品質、父母或監護人之利益、家庭支持之意願、家庭關係與嬰兒最佳利益間的權衡(Janvier et al., 2008; Spence, 2000)。

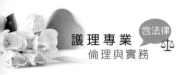
三、健康照護者於倫理決策之職責

　　父母面對生命之喜悅驟變為面對疾病與生死抉擇時，需同時經歷多重的壓力，如產後復舊、新生兒與嬰兒疾病之衝擊、家庭結構改變、角色適應、文化因素等；本土研究亦發現，嬰兒倫理決策對代理決策者而言，是個沉重的壓力與孤單的責任（江等，2007；李，2013）。

　　臨床上，專業健康照護者之職責，要能夠識別嬰兒需求、其不斷發展的能力與家庭在嬰兒生命中的重要性，並且需在與嬰兒、家庭、其他專業人員為互利夥伴關係下，遵循最佳利益準則，採用創新的方法提供計畫、實施與評值整體健康照護(Streuli, 2015)。共享決策(Shared decision-making, SDM)是一種倫理的、以病人為中心的方法，當病人與家庭之偏好為決策核心時，專業的健康照護者需引導家庭進行決策過程，並支持父母的決策。研究指出，曾參與共享決策之父母和接受教育和具備健康素養者，與其較少對決策感到後悔有關聯(Soltys et al., 2020)。

　　現實中新生兒與嬰兒倫理決策情境之複雜，實無法由單一指引來決策，若全權交由父母決定，將會導致其過度負荷或經歷罪惡感，若直接交由倫理委員會決策，亦會使得健康照護團隊負責行動，卻失去對嬰兒的責任感。故健康照護者於決策中的任務，需基於嬰兒的最佳利益，同時考量父母與家庭的利益，建立起親子間的連結，審慎考量他們生活的方式與價值觀，透過充分的告知與溝通，讓父母或監護人能夠盡可能理解所有訊息，健康照護者更要主導複雜的「協調決策過程(negotiated decision-making process)」與識別倫理之困境，例如當父母與專業團隊間，對於嬰兒最佳利益之意見不同時，需即時諮詢或照會倫理委員會（王、黃，2016；Baumann-Holzle et al., 2005; Behrman & Butler, 2007; Kopelman, 2010）。有關倫理委員會之介紹，請參見本章「兒科倫理委員會」。

　　「倫理討論流程」可提供專業人員以更具結構的方式，進行嬰兒的倫理決策，此討論會並非倫理委員會，而是藉由嬰兒倫理決策模式進行會議，以讓臨床決策過程更合理且具可行性。討論會參與者包含參與該名嬰兒照護與沒有參與照護之專業人員，會議主持人需由一名無參與該嬰兒照護、善於主持、熟稔新生兒加護照護及嬰兒倫理決策模式者擔任。

　　嬰兒倫理決策模式之討論會包含七大步驟(Baumann-Holzle et al., 2005)：

1. 描述嬰兒的醫療照護資訊與社會狀態。

2. 全面性評估：嬰兒倫理決策五大因素、社會背景與情感背景，亦要同時納入醫療風險中。

3. 基於「步驟 2」發展出三個不同的決策情境，用來增強替代方案及有利於逐步進行決策。

4. 由參與嬰兒照護之專業人員產生共識。

5. 規劃如何與父母進行討論。

6. 與父母討論。

7. 評值。

　　父母不需完整的參與該討論會的七個步驟，但會議中需謹慎考量父母之價值觀與生活方式，若父母無法認同會議決定，則須重新召開討論會，並邀請父母參與整個討論會流程，以做出符合嬰兒最佳利益之決策(Baumann-Holzle et al., 2005)。

　　決策的結果需符合健康照護體制、國家制度保護，並支持嬰兒、父母與家庭之共同利益，不應由嬰兒、父母與其家庭單獨承擔所有責任（王、黃，2016）。依聯合國兒童權利公約之理念可知，維護兒童人權乃國家責任，故國家社會應建構以兒童人權為核心之社會責任，家庭有養育與保護兒童之責任，學校提供兒童適合於其發展年齡與身心狀態之教育責任，社會需營造適合於兒童發展之環境，而國家則需強化、監督、協助輔導各環節，以維護兒童最佳利益（施，2011）。因此，不論決策為何，不可忽略的是我們必須滿足嬰兒基本需求之照護，例如舒適護理、發展性及支持性照護等，以基於新生兒與嬰兒之最佳利益，建構出適切各狀態嬰兒與其家庭在決策過程中與決策後，能夠安全成長與增進其生活品質的環境。

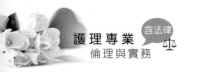

 倫|理|心|思|維

我的需求沒有被看見

　　罹患神經母細胞瘤第四期的 15 歲青少年，在接受多次化學治療與放射線治療後，癌症依然復發。在醫師的建議下，父母決定讓少年接受骨髓移植，於是，少年住進骨髓移植中心，開始接受一連串高劑量化學治療、幹細胞移植及多種預防性抗生素、抗病毒等藥物的治療。

　　為了因應治療的需要，少年的身上充滿了管路，有 Port-A、中央靜脈導管以及周邊靜脈導管。而強烈的高劑量化療藥物，使少年出現許多嚴重的副作用，如劇烈嘔吐和腹瀉、口腔破損、全身皮膚出現如燒傷傷口般地水泡與破皮等。這樣痛苦的治療過程，引發少年許多的負向情緒感受；除了經常因身體疼痛不適而哭泣外，也曾表達認為自己是被騙來接受骨髓移植，是媽媽害他變成現在這樣，他感到很痛苦，想要死掉。他經常與母親在病房內吵架，表達不願意配合治療，雖然媽媽對於少年的身體與情緒反應也感到不捨與難過，但媽媽表示自己沒得選擇，不想孩子死掉，只能採取強硬的態度要求少年配合治療。這樣的治療過程，也使得少年對於醫護人員充滿敵意。

　　最後，該少年因併發肝靜脈栓塞症 (hepatic veino-occlusive disease, VOD)，導致肝功能嚴重受損，且出現嚴重的凝血功能不佳、黃疸、腹水與呼吸困難等情形，經轉往兒科加護病房治療，最終仍因病況越發惡化而去世。

思索與抉擇

1. 在兒科的臨床照護情境中，治療與否，難道只需要徵求父母親的同意？
2. 我們需要或該如何瞭解兒童的治療意願？
3. 兒童治療偏好與意願該如何在醫療照護決策中被採納呢？
4. 若兒童與父母親的意見不同時，又該如何處理呢？

案例參考：洪筱瑩、黃美智 (2014)・同意與贊同：青少年接受骨髓移植之倫理考量・護理雜誌，61(4), 83-89。

❖ 兒童與少年醫療自主權

　　個案之健康資訊乃隸屬個案所有，此已廣為醫護人員所認同，誠實與知情同意更是治療性關係的基礎，且許多國家與國際兒科照護醫學之倫理照護指引中亦明文條例：「與兒童討論健康與疾病之資訊乃是倫理與道德上的義務，且在合理的狀況下，任何照護的執行都應取得兒童的同意(Levetown, 2008)」。

　　我國兒童及少年福利與權益保障法第 2 條中規定：「兒童及少年，指未滿十八歲之人；所稱兒童，指未滿十二歲之人；所稱少年，指十二歲以上未滿十八歲之人。」（全國法規資料庫，2021a）。兒童倫理問題與成人不同，其中一項就是醫療自主決定能力，醫療自主決定能力代表一個人在瞭解與治療相關的字彙、治療本質、治療目的及必要性後，能夠衡量治療的利與弊，並依意願自由地做選擇(Larcher, 2005)。

　　未滿 18 歲的兒童，常被視為未具完整自主權，故經常需要父母或監護人為其醫療決策代理人(Miller, 2010)。然而，年齡僅是在法律上合法與否的判斷，不應是參與醫療決策的必要指標(Abrams et al., 2007)。取得兒童之贊同(assent)是治療照護過程中的必要步驟，贊同取得的目的，是要瞭解孩子是否願意接受即將發生在其身上的治療過程，以及其對於治療選擇的偏好(Dickens & Cook, 2005)。因國內對於兒童贊同權之概念仍屬模糊，故以下將針對贊同權的起源與定義和贊同取得過程之相關事項等，進行描述與說明。

（一）贊同權的起源與定義

　　兒童贊同權之概念起源於兒科研究，最早可追溯到 1977 年美國「生物醫學及行為研究之人類受試者保護國家委員會(the National Commission for the Protection of Human Subjects of Biomedical and Behavioral Research)」，簡稱為「國家委員會」所創立的保護與監控研究機制的報告中。

　　國家委員會認為，兒童應被視為獨立的個體，其意願與偏好需要被瞭解與尊重，故參與研究與否，需要取得兒童的贊同(Unguru et al., 2008)。1983年美國聯邦政府人類受試者保護法中定義贊同(assent)代表的是兒童表達想參與研究之意願(affirmative agreement to participate)，取得兒童贊同是尊重其權益的表現，贊同權給予兒童表達偏好、拒絕參與或持有不同意見之權力(Miller, 2010; Spriggs & Caldwell, 2011)。

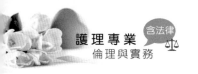

（二）贊同權於兒科醫療照護情境之應用

在相同的理念下，兒童贊同權的概念亦逐漸被應用於醫療照護決策當中。過去因兒童總被視為是脆弱，且未具完整決策能力的個體，故其醫療照護決策總需要父母親或監護人來代理。然而，就算兒童僅具備有限的自主能力，也不應將其排除於醫療決策之外；讓兒童行使醫療照護贊同權的核心價值，乃期望能讓他們有機會參與可能對自己造成影響的決策過程。

在兒科的醫療照護情境當中，需依照兒童的發展與成熟度來進行贊同，或甚至是同意(consent)取得與否的判斷，其判斷標準可參考如下(Bartholome, 1995; Miller, 2010)：

1. 當照護對象為嬰幼兒時，醫療照護的給予與否，通常以取得父母親同意為依據，此時父母親被認為是最能基於兒童最佳利益之決策代理人。

2. 當照護對象為在認知與生理、心理等各方面逐漸成熟的兒童時，兒科醫療照護的給予，不僅要取得父母親的許可(informed permission)，也應取得兒童之贊同(Bartholome, 1995)。

3. 當照護對象為青少年時，需要特別注意法律上賦予某些特殊青少年擁有完整之自主決定能力，如獨立的青少年（emancipated minor；指脫離父母或監護人而能完全獨立生活之未滿 18 歲的未成年人，如已婚者）、成熟的青少年（mature minor；指雖仍受到父母的監護，但已具備適當的決策能力，並且瞭解自身的醫療情形者），或是尋求特殊醫療（如性病、心智疾病、藥物濫用、墮胎等）之青少年，故此時醫療照護的給予與否，需要獲得青少年同意，且不需另外取得其父母之同意。

（三）取得兒童贊同的過程

Bartholome (1995)指出取得兒童贊同的過程應包含以下幾個步驟，依序分別為：

1. 以符合兒童各發展階段能力的方式瞭解自己的疾病狀態。

2. 告知兒童將經歷怎麼樣的檢驗與治療程序。

3. 評估兒童對於以上說明內容的瞭解程度，以及是否存在可能脅迫兒童接受檢驗或治療的不適當壓力。

4. 取得兒童接受治療或照護意願之表達。

　　雖然學者已提出兒童贊同取得過程之建議，然而其中仍存有許多爭議，如該如何評估兒童具備足夠成熟行使其贊同權之能力、年齡是否是其成熟度考量的必要條件、誰應參與贊同取得的過程，以及如何解決兒童贊同與父母同意不一致的問題等(Unguru et al., 2008)，針對上述之爭議，下列將逐一論述，以做為參考。

1. 兒童成熟度之評估

　　年齡長久以來是兒童贊同取得與否的爭議焦點。過去認為贊同取得與否的考量，必須基於兒童能對研究內容或治療過程有一定程度的瞭解，才有取得兒童贊同之必要(Dorn et al., 1995; Unguru et al., 2008)。由皮亞傑的認知發展理論中，可以瞭解 7~11 歲的兒童進入具體運思期，此時的兒童能夠操作具體物來協助思考，而 11~16 歲之兒童，則進入形式運思期，具備邏輯與抽象思考能力，故早期學者指出，僅需取得學齡期以上兒童之贊同表達(Dorn et al.,1995)。

　　然而必須瞭解的是，贊同(assent)並非同意(consent)，贊同的取得並非要兒童如同成人行知情同意的過程，故贊同的取得，並不需要求兒童具備如成人般的自主決策能力，兒童就算無法完全瞭解治療或研究的所有訊息，他們仍然具備足夠能力可以決定是否接受治療或參與研究，特別是對他們無直接益處的治療與研究。個人的自主決定能力，不僅受到個體內在如認知、生理、情緒、生活經驗及健康狀態等所影響，譬如疼痛時可能會降低一個人的自主決定能力，疾病的經驗可能會提高自主能力，另外也受到外在醫療訊息提供之影響。提供符合兒童認知程度之研究或醫療的相關訊息，亦可增加其自主決策能力，可知年齡並非評估兒童參與醫療決策過程與否的單一因素，應有多方的考量，並盡量讓兒童有機會以各種方式，如口頭允諾、書面簽署等來表達其意願與偏好(Hein et al., 2012; Katz et al., 2016)。

2. 誰應參與取得贊同的過程

　　此過程需要考量每個家庭與兒童的個別差異；對多數父母來說，他們可能不知道或不認為兒童可以被邀請一起參與醫療決策過程，另外，兒童的個別差異也是需考慮之因素，因為有些兒童對於自己有限的決策能力感到安心，但有些兒童則強烈地需要大人重視其意願與需求，故醫療人員在贊同取得過程中扮演重要的角色，向父母保證其決策將會受到重視與尊重

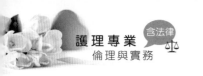

的同時，也應教育他們不能忽略兒童對於醫療照護的意願與需求，兒童也應瞭解他們可以參與醫療決策過程，並且其意願與偏好的表達，將獲得醫療人員的尊重。

　　贊同取得過程應有哪些成員參與，並無絕對的答案與固定的模式，需要依照情境作彈性調整，如此一來，取得兒童贊同的過程才有具體施行的可能(Unguru et al., 2008)，其中重要的共識應是：

(1) 兒童的觀點應受到重視。

(2) 兒童對所參與醫療決策之瞭解程度及偏好很重要。

(3) 醫療研究人員必須誠實並坦率，應向父母及兒童完整地揭露應有的治療相關訊息、其他治療之選擇與各種治療選擇潛在的倫理利益衝突。

(4) 贊同取得過程必須是多元且具彈性。

3. 如何解決兒童贊同與父母同意不一致的問題

　　一般而言，通常有明顯證據顯示該治療能夠帶給兒童最佳利益時，父母的同意權會超越兒童的贊同權，也就是此時兒童表達拒絕治療的權利，在倫理與法律上通常是無法被接受的，但仍不可將他們從醫療決策中排除掉，也不可欺騙兒童，應告知其治療詳情，並盡量溝通以取得其贊同。

　　當治療的利益與風險不明確，且無法確認個案能否受惠時，兒童的治療偏好就更應受到重視，並納入醫療決策考量中(Dickens & Cook, 2005; Larcher, 2005; Ungar et al., 2006; Katz et al., 2016)，若父母與孩子的偏好衝突仍無法解決時，可尋求醫院倫理委員會的協助，倘若仍無法達成協議，則可能需要尋覓正式的法律程序來進行裁決(Bartholome, 1995)。

4. 取得兒童贊同之益處

　　未成年人一直被認為是脆弱且易受傷害之族群，故其權益特別需要受到保護，而贊同的取得，便是給予兒童發聲的機會，是保護兒童權益的方式之一。兒童贊同的取得不僅能符合倫理道德的要求，其中還包含許多好處(Diekema, 2003; American Academy of Pediatrics, 1995; Abrams et al., 2007)，如圖 5-2 所示。

　　醫療人員與父母親都必須瞭解，即使是未成年人，其對於疾病診斷、治療與預後的想法與感受，都應該受到尊重(Freyer, 2004)。

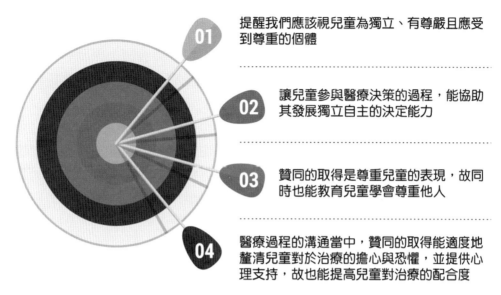

01　提醒我們應該視兒童為獨立、有尊嚴且應受到尊重的個體

02　讓兒童參與醫療決策的過程，能協助其發展獨立自主的決定能力

03　贊同的取得是尊重兒童的表現，故同時也能教育兒童學會尊重他人

04　醫療過程的溝通當中，贊同的取得能適度地釐清兒童對於治療的擔心與恐懼，並提供心理支持，故也能提高兒童對治療的配合度

▶ 圖 5-2　取得兒童贊同之益處

5. 贊同取得過程中告知與溝通的議題

　　兒童贊同取得與否的干擾因素之一，便是父母不願意將孩子的病情，或是治療相關訊息透露給兒童瞭解，此乃因父母總是期望能夠保護兒童，避免孩子對於病情或治療感到困惑或苦惱，故父母希望對孩子隱瞞醫療照護訊息。然而，贊同取得的關鍵步驟之一，便是醫療訊息需要依照兒童之發展適度地揭露，以促使孩子對於自己病情或治療之瞭解，故處在此情境下的醫療健康專業人員，必須瞭解自己的角色與職責所在。

　　19 世紀的 Dr. Worthington Hooker 認為：「兒童如同成人，能夠理解公平與誠實的治療，且具有醫療知情之權利」；而美國兒科醫學會也指出，與兒童討論健康與疾病，是醫療健康人員倫理與道德上的義務，故向兒童告知病情與治療，是醫療健康人員之責任與義務。然而，告知與溝通的內容與方式，需要依照情境做適度的調整，首先醫療健康專業人員要尊重父母的親職照護角色，把父母與家庭的期待與價值觀納入考量中，尤其當醫療訊息的揭露，可能造成兒童傷害並且無法帶來幫助時，健康照護專業人員在與個案和家屬建立關係的早期，就應當要對他們訊息獲得的需求、溝通的喜好等進行瞭解。必要時，醫療健康專業人員要與父母合作，以進行部分訊息的告知，這樣既能避免告知與溝通過程帶給兒童不必要的傷害，也能符合孩子與家屬的期待。不過有時醫療專業人員有責任與義務教育父母，讓其瞭解告知與溝通將帶給孩子哪些益處，如當孩子罹患慢性疾病

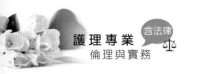

時，病情與治療的告知，將使他們懂得如何與疾病共處，以及如何自我照護等；罹癌甚至是瀕死的孩子，也應該與他們討論病情，因為只有透過溝通此話題，我們才有機會瞭解孩子的擔憂與害怕，也才能有機會提供支持與保證。

　　醫療決策過程中，醫療人員應適度教育父母瞭解取得兒童贊同之重要性，並引導孩子參與醫療決策過程。然在決策過程中，醫療人員必須瞭解父母所面對的壓力以及親職責任，如此才有機會引導父母基於孩子的最佳利益來做考量，故在醫療決策與溝通的過程中，醫療健康照護人員應保持敏感度，並持續提供父母與兒童之情緒支持。

5-5　兒科倫理委員會

 倫理心思維

現代彼得潘(Pillow Angel)

　　出生於美國，時年 9 歲的艾希莉(Ashley)，因為罹患靜止性腦部病變(static encephalopathy)的罕見疾病，所以不能翻身抬頭，更不會走路、說話，甚至不會吞嚥食物，醫師斷定她的心智只能停頓在嬰兒期，父母暱稱她是「枕頭天使」，因為他們經常把她放在枕頭上，而她就動也不動，一直躺在那裡。

　　後來艾希莉逐漸長大，並且出現早熟青春期的跡象，她的父母要求醫師採取手術與荷爾蒙治療，讓她可以永遠保持在兒童的體態，2004 年西雅圖兒童醫院的醫師切除了她的子宮、盲腸以及正在發育的乳房，並且使用高劑量雌激素來阻斷艾希莉的發育，永遠像個兒童的艾希莉，讓她的父母方便照護她，而艾希莉也可以持續地與家人出遊、參加社交活動。父母認為這樣做可以降低艾希莉罹患各種病痛的機率，如不會有經痛的問題，也不會罹患子宮癌及乳癌，故父母親認為手術與高劑量雌激素治療，能夠提高艾希莉此般罕病兒童的生活品質，然而艾希莉父母親的作法，引起了許多倫理的爭議。

思索與抉擇

　　接受手術與荷爾蒙治療是否符合艾希莉的最佳利益？讓父母方便照護，足以形成艾希莉接受手術與荷爾蒙治療的主要原因嗎？一個合理的倫理困境決策制訂需要考量哪些因素呢？

案例參考：

1. TIME. (2007). *Pillow angel ethics*.
   https://content.time.com/time/nation/article/0,8599,1574851,00.html

2. *Ashley treatment*. (2022, August 8). In Wikipedia, the free encyclopedia. Retrieved December 13, 2022, from http://en.wikipedia.org/wiki/Ashley_Treatment

　　在醫療決策的過程當中，醫療專業人員應與父母親協同合作，基於兒童的最佳利益來進行醫療決策之制訂，但在這過程中，可能會產生意見相左之衝突，不論是在孩子與父母間，或醫療專業與個案或家屬間，此時更需要仰賴第三公正單位－兒科倫理委員會，來協助進行困難倫理議題之決策。

　　倫理委員會緣起於 1976 年美國紐澤西 Karen Quinlan 之植物人事件，Karen 的父母認為一個人活著要有尊嚴，而 Karen 以植物人的狀態存活著，是喪失尊嚴的情形，故其父母要求撤除一切 Karen 身上的治療，當時紐澤西最高法院認為，人有權利拒絕不想要之治療，故同意 Karen 父母之要求。兒科倫理委員會則緣起於 1982 年 Baby Doe 事件，然而這兩個事件中，父母的決定是否完全符合孩子的最佳利益，在當時是引起許多爭議與社會輿論譴責的，也因此面對這些困難解決的倫理議題，需要更多方面的考量，兒科倫理委員會便因應需求而產生。

　　兒科倫理委員會應該為一個獨立(independent)、多元(pluralistic)、多學科(multidisciplinary)的單位。在困難決策的臨床倫理案例中，兒科倫理委員會扮演著顧問的角色，也就是說，兒科倫理委員會並非取代個案、家屬，或者是醫師做決定的權利，而是基於個案的最佳利益，權衡可預期的利弊，做出最合適的倫理建議，而最後決定權還是回歸到個案、家屬及醫師三者當中。

　　兒科倫理委員會的組成被期待為多元、多學科，故組成成員應包括兒科主治醫師、住院醫師、護理師、兒童心理師、社工師、宗教師、律師、哲學家或倫理學家、醫院行政者等。而這些成員必須受過一定的倫理訓練，部分成員需擁有倫理相關的學位，甚至是受過哲學、法律、神學的教育，且這些

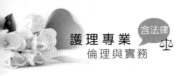

成員應盡量不要隸屬於同一間醫療機構。這些組成的原則，除了可以避免利益衝突外，也能夠讓委員會具有更多元寬廣的意見進入該委員會中。醫院兒科倫理委員會的適用對象，包括個案、家屬和醫療照護人員，且兒科倫理委員會應該是透明且可近性高的單位，意即適用對象應該都能清楚地瞭解兒科倫理委員會的存在、其功能為何，以及如何地使用它等。

兒科倫理委員會的啟動，會先透過委員會初步諮詢，並且評估判斷該議題是否為困難決策之倫理問題，再依照問題的型態，如急迫性、議題的困難程度等，決定倫理委員會的召開型式，如個人諮詢、小團體諮詢或全體委員會成員出席討論等，以能協助家屬及醫療照護人員獲得最合宜之醫療決策。

結　論

本章藉由討論兒童人權為起始，提出最佳利益準則，作為協助家長為其子女進行醫療決策之依據，並提出新生兒及嬰兒期之案例，強化以此原則進行決策之相關考量因素及執行過程。

兒童及青少年在具備理解本身之健康狀態和所接受之醫療措施下，協助其表達贊同的過程，除了尊重他們對其自身權益的決定，亦能提升其對決策過程之參與程度。針對健康照護人員如何協助其表達贊同的過程，以及各種考量因素，提出詳細的說明。

醫院內成立兒科倫理委員會乃是以第三者的公正立場，協助調解健康照護人員與家長在醫療決策上之衝突，此委員會須具有多元觀點，能通盤考量家屬及醫療照護人員倫理兩難的議題，提出最後的決策，消彌兩方決策衝突，達成共識，以解決兩難之困境。

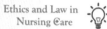

問題討論

Ethics and Law in
Nursing Care

1. 臺灣醫療護理教育深受西方醫學護理教育影響，然而，個人價值觀與倫理道德的建構和社會、文化脫離不了關係。以最佳利益準則進行倫理決策，需考量新生兒與嬰兒之最佳利益，以及考量家庭之利益，您認為臺灣社會與文化對於父母及專業人員，以最佳利益準則進行兒科倫理決策的影響可能為何？

2. 取得兒童參與研究或治療照護之贊同表達是必要的倫理考量，您認為臺灣教養文化對兒童自主表達之影響為何？要如何在臺灣臨床環境中推動兒童贊同之取得？

3. 醫療健康照護人員是醫療決策過程之重要角色，您認為不論談及新生兒照護倫理決策或擁護兒童贊同權過程時，除了應對兒童倫理議題具備相當的倫理敏感度之外，還有哪些能力是兒科醫療照護人員所應具備的呢？

4. 醫院中設置兒科倫理委員會的目的，主要是協助健康照護人員及家長進行合宜之醫療決策。您認為在臺灣的文化及所處的情境下，此委員會可能有哪些擴充的功能？

參考資料

Ethics and Law in
Nursing Care

王淯汶、黃美智(2016)・基於新生兒與嬰兒最佳利益準則進行倫理決策・*臺灣生命倫理學刊*，*4*，27-36。

全國法規資料庫(2014)・*兒童權利公約*。
　　https://law.moj.gov.tw/LawClass/LawAll.aspx?pcode=Y0000062

全國法規資料庫(2021b)・*民法*。
　　https://law.moj.gov.tw/LawClass/LawAll.aspx?pcode=B0000001

全國法規資料庫(2021a)・*兒童及少年福利與權益保障法*。
　　https://law.moj.gov.tw/LawClass/LawAll.aspx?PCode=D0050001

江巧琴、李絳桃、王昭慧、唐婉如(2007)・母親經歷新生兒死亡的經驗與感受－質性回溯性研究・*護理雜誌*，*54*(5)，48-55。

李晴玉(2013)・*早產兒父母親參與加護病房醫療決策之經驗*（未發表的碩士論文）・長榮大學護理學系。

施慧玲(2011)・從《聯合國兒童權利公約》到子女最佳利益原則－兼談法律資訊之應用與台日比較研究方法・*臺灣國際法季刊*，*8*(2)，95-150。

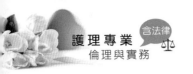
洪筱瑩、黃美智(2014)．同意與贊同：青少年接受骨髓移植之倫理考量．*護理雜誌, 61*(4), 83-89。

張麗娟、黃美智(2009)．先天性畸形新生兒不施行心肺復甦術的倫理抉擇．*護理雜誌，56*(3)，99-104。

Abrams, A. N., Hazen, E. P., & Penson, R. T. (2007). Psychosocial issues in adolescents with cancer. *Cancer Treatment Reviews, 33*(7), 622-630.

American Academy of Pediatrics, Committee on Bioethics. (1995). Informed consent, parental permission, and assent in pediatric practice. *Pediatrics, 95*(2), 314-317.

Aziz, K., Henry, C., Escobedo, M. B., Hoover, A. V., Kamath-Rayne, B. D., Kapadia, V. S., ... Zaichkin, J. (2021). Part 5: Neonatal resuscitation 2020 American Heart Association guidelines for cardiopulmonary resuscitation and emergency cardiovascular care. *Pediatrics, 147*(Supplement 1). e2020038505E.

Bartholome, W. G. (1995). Informed consent, parental permission, and assent in pediatric practice. *Pediatrics, 96*(5 Pt 1), 981-982.

Baumann-Holzle, R., Maffezzoni, M., & Bucher, H. U. (2005). A framework for ethical decision making in neonatal intensive care. *Acta Paediatrica, 94*(12), 1777-1783.

Beauchamp, T. L., & Childress, J. F. (2019). *Principles of biomedical ethics* (6th ed.). Oxford University.

Behrman, R. E., & Butler, A. S. (2007). *Preterm birth: Causes, consequences, and prevention.* The National Academy of Sciences.

Catlin, A. (2009). Five incredible babies, five paradigm cases that greatly influenced neonatal ethics: What do their parents say today? *Advances in Neonatal Care, 9*(6), 287-292.

Dickens, B. M., & Cook, R. J. (2005). Adolescents and consent to treatment. *International Journal of Gynaecology and Obstetrics, 89*(2), 179-184.

Diekema, D. S. (2003). Taking children seriously: What's so important about assent? *The American Journal of Bioethics, 3*(4), 25-26.

Dorn, L. D. , Susman, E. J., & Fletcher, J. C. (1995). Informed consent in children and adolescents: Age, maturation and psychological state. *Journal of Adolescent Health, 16*(3) 185-190.

Duff, R. S., & Campbell, A. G. (1973). Moral and ethical dilemmas in the special-care nursery. *The New England Journal of Medicine, 289*(17), 890-894.

Freyer, D. R. (2004). Care of the dying adolescent: Special considerations. *Pediatrics, 113*(2), 381-388.

Hein, I. M., Troost, P. W., Lindeboom, R., de Vries, M. C., Zwaan, C. M., & Lindauer, R. J. (2012). Assessing children's competence to consent in research by a standardized tool: A validity study. *BMC Pediatrics*, 12, 156.

Janvier, A., Leblanc, I., & Barrington, K. J. (2008). The best-interest standard is not applied for neonatal resuscitation decisions. *Pediatrics, 121*(5), 963-969.

Kars, M. C., Grypdonck, M. H., & van Delden, J. J. (2011). Being a parent of a child with cancer throughout the end-of-life course. *Oncology Nursing Forum, 38*(4), E260-271.

Kattwinkel, J., Perlman, J. M., Aziz, K., Colby, C., Fairchild, K., Gallagher, J.,...Zaichkin, J. (2010). Neonatal resuscitation: 2010 American Heart Association guidelines for cardiopulmonary resuscitation and emergency cardiovascular care. *Pediatrics, 126*(5), e1400-1413.

Katz, A. L., Webb, S. A., Macauley, R. C., Mercurio, M. R., Moon, M. R., Okun, A. L., ... COMMITTEE ON BIOETHICS. (2016). Informed consent in decision-making in pediatric practice. *Pediatrics, 138*(2).

Kopelman, L. M. (2007). The best interests standard for incompetent or incapacitated persons of all ages. *The Journal of Law, Medicine & Ethics, 35*(1), 187-196.

Kopelman, L. M. (2010). Using the best-interests standard in treatment decisions for young children. In G. Miller (Ed.), *Pediatric Bioethics* (pp. 22-37). Cambridge University Press.

Larcher, V. (2005). Consent, competence, and confidentiality. *British Medical Journal, 330*(7487), 353-356.

Levetown, M. (2008). Communicating with children and families: From everyday interactions to skill in conveying distressing information. *Pediatrics, 121*(5), e1441-e1460.

Miller, G. (2010). *Pediatric bioethics*. Cambridge University Press.

Orzalesi, M. M., & Cuttini, M. (2011). Ethical issues in neonatal intensive care. *Ann Ist Super Sanita, 47*(3), 273-277.

Placencia, F. X., & McCullough, L. B. (2011). The history of ethical decision making in neonatal intensive care. *Journal of Intensive Care Medicine, 26*(6), 368-384.

Soltys, F., Philpott-Streiff, S. E., Fuzzell, L., & Politi, M. C. (2020). The importance of shared decision-making in the neonatal intensive care unit. *Journal of Perinatology, 40*(3), 504-509.

Spence, K. (2000). The best interest principle as a standard for decision making in the care of neonates. *Journal of Advanced Nursing, 31*(6), 1286-1292.

Spriggs, M., & Caldwell, P. H. (2011). The ethics of paediatric research. *Journal of Paediatrics and Child Health, 47*(9), 664-667.

Streuli, J. C. (2015). The concept of best interests in clinical practice. In *the nature of children's well-being* (pp. 179-190). Dordrecht.

TIME. (2007). *Pillow angel ethics*.
https://content.time.com/time/nation/article/0,8599,1574851,00.html

Ungar, D., Joffe, S., & Kodish, E. (2006). Children are not small adults: Documentation of assent for research involving children. *Journal of Pediatrics, 149*(1), S31-33.

Unguru, Y., Coppes, M. J., & Kamani, N. (2008). Rethinking pediatric assent: From requirement to ideal. *Pediatric Clinics of North America, 55*(1), 211-222, xii.

Wendler, D., & Shah, S. (2003). Should children decide whether they are enrolled in nonbeneficial research? *The American Journal of Bioethics, 3*(4), 1-7.

Ashley treatment. (2022, August 8). In Wikipedia, the free encyclopedia. Retrieved December 13, 2022, from http://en.wikipedia.org/wiki/Ashley_Treatment

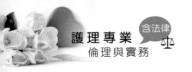
建議閱讀書籍：

Jodi Picoult. (2006)・*姊姊的守護者*（林淑娟譯）・臺灣商務。（原著出版於 2005）

Lisa Belkin. (2007)・*派屈克的生死抉擇*（錢莉華譯）・天下文化。（原著出版於 1994）

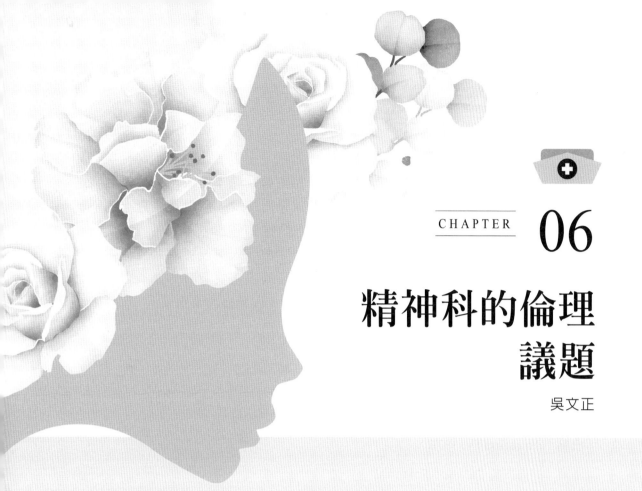

CHAPTER 06

精神科的倫理議題

吳文正

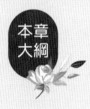

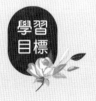

- ・　瞭解倫理與法律之相同與相異處
- ・　瞭解倫理學說中原則主義之優點與缺點
- ・　當有倫理爭議時能說出行為是否符合法律與倫理之要求
- ・　可說出在強制醫療下如何保護病人權益
- ・　能說出如何以正義之倫理來分配有限之醫療資源
- ・　瞭解未來照護病人倫理原則之趨勢

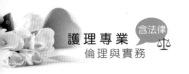

前　言

　　精神病之病人，係因生病而導致精神異常之病人。此類病人具有異常之思想、情感、知覺，和行為方面之障礙。相對於身體不健康之人，精神病人因為社會之汙名化，反而比較不能為一般大眾所接受，所以常被冠上「不定時炸彈」之誤解。由於精神病人罹病之初，欠缺病識感，不容易認知自己生病之事實，在大多數病人無法及時求醫下，少數病人可能會導致自身或其他人受到傷害，也因此，如何在必要時強制此類病人接受及時、適當之醫療處置，又同時保障他們權益，在倫理上如何決定，就顯得非常重要。

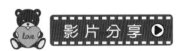 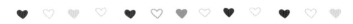

▶ **飛越杜鵑窩(One Flew Over the Cuckoo's Nest)**

出品：Aquarius TV, 1975

導演：米洛斯福曼(Milos Forman)

主演：傑克尼克遜(Jack Nicholson)

劇情：

　　麥克莫菲為了想躲避監獄裡的勞動而假裝精神病被送到精神病院，雖然醫生不認為麥克莫菲罹患精神病，卻並未讓他離開醫院，劇中的護士拉契特在醫院中嚴格執行許多規定，麥克莫菲認為醫院規定應該是要有彈性的，他曾經向護士提出要調整音樂的音量或調整看電視的時間，但是都被拒絕了，制度化是這裡的一切。麥克莫菲住院時發現許多病友都是「自願」住院的，他很驚訝這些人為什麼寧願放棄自由來這裡過著一成不變的生活，原來是那些病人不被外界所接受，所以他們選擇了逃避，麥克莫菲叛逆不羈的性格也讓他成為醫院中的異類，他帶著病友逃出醫院出海釣魚、闖進護理站……，最後他決定逃出醫院，前一晚他找女朋友進來醫院，在醫院喝酒、開派對，最後他被強制實施了精神外科手術－腦白質截斷術(leucotomy)，成為一個完全沒有自主意志的人。

討論提綱：

　　本片雖然是一部以精神病院所發生的故事來暗喻專制政權的政治影片，而不是一部探討精神醫療的專業影片，但仍然可以作為我們對於精神病人權益與治療討論的素材。

184

1. 護士拉契特表示很多病人花很久的時間才適應這樣的生活習慣，所以不能輕易變更，您認為這樣的做法恰當嗎？建立固定的生活模式對病人有什麼影響？

2. 1930~1950 年腦白質截斷術盛行，這個做法在目前看來有哪些倫理爭議？

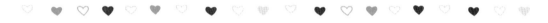

6-1　成人與精神科倫理概論

　　護理(nursing)之專業發展，與其他醫學專業相同，係建立在倫理、法律與專業三方面教育訓練之基礎上，專業教育訓練，提供護理專業所必要之知識、技術與經驗，而法律與倫理則提供專業活動之規範，但倫理與法律仍有以下四點之差異[1]：

1. 法律拘束人外在行為；倫理支配內在人心。

2. 倫理重在義務；法律則權利與義務並重。

3. 法律由國家依據一定法定程序產生；倫理則為社群共識。

4. 法律之制裁主體為國家，效果明確有效；倫理之制裁則為個人良心或社群清議，效果模糊薄弱。也因此，法律提供規範之最低標準；而倫理則提供與法律相同或較高之標準。

　　倫理一詞，來自希臘 ethos 一字，其意義為「社群精神(the spirit of a community)」，有 Thompson 等學者將倫理定義為：「道德社群之集體信仰與價值之體系(the collective belief-and-value system of any moral community)」，價值為道德與倫理之起點，價值塑造個人之道德，再由個人道德形成社會之倫理，最後反過來影響個人價值，最後形成一個循環(Thompson et al., 2006; Carvalho et al., 2011)。

一、倫理之定義(Staunton & Chiarella, 2008)

　　首先確定倫理「是什麼(what it is)」及「不是什麼(what it is not)」。

---

[1] 雖然倫理與道德不全然相同，但一般而言，可將倫理等同於道德論述，此段比較以取代道德做比較（鄭、黃，1999）。

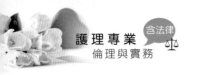

關於倫理是「是什麼(what it is)」，倫理是研究「什麼是必須做(the study of what should be done)」之學問，因此可以延伸至以下五點：

1. 倫理是：廣泛涉及有利於人類興盛與福祉，以及和平社會之建構與維持。

2. 倫理是：較多描述我們必須做什麼，而較少描述我們實際做什麼。

3. 倫理是：運用理智與道德正當化去定義什麼應為與不應為（包括行動與程序）之系統性步驟。

4. 倫理是：具體化普世之概念，並因此與每個個人皆有關。

5. 倫理是：最重要的，因此優於法律、政治、自利。

關於倫理「不是什麼」：

1. 倫理不是：只要遵循，就可達到正確行為之專業倫理規範或指引。

2. 倫理不是：專業小案例(etiquette)或意見。

3. 倫理不是：醫院政策或醫療權威。

4. 倫理不是：宗教或道德。

5. 倫理不是：法律。

6. 倫理不是：感覺或直覺。

7. 倫理不是：實證資料。

8. 倫理不是：公共意見或共識。

9. 倫理不是：遵循監督者或管理者之命令。

二、成人倫理學說之介紹(Staunton et al., 2008)

主要倫理學說包括以下幾種：

1. 目的論倫理學(teleological ethics) (Schwartz et al., 2002; Roberts & Dyer, 2004)：目的論倫理學又稱為「以原則為基礎(principle-based ethics)」之倫理學，希臘文 telos，即是指目的(end/goal)，此學說重視行為之結果與對結果之故意(intent)。「處境主義」，為目的論之一種形式，認為某一決定是否道德正確，端視其所處之情境而定，因為此理論認為沒有二個案例會相同，其核心概念在於「完全視情況而定(it all depends)」。其缺點在於沒有一般規則或原則可供決定之用。

2. 義務論倫理學(deontology) (Schwartz et al., 2002; Roberts et al., 2004)：義務論倫理學以「規則為基礎(rule-based)」之倫理學，此學說源自德國哲學家康德(Immanuel Kant, 1724~1804)之見解，本理論係以責任為基礎(duty-based)來做倫理決定，重視行為之正確性，不管行為結果是有益或有害。認為行為在道德上是否正確，須同時考量行為者是否基於理性、故意去實現義務，若欠缺此種故意之主觀要素時，亦非合乎倫理之行為。本理論缺點有二：其一，因為只重視行為而不管行為結果如何，可能導致有害之結果；其二，對於義務之範圍，尚無共識。但所謂之「定言式令(categorical imperatives)[2]」形成，有以下三項標準：(1)能夠且必須是可以普世化(universalizable)之行為；(2)待人本身即是目的而非手段；(3)己所欲、施於人。

3. 德行倫理學(virtue ethics) (Stanford Encyclopedia of Philosophy, 2012)：此學說，強調德行及行為之人，亦即重視人之內在特質(inherent character)，而不像義務論學說強調責任(duty)、規則(rule)，或像結果論學說強調行為之結果(consequence)。相對於目的論、義務論著重在「什麼是道德上正確之行為」，本學說認為「我應該是什麼」優先於「我應該做什麼」，故而重視培養道德主體（人）之道德特質，也經由人之道德培養，才能做出符合倫理之判定。本學說認為德行比道德規則更基本、更有價值，因為道德規則無法規範人之所有行為。本學說源自古希臘柏拉圖學說，尤其是亞理斯多德學說，經托馬斯阿奎那(Thomas Aquinas, 1225~1274)等傳承，為西方傳統研究倫理行動學問之「規範倫理學(normative ethics)[3]」三大主流之一，直至啟蒙時期沒落後，在 1950 年代才再復興。其核心理論包括德行(virtue)、實踐智慧(practical wisdom)[4]、幸福(eudaimonia)[5]等三項重點。本

---

[2] 依據康德哲學，所謂「定言令式」，包括「定言」及「令式」二部分。「定言」相對於「假言(hypothetical)」係指一項行為產生，純粹是基於道德考慮並無外在條件，而假言則是在感性慾望、有條件前提之下所產生。故「定言式令」是道德主體「人」之理想狀態。而所謂「令式」，即指「命令形式」。康德認為，人兼具感性與理性，因感性經常支配理性致使人無法表現善行，甚至違反道德誡命，故必須以「命令」（此即「義務」）之形式呈現道德（朱，2000）。

[3] 倫理學依據學理可以分為「規範倫理學(normative ethics)」與「非規範倫理學(non-normative ethics)」，一般常見者為前者，本文所介紹及討論者皆為此類，而後者則可再分為「描述性倫理學(descriptive ethics)」、「形上倫理學(meta-normative ethics)」，描述性倫理學係指實際描述道德行為與理念之倫理學，而形上倫理學則是指分析道德名詞與概念意義且加以推論之倫理學，其在於回答「善本身為何？」之基本問題（盧，1998）。

[4] 來自希臘文 phronesis，英文翻譯為 prudence，係指可以以理性來判斷是非對錯之能力狀態(College, Lacewing, 2013)。

[5] Eudaimonia 為希臘文，相當於英文 well-being, happiness, blessedness，若在德行理論架構下，係指 human flourishing 之意。此種幸福，非主觀感受，而是客觀狀態(Social Stigma, 2022)。

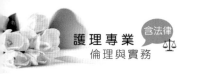

學說反對規則，認為德行可以經由德行之習慣(habit)培養，本學說缺點至少有二：其一，在於對於哪些德行被肯定尚無一致之見解；其二，被質疑若無規則可循，那又如何解決倫理問題(Schwartz et al., 2002)。

4. 「結果主義(consequentialism)」(Schwartz et al., 2002)：本理論認為，行為結果決定行為是否在道德上正確，亦即若是有益之結果，則該行為即是道德正確。「效益主義(utilitarianism)」作為結果主義之分流，認為若能為最多數人謀取最大福祉之行為，即是道德上正確之行為。反過來說，若無法達成以上結果，則減少至最少數人傷害之行為，即是道德上正確之行為。本理論缺點有二：其一，無法預測哪種行為是最有益或最小傷害之行為；其二，對於為遇見或欠缺故意之結果，仍是道德上錯誤之行為。

5. 詭辯(casuitry) (Schwartz et al., 2002)：本理論強調分析與決定建立在前例之基礎上。不過，其缺點在於必須要有前例可循下才適用。

6. 直覺說／直觀論(intuitionism) (Schwartz et al., 2002)：重在做倫理決定時人之角色。認為人先天在出生時即會分辨對錯，或者經由後天練習而學會，其缺點是：只靠直覺，欠缺指引，其結果可能由個人偏見而非理性辯證後做決定。

7. 相對主義(relativism) (Schwartz et al., 2002)：主張沒有絕對或固定方法去判斷對錯，判斷對錯，係來自個人所處之文化與宗教習慣決定何者是對或是錯。本學說之優點，在於可以學習尊重跨文化之情境，但其缺點，在於沒有判斷普世認為對錯行為之標準。

8. 實用主義(pragmatism) (Schwartz et al., 2002)：認為在理論與實務之間，應該要有必要、基本之連結，此理論可利用原則(principle)將理論引導至應用倫理之領域（例如健康倫理、生物倫理等）。缺點在於過度投機，其原則幾乎可以調整運用至任何領域中。

9. 自由主義(liberalism) (Schwartz et al., 2002)：來自英國約翰司徒爾特密爾(John Stuart Mill, 1806~1873)之理論，此學說認為個人以不影響他人自由為其自由決定之範圍。此涉及每個人對自由與忍受定義不同而無法有一致標準。

10. 照顧倫理(ethics of care) (Schwartz et al., 2002)：此由女性主義 Carol Gilligan 所開創，此學說係因對自由主義會導致對他人冷漠之反應而來，

認為我們應對於那些需要我們協助之人承擔責任，並從事對其最佳利益之行為。認為有時可以改變規則，為達到他人未來之自主性而加以干涉他人之自主行為，也因此，這學說被批評是偽裝之「君父主義」。

11. 權利論(rights) (Schwartz et al., 2002)：此學說係以法律觀點保護特定之行為，依據英美法，一般可分為「積極權利(positive right)」與「消極權利(negative rights)」，前者可請求他人履行義務，後者則可排除他人侵害。若他人未履行義務或有侵害之行為時，則可能會遭受法律之不利益或處罰。本學說缺點在於權利間可能產生衝突，例如個人間、個人與群體間、甚至個人自己多項權利間。

12. 原則主義(principlism)：本學說來自二位美國學者 Tom L. Beauchamp 及 James F. Childress 在 1979 年出版《The Principles of Biomedical Ethics》一書，當中提出自主、行善、不傷害、正義四大主要倫理原則，此已經成為當今醫學倫理主要指引理論之一。四大倫理原則分述如下：(1)尊重自主原則(respect for autonomy)：係指尊重權利主體（個人）所做之決定。自主代表個人具有自我決定、自我管理之能力，能夠在充分獲得必要之資訊下，可以做出理性決定；(2)不傷害原則(non-maleficence)：此即是自希臘西波克拉底斯以降、傳統西方之醫學倫理格言「首先是不傷害」（拉丁文 Primum non nocere，英文 first do no harm）之意；(3)行善原則(beneficence)：在消極不傷害他人之前提下，要求積極促進他人之福祉；(4)正義原則(justice)：係指公平(fair)、平等(equal)對待他人。

原則主義最大缺點，即是在原則之間，若有競合或互相牴觸時，如何排定其優先順序，若以當今盛行之「以病人中心(patient-centered)」之醫療模式而言，四原則應該以自主原則為最高原則，自主包括自己做決定、有權決定、同意或拒絕治療(Wheeler, 2012)，落實自主原則應由病人之價值觀去定義有益、不傷害之行為，任何醫療上決定，在醫事人員充分告知之前提下，由病人做決定。

其他倫理原則，包括以下幾項：

1. 君父主義(paternalism) (Schwartz et al., 2002)：此學說非倫理學說，但卻是最傳統醫療之倫理思維，此係指即使他人有能力，但為他好而代其做決定。依此，即因為行善而擅自干涉他人之自主性，這也是本主義之最大缺點，往往會忽視他人之能力、價值觀等。

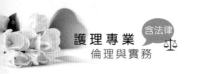
2. 效益(utility)原則：係指最佳利用資源，此涉及個人與他人間資源分配與使用之競合。

3. 真實(truth)原則：必須誠實對待他人，以便自主做出理性決定，這也是人際間信任之基礎，此也包括真實告知(truth-telling/veracity)，以便讓病人能做出理性之決定。

4. 忠誠(fidelity)原則：對於他人應忠誠、專一，並避免利益衝突。

5. 保密(confidentiality)原則：對於病人之健康資訊有不洩漏之義務，這是醫病關係信任之基礎。

三、精神科之倫理

由以上學說得知倫理學說之分類及內容，可知護理倫理(nursing ethic)係指規範護理專業行為之道德原則，而護理倫理學(nursing ethics)係指協助護理專業人員瞭解專業倫理內涵及協助合乎倫理決定之學科（盧，1998）。至於如何做倫理決定(ethical decision-making) (Staunton et al., 2008)，應該依據以下步驟逐一施行：首先確定問題，其次進行獲取事實、考量基本倫理原則、考慮從其他觀點（例如利害關係人等）或倫理理論看此問題、釐清倫理衝突、考量法律等一系列步驟，最後才作出倫理決定。其中所謂之「釐清倫理衝突」，此即是法律所稱之「爭點(issues)」。另外，也須要特別注意相關法律之規定，在作完決定後，要將決定記載於病歷上。

由於成人之倫理學說多而雜，難免造成學習上可能無所適從之窘境，本文以為，可以採取當今醫療界最常參考倫理主義做為基礎，參考其他之倫理學說作為輔助，再以四大倫理原則中「尊重自主」為主要之倫理原則，亦即某種醫療決定是否對其有益或有害，由承擔決定結果之病人做決定，這也符合「知情同意(informed consent)」之倫理原則，這原則包括以下要件：

1. 同意能力(competence)：病人具有民法上完全行為能力者（法定之成年年齡，在我國凡年滿 20 歲者，或未達成年但已結婚或離婚者），且精神狀態正常（無民法上受監護或輔助宣告者）。

2. 自願(voluntary)：未受強暴、脅迫或詐欺。

3. 充分告知(full disclosure)：醫護人員，必須提供可以做出適當決定之醫療資訊給病人，讓病人能依此評估接受與不接受之風險、利弊得失、替代方案等。

　　在一般醫療上，要符合知情同意之要件，除少數特殊例外之情形（病人昏迷等）外，並無問題，但是在精神科，最大爭議，主要在於病人之精神狀態，是否因為精神疾病而造成同意能力之欠缺，故需要由其他親屬或他人或團體等代替決定？甚至，需要在病人不會為自己爭取利益或資源時，考慮資源分配之公平正義時，特別予以保護？也就是在精神科，由於病人自主能力可能不足，因此在保護病人之前提下，會讓醫護人員不得不考量君父主義之倫理原則，以醫護人員所認定之病人最佳利益，作為倫理標準，否定病人之自主性，直接代替病人做決定，例如強制病人接受住院或社區治療、隔離約束、吃藥打針、麻醉手術、電痙攣治療(ECT)、人工流產、人體試驗等。參考世界醫學會在 1981 年制訂「病人權利宣言(Declaration on the Rights of the Patient)」，此宣言歷經 1995 年、2005 年二次修正，宣言內容中將病人之權利分為九大類，其中第 3 點病人自我決定(Right to self-determination)規定包括：(a)病人有權自我決定，去自由決定有關於他／她之決定，醫師將告知其決定之結果；(b)精神正常之成年病人有權同意或撤回任何診斷手續或治療。病人有權得知做決定所需之訊息。病人應清楚瞭解任何檢查或治療之目的會如何？結果會如何？撤回同意結果會如何？(c)病人有權拒絕參與醫療研究或教學。

　　另外，此宣言對於法律上欠缺能力之病人(the legally incompetent patient)，在第 5 條特別規定：(a)若病人為未成年或是其他法律無行為能力者，在某些國家須獲得法定代理人之同意。病人仍然須要被允許可盡其最大能力參與決定；(b)若法律尚無行為能力人能做出理性決定，他／她的決定必須受尊重，而且他／她有權禁止洩漏秘密給他／她之法定代理人；(c)若病人之法定代理人或意定代理人禁止醫師意見或病人最佳利益之治療時，醫師必須挑戰此在相關法律或機構之決定。在緊急狀況時，醫師必須以病人最佳利益為原則行事。

　　我國憲法第 7 條：「中華民國人民，無分男女、宗教、種族、階級、黨派，在法律上一律平等。」在憲法堅持所有國民人人平等之下，考量其立足點平等原則，對於需要特別保護之身心障礙者，在增修條文第 10 條第 7 項又

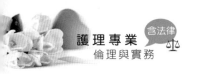
規定：「國家對於身心障礙者之保險與就醫、無障礙環境之建構、教育訓練與就業輔導及生活維護與救助，應予保障，並扶助其自立與發展。」因此，不論任何人就醫，都應平等對待，即使病人是精神病病人，仍應享有與一般病人同等之權利與對待，以具有法律行為能力為前提，尊重其醫療上之自主決定，依其自由意思決定。而在醫療資源分配時，更應該注意正義原則，予以制度性保障，以符合實質正義。

6-2　思覺失調症之倫理議題

一、思覺失調症之介紹

思覺失調症(schizophrenia)，即是更名運動前「精神分裂病」之舊名稱（在日本 2002 年更名為「統合失調症」，韓國 2012 年更名為「調弦症」），屬於精神病(psychosis)之一種疾病，也是精神疾病(mental disorder)之一，一般認為係屬重大精神疾病。思覺失調症在臺灣急性、慢性病房住院之比率，分別約占 50~60%，故可謂吾人須要充分認識之精神病（劉，2002）。

對於思覺失調症之概念發展，雖然早在古埃及 Ebers 文獻、古希臘羅馬、中國醫學《難經》中早已提及（維基百科[1]，2022），但比較具體之概念，則肇始於 19 世紀初期之歐洲大陸，首先由法國 Benedict A. Morel (1809~1873)以法文「早發性痴呆(demence precoce)」形容青春期發病而有慢性退化現象之病人，至 1896 年德國克列貝林(Emil Kraepelin, 1859~1926)再以拉丁文「早發性痴呆(dementia praecox)」重新命名，首先將其分為青春型(hebephrenia)、妄想型(paranoid)、緊張型(catatonia)三類，隨後再增加單純型一類。又另於 1899 年將其與臨床上呈現出陣發性、不會退化、以情緒症狀為表現之「躁鬱症(manic-depressive psychosis)」作為區分。

瑞士精神科醫師布魯勒(Paul Eugen Bleuler, 1857~1939)於 1908 年首先提出思覺失調症(schizophrenia)這一名詞，此字由希臘字根 schizein（撕裂）和 phren（心智）所組合，故其意義乃指「分裂之心智」。隨後又於 1911 年首倡思覺失調症群(schizophrenia group)之概念，提出以原發性症狀、次發性症狀形容思覺失調症，其所謂之原發性症狀，共計四種，此即吾人所熟知之「4A」症狀，用以描述思覺失調症，所謂 4A 包括：(1)思想聯結弛緩

(loosening of thought association)；(2)自閉式思考(autistic thinking)；(3)矛盾情感(ambivalence)；(4)不適當之情感表現(inappropriate affect)。布魯勒認為次發性症狀，包括妄想、幻聽、言語、行動、感情等症狀及退化現象，為「4A」核心症狀以外附帶(accessory)之症狀，此些症狀可見於各類思覺失調症之中。

思覺失調症之終生盛行率(life prevalence)約千分之三，發病年齡層以15~45 歲最常見，男女發病比率相當。其病因目前以多巴胺假說(dopamine hypothesis)為主，以解釋其中樞神經之神經生化異常現象，本病之發生，七成可能與遺傳有關，因此涉及對於此類病人是否應該給予強制性之人工流產、以免遺傳給下一代之倫理爭議。

目前對於思覺失調症之診斷，採取世界衛生組織所制訂之「國際疾病傷害及死因分類(International Classification of Diseases and Related Health Problems, ICD)」或美國精神醫學會所制訂之(The Diagnostic and Statistical Manual of Mental Disorders, DSM)診斷標準，除少部分有異（例如症狀期間計算及範圍）之外，二者皆以妄想、幻聽、思考障礙正性症狀，以及包括表情淡漠(affect blunting)、言語貧乏(alogia)、無意志力(avolition)、無社交力(asociality)、無動機(anhedonia)等負性症狀為主要診斷要件。

由於此類病人表現出智能退化、思想怪異、行為奇特等現象，有可能欠缺病識感而拒絕接受治療，再加上可能因精神病症狀而有傷人或傷害自己之行為，因此涉及自主能力、強制治療等倫理爭議。

二、濫用精神科史(Bloch & Green, 2009)

濫用(abuse)與一般常見之不當執業(malpractice)不同，濫用為故意之行為，而不當執業通常並無故意、而是專業不足之行為。濫用行為，很顯然地在臨床上必然為違反倫理之行為，因為可能會侵害病人之福祉造成傷害。一般可依據與病人關係為單一或多重而將此種濫用行為分成二種類型：(1)分割之忠誠(divided loyalty)行為：精神科醫師等醫事人員違背對病人之忠誠義務，協助他人、政府、機構等侵害病人之行為，例如蘇聯昔日將政治犯當作精神病人矯治其反政府行為、德國納粹時期屠殺精神病病人等；(2)直接醫病關係之行為：不是為治療目的而是利用醫病關係來滿足個人利益之行為，例如性剝削、經濟剝削、甚至濫用診斷與治療等行為。人類發展歷史上不乏此

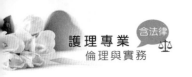
種濫用精神科之案例，對於精神分裂病之倫理議題，主要來自相關此病之名稱、遺傳性、怪異思想（例如妄想、幻聽等症狀）、奇特行為（自傷、自殺、或傷人等行為）、病識感、自主能力等，比較值得在此特別探討之議題，為優生政策、強制醫療、資源分配等議題。

三、人工流產之倫理

當包括思覺失調症在內之精神病病人（障礙者）懷孕時，可否依據病人之決定實施人工流產？或者，病人拒絕人工流產時，可依據種族優生之學說，對其強制人工流產或絕育手術？此二項倫理爭議，以下分別討論。

（一）人工流產之介紹

人工流產，一般稱之為墮胎。在我國《優生保健法》第 9 條第 1 項對此有明文定義：「稱人工流產者，謂經醫學上認定胎兒在母體外不能自然保持其生命之期間內，以醫學技術，使胎兒及其附屬物排除於母體外之方法。」合法之人工流產，依母法雖然沒有明定，但在該法施行細則第 15 條第 1 項規定必須在懷孕 24 週之內實施[6]，若是非合法時，則觸犯刑法第 288 條以下之墮胎罪。

人工流產可以依據懷孕階段之不同而分為：(1)早期人工流產：懷孕 12 週以前；(2)中期引產：懷孕 12~27 週。一般懷孕在 10 週內做人工流產手術最為適合，而且越早接受手術就越簡單、安全、手術後復原時間也越短。一般常見人工流產方式包括：(1)軟管真空吸引術（月經規則數）：以吸引方式取出胚胎。適用於懷孕 5~10 週內；(2)子宮內膜刮清術：以刮除方式取出子宮內胎兒及內膜組織，適合用於懷孕 10~12 週者；(3)子宮擴除術：用於懷孕 12~14 週，將胎兒夾碎後取出；(4)子宮切開數：用於懷孕 16 週以上，用於引產失敗時；(5)口服藥物：用於早期懷孕，在 49 天內服用藥物終止妊娠而自然流產。

不論採取以上哪種方式，必然不得不面對一件血淋淋之事實，就是在終止妊娠時，必須同時結束胚胎、甚至已經初具人形胎兒之生命，參考我國《優生保健法》第 2 項對於結紮手術之定義：「謂不除去生殖腺，以醫學技術

---

[6] 此合法期限，並非完全一致，各國可能規定不同，例如英國訂為 28 週、法國訂為 10 週（盧，1998）。

將輸卵管或輸精管阻塞或切斷，而使停止生育之方法。」因此，人工流產即使合法，但因為涉及胚胎或胎兒之生命終結，遠比結紮僅僅停止婦女未來之生育能力更具倫理上之爭議。

（二）人工流產之倫理爭議

　　人工流產之倫理爭議，可以分為四部分，從胚胎或胎兒之角度、母親角度、父親角度、宗教角度而探討。首先，若從父親角度而言(Herring, 2006)，在人工流產倫理爭議中，胚胎或胎兒之父親基本上全無任何權利可主張，當然也無所謂否決權。最多僅有參與人工流產諮商之參與權，另外在法律上以代理人而非自己本人之名義參與[7]。其次，若另從宗教角度來探討 (Herring, 2006)，不同宗教由於理念不同，對於人工流產也有不同之見解，羅馬天主教由於認為人之生命起源於受胎之時刻起，除非有特殊例外情形發生才可以實施，例如繼續懷孕將對於母親生命產生嚴重危害時，否則採取嚴格之立場禁止。伊斯蘭教也有相似見解與立場，甚至認為人工流產是一種觸犯謀殺罪之行為。至於佛教認為生命輪迴起源自胚胎(embryo)，印度教認為人工流產違背非暴力原則，也採取反對立場，但猶太教認為生命開始於出生，因此採取較為寬鬆之見解，即使如此，對於他人使懷孕婦女流產認為仍屬觸犯殺嬰罪(felicide)，所以，基本立場上，主要宗教見解多比較反對人工流產，只是寬鬆程度不同而已。

　　其實爭議最大，主要在於胎兒生存權與母親自主權間之衝突，亦即從胚胎或胎兒之角度、母親角度不同所產生之倫理爭議，因角度之不同，而分為二派：(1)親生存派(pro-lifers)：係指胚胎或胎兒有生存之權，必須禁止人工流產之實施；(2)親抉擇派(pro-choicers)：係指婦女自主有權選擇人工流產與否之權利。

　　親生存派雖然採取禁止人工流產實施之立場，但何時起算禁止、何時胚胎被視為人之時間點，則因為胚胎發展之階段時期而有所不同。依據胚胎學而言，首先由精卵結合受精開始，經過受精卵植入子宮內膜（約 24 小時）、原線（primitive streak，或稱為原條）（約第 14 天）、具有獨立於母體外生活之能力(viability)（約 22 週）而至出生（約 42 週）成為人(personhood)為止。

---

[7] 在我國《優生保健法》第 9 條第 1 項中段規定：「有配偶者，依前項第六款規定施行人工流產，應得配偶之同意。」此同意權，僅為「行政程序上之措施規定」，屬於注意規定之性質，即訓示規定，為並不會致使人工流產變為不合法，其規定之目的在於為家庭和諧而通知配偶知悉此事（王，2011）。

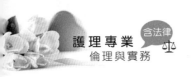

另外還有採取以具有感受疼痛之能力（約 26 週）、胎動初覺(quickening)或可以辨識其具有人之面貌時間點（約 8 週）、具有感覺能力作為時間點之見解，不過都屬於極少數之見解。

　　一般宗教採取以受精時間點當做人之始點，其理由在於此時為人，或有成為人之潛力、推定此時為生命之開始，以及此時全部基因組成已經完成等。不過，此時受精卵僅有不到 15%受精卵可以出生成為人，若認定為人時，許多避孕措施（例如避免受精卵著床方式，例如使用銅 T 等）必定為不合倫理之行為。原線出現開始，代表胚胎已經進行分化，有認為人之始點應該由此時起算，同時不得再進行任何實驗研究。

　　親抉擇派否定胎兒或胚胎具有任何權益，認為女人具有自主權可以選擇、決定是否實施人工流產。另外，也有主張是基於隱私權、身體完整性權、平等權而來，不過皆欠缺足夠之說服性(Herring, 2006)。比較極端之例子是由 Judith Jarvis Thomson 教授所提出之見解，她將懷孕生子比擬為某一女性在非自願情況下被某小提琴團體綁架、強迫要求藉由循環系統與某一性命垂危、亟待急救之著名但昏迷中之小提琴家(violinist)連結，醫師卻告訴她只有她的血型符合，只要忍耐 9 個月就好，若她拔管即會造成那位小提琴家死亡。此種比擬遭致許多批評，主要在於婦女所懷之胚胎或胎兒並非可以類比為完全陌生之小提琴家(Herring, 2006; Thomson, 1996)。

　　綜合以上不同見解，在親生存派與親抉擇派間，尚有另外之見解，例如漸進主義者(gradualists)則認為，我們不應去以一個時間點去區分何時變成為人，而應該去認識懷孕時期胎兒改變之狀態(status)，是介於一小塊組織與人之間之特殊狀態。例外有採取關係(relationship) (Herring, 2006)見解，認為不能將胎兒狀態獨立於母親之外單獨考量，應將二者間之關係併同考量，因為二者雖然不同但卻相互連結、依賴、互動。

　　雖然在倫理上有不同見解，而且採取親生存派或親抉擇派之立場，往往與個人對於生命之意義與價值而定(Herring, 2006)。但法律上已經將倫理上之爭議，明確規範在《優生保健法》，避免因為不明確造成爭議。

（三）精神障礙者在人工流產上之倫理議題

查我國《優生保健法》第 9 條第 1 項針對人工流產有相關規定（見第四章），其中關於精神科疾病有關者為第 1 款、第 3 款。而進一步查《優生保健法施行細則》第 11 條時，所稱懷孕或分娩有招致生命危險或危害身體或精神健康之醫學上理由，可以合法實施人工流產，其規定在其附件二（五）有規定在精神科方面：(1)經醫生鑑定達心神喪失或精神耗弱之功能性、器質性精神疾病或智能不足者；(2)引起重度智能不足之遺傳性疾病。當然，若有遺傳性疾病時，在倫理考量下，即會以婦女之自主權，在合法之前提下，依前開規定選擇人工流產。但是，例如因為思覺失調症所造成之心神喪失或精神耗弱情形時，又應該如何考量？

例如罹患思覺失調症等屬重大精神疾病之病人，其病程在發病後，多數病人之社會職業功能隨病程逐漸退化，縱使有約 20~30%可回復至一般功能，但多數病人之功能達到重度障礙(40~60%)，或達到輕度至中度障礙(20~30%)，可能達到無法處理自己事務之程度，亦即欠缺一般人之能力(capacity)。此類成年病人在法律上有無完全之行為能力或僅有特定之行為能力，須要法院依據民法第 14 條以下有關監護宣告或輔助宣告之規定加以認定。一般在倫理上，評估罹患重大精神疾病病人之能力，可採取以下步驟(Griffith & Tengnah, 2008)：(1)引發期(the trigger phase)：除非對懷疑其能力之病人做引發之檢查，否則首先推定我國年滿 18 歲之成年人具有能力；(2)實際支持期(the practical support phase)：除非已經實際協助病人做決定，否則不能說他無能力；(3)診斷閾(the diagnostic threshold)：必須能辨識出病人腦部功能障礙，不管是暫時性或是永久性，否則不能進入下一步驟；(4)評估期(the assessment)：評估病人腦部功能障礙對其決定之影響，包括是否瞭解治療資訊、記住治療資訊、評估治療資訊、溝通其決定。若發現病人欠缺能力時，因涉及醫師權限，應由醫師確認並決定是否具有能力(Westrick & Dempski, 2009)。

四、種族優生之倫理爭議

精神病人為易受傷害(vulnerable)之族群，因此容易受到社會歧視而有差別對待，例如德國納粹黨在 1930 年代取得政權後，在 1939~1945 年二戰結束時，曾對於包括思覺失調症在內之身心障礙者，以「T-4 行動」計畫之名稱，

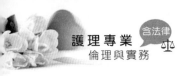
執行一項安樂死計畫，將上述該類群體屠殺，所謂之「T-4 行動」，係來自德文 Tiergartenstrasse 4 之縮寫，此係指「治療與院內護理慈善基金(Gemeinnützige Stiftung für Heil und Anstaltspflege)」總部所在地之地址「蒂爾加滕街 4 號」，此計畫之評估與執行，係由醫師通過決定性之醫學檢查，來判定病人是否已經嚴重到達病入膏肓、無可救藥之程度，據稱可能至少有 20 萬人以上遭到處死。此種不人道之安樂死，與納粹黨殘害猶太人之屠殺政策相同，皆來自源於 20 世紀初「社會達爾文主義(social Darwinism)」發展下之「種族優生政策」，其目的在於清除身心障礙者這些所謂「不健全元素」。德國曾在 1933 年所公布實施之《預防遺傳疾病病人之後代條例》中，規定經由「遺傳健康法庭(Erbgesundheitsgericht)」對有遺傳性疾病、不健全之人（包括思覺失調症、智能不足者等）、長期酗酒者等有異常行為之人，實施強制之絕育手術（維基百科[2]，2022）。

其實不是只有德國才有這種濫用強制絕育之現象，當時許多西方國家，例如美國、瑞典、瑞士等國家都接受社會達爾文主義，並依此立法通過替罹患遺傳性疾病之病人進行絕育手術之法律，例如美國，早在 19 世紀末及 20 世紀初時，某些州就以立法方式，明文禁止精神病人結婚及生育，避免這些精神病遺傳至下一代，這類法律在美國最高法院於 1927 年通過，直到 20 世紀中期才逐一廢除。例如 1907 年的印第安納州於 1907 年率先制訂優生法，成為當時有立法制訂三十幾州之一州，不過，該法在 1921 年被該州最高法院廢止。美國另曾於 1924 年維吉尼亞州立法通過「種族完整法案(Racial Integrity Act)[8]」（維基百科[4]，2022），採取相似之內容。

以上，皆是假藉科學包裝之社會達爾文主義名義，進行侵害包括思覺失調症等病人在內之基本人權，不僅違反對病人不傷害之醫學倫理，也嚴重違反對人生命價值及人性尊嚴之基本倫理原則。

---

[8] 其實當時，不僅限制精神病人之人權，同時對於非白人之人種，亦進行許多不平等之法律，以禁止華人、黑人等，通婚、入境、刑事作證資格等，但目前已經因為被宣告違憲而遭廢止（例如「反異族通婚法」已經於 1967 年廢止）（維基百科[3]，2022）。

倫|理|心|思|維

　　A女，現年 30 歲，罹患慢性思覺失調症已經 10 年，領有重度等級之身心障礙手冊，因受病情影響，無法工作、平日生活散漫、持續有誇大妄想，認為自己出身在貴族世家，平日仍偶有幻聽干擾，可聽到玉皇大帝告知她身世之故事，目前雖然住在護理之家，有專業人員照顧生活起居，但因為她身材姣好、頗有姿色，某日她母親發現她被人占便宜而懷孕已經 20 週，要求醫院給予實施人工流產，不過A女堅決拒絕，要生下小孩，想要自己照顧。

思索與抉擇

1. 若依法律來決定，A女母親可以決定是否應流產嗎？
2. 若依倫理來考量，A女母親可以決定是否應流產嗎？
3. 若醫師決定讓 A 女進行流產手術，身為照顧她的護理人員您的想法是什麼，又該怎麼護理A女及其家屬呢？

6-3　強制醫療之倫理議題

　　由於部分罹患精神疾病之病人，可能因為思覺失調症、躁鬱病、妄想病等重大精神病(severe mentally ill, SMI)，或是失智症等疾病，而欠缺自我照顧或出現傷人或自傷（包括自殺企圖）之行為，故藉由法律規定強制此類病人接受必要之治療。

　　強制醫療，簡單而言，即是違反個人意思而令其順服接受治療之行為。有關此種強制醫療之規定，在我國除精神醫療在《精神衛生法》有強制醫療之規定外，在《傳染病防治法》、《人類免疫缺乏病毒傳染防治及感染者權益保障條例》、《漢生病病患人權保障及補償條例》等法律，亦有規定，只是各法律所規定之法定強制要件與程序不同而已。在國外許多國家也有種對於精神病病人強制醫療之法律規定。由於美國對於此種強制醫療之倫理探討極多，我國亦參考美國為參考法制之一來立法與修法，故以下以美國作為借鏡與討論之對象。

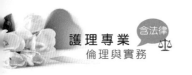
一、美國精神科強制醫療之法律規定

（一）一般強制醫療原則

依照英美法例，限制個人自由，必須在二項原則(doctrine)之下始得為之，包括：

1. 警察權或國家權(police power or state power)：係指係依法令規定，基於公共利益或安全等原因，由政府執行公權力，以保護個人或他人。

2. 君父原則(parens partiae; paternalism)：所謂 parens partiae，依文字而言，即是指「國家之父(father of the country)」，基於個人需要照護之前提，即得實施住院措施。因此，美國在精神科強制住院之立法目的，除在防止及避免精神病病人（嚴重病人）具「危險性(dangerousness)」之行為外，同時藉以提供其「所需之醫療照護(need for care)」為其目的。

（二）美國精神科強制醫療類型

依據學者 Parry 等之見解，在美國精神科強制醫療可分為八種類型(Parry et al., 1986)：

1. 非正式強制住院(informal commitment)：依據個人意願而住院，因此為一般自願住院。

2. 自願強制住院(voluntary commitment)：雖然個人為自願住院，但其出院卻需滿足某些要件，否則仍無法自行出院，換言之，病人出院與否之權利，仍為治療機構所決定，並非由病人本人決定。

3. 第三人強制住院(third-party commitment)：病人以外之第三人（例如監護人）具有法律上之權利，可辦理病人住院。

4. 短期強制住院(short-term commitment)：以不超過各州法律所訂立之特定短期強制住院，住院期間結束時，若非讓病人出院，即是延長住院。

5. 延長強制住院(extended commitment)：病人可能遭受長期或不定期之住院，當然必須在符合嚴格之實體與程序要件後始得為之。

基於以上美國強制醫療之介紹，一般精神病病人住院，主要還是與一般病人住院相同，採取自願住院（非正式強制住院）之方式，若必須強制住院，可由第三人依法辦理住院，出院時另需符合特定要件，至於住院期

間，視病人情況，依法再決定是否予以延長。但由於美國 50 州各州法制不同，需進一步參考各州具體之法律規定。

6. 門診強制住院(outpatient commitment)：病人在門診（社區）而非醫院接受強制治療，此即目前所稱之強制社區治療。

7. 刑事強制住院(criminal commitment)[9]：精神病犯因為「欠缺就審能力(incompetency to stand trial)」，或被法院宣告「欠缺刑事責任能力(not guilty by the reason of insanity)」。

8. 再度強制住院(recommitment)：此指更新(renew)原先強制住院之狀態，仍然適用原先住院所依據之標準，但舉證責任，需由病人負擔。

以上 Parry 等人之分類，因社會變遷與法律修訂，再加上其分類過於繁瑣，易生混淆，目前美國有關精神科強制醫療部分，除刑事外，可以將民事上強制醫療(civil commitment)簡單分成三類：(1)緊急強制住院；(2)強制住院；(3)強制社區治療。前二者，其實體要件基本上大致相同，多數州以精神疾病及危險性二要件作為強制住院標準，同時皆以住院方式實施治療，二者差別在於有無必要經過法院（聽證）審查之程序，前者處於緊急狀態，故無須此必要程序，即可緊急拘禁病人；反之，則必經法院審查許可後始得為之，而此種方式係適用於需要長期拘禁病人之情況。至於「強制社區治療」，將於以下詳細介紹。

二、美國強制社區治療

此種新增之強制社區治療，始自紐約州所制定之 Kendra's Law，其立法理由，係源於一名精神病人將被害人 Kendra 推入紐約市地下鐵，並遭電車撞死之案件[10]，隨後因社會壓力迫使該州迅速立法制定「門診協助治療(assisted outpatient treatment, AOT)[11]」，此即目前所通稱之「強制社區治療」。AOT 有四項基本特徵：(1)治療係以門診方式提供；(2)治療由法院裁定；(3)治療必須為最小、必要限制；(4)未遵從醫囑本身，不能做為住院或處罰之基礎。

---

[9] 此種類型相當於我國刑事法中，對於觸犯刑法第 19 條因行為人欠缺刑事責任能力而另依據同法第 87 條之規定實施監護處分之強制住院治療。

[10] New York State Office of Mental Health , 2006

[11] 在美國因為各州立法名稱不同，故有不同稱呼，另外有稱之為 mandatory outpatient treatment (MOT)、outpatient commitment (OPC)等。

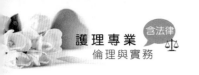
Kendra's Law 所要求之強制要件，包括以下具體之法定要件：(1)須為成年：即依美國法，年滿 18 歲之人；(2)有精神疾病；(3)若無監督則可能無法在社區中存活；(4)有不遵從治療史；(5)因為精神疾病，而可能自願參與治療；(6)就其病史與當下行為，需要 AOT 治療以預防疾病惡化或復發致使傷害自己或他人；(7)可能由門診治療受益。其中所謂「不遵從治療史」，係指「為導致在過去 36 個月中在司法或矯正機關住院或治療之一個顯著因子」，或者，在過去 4 年中產生一次以上對自己或他人之嚴重暴力行為或威脅，或企圖對自己或他人之嚴重身體傷害。

美國立法制度，對於進入強制社區治療之方式，可以分成二大類(Rosner, 2003)：(1)出院後條件式模式：法官參考刑事制度，採取條件式模式，若無持續使用精神科藥物等外在條件下，無法在社區中維持安全；(2)直接進入模式：不必先有住院才可進入強制社區治療，預期病人會住院，早期介入，可避免住院。

三、我國精神科強制醫療之法律規定

（一）一般原則

我國有關之強制醫療，依據學者黃丁全之分類（黃，1998），包括：(1)健康檢查；(2)預防接種；(3)隔離治療；(4)強制住院。前三類主要涉及傳染病之醫療，而第四類則在傳染病之外，另外包括精神病人之強制住院。強制醫療，涉及範圍包括人身自由限制、強制檢查、強制檢驗，乃至於強制治療等違反當事人同意所為之醫療行為。精神科之強制住院，其性質應屬於類似行政法之「即時強制」，而強制社區治療，則類似行政法之「直接強制」，因精神病病人之特定行為違反《精神衛生法》第 41 條、第 45 條規定時，即可分別適用之。

但《精神衛生法》草案已經於西元 2022 年 11 月 29 日經立法院審議完成三讀通過，已經由總統在同年 12 月 14 日公布，除第五章、第 81 條第 3 款及第 4 款由行政院會同司法院訂定外，將於公布二年後（2024 年）正式施行。本次修正係參考聯合國《身心障礙者權利公約》[12]後大幅修正有共計 63 條之

---

[12] 《身心障礙者權利公約》（Convention on the Rights of Persons with Disabilities , CRPD）乃是聯合國於 2006 年為保障身心障礙者之人權所制訂，此公約作為國際人權標準之一。我國全盤接受，並且於 2014 年 8 月 20 日公布《身心障礙者權利公約施行法》，隨後在同年 12 月 3 日施行。

現行《精神衛生法》，修正後新法條文數共計 91 條，此次修正重點有以下 5 項重點[13]：

1. 強化推動心理健康促進。

2. 積極布建社區心理衛生中心及多元化社區支持資源。

3. 加強疑似病人通報、精進前端預防及建立危機處理機制。

4. 強制住院改採法官保留。

5. 強化精神病人權益保障及防止汙名化。

　　因此，對於強制住院案件之審理，必須經由法院審理裁定後始得強制該案嚴重病人依法接受全日住院治療。但對於現有強制社區治療之審查，仍然維持經由審查會審查之機制[14]。

（二）我國強制住院之法律規定

　　依據目前《精神衛生法》第 41 條規定，當精神科專科醫師診斷嚴重病人有全日住院治療之必要時，一旦該嚴重病人拒絕接受全日住院治療者，即開啟緊急安置程序，專科醫師之鑑定即時起算，並應在 2 日內完成鑑定，並向「精神疾病強制鑑定、強制社區治療審查會」（簡稱「審查會」）[15]申請強制住院。緊急安置期間，不得超過 5 日，若嚴重病人經過專科醫師鑑定後無強制住院必要，或者，專科醫師未於緊急安置期間 5 日內取得強制住院許可時，就應該立即停止緊急安置。自強制住院開起之期間，依法不得超過 60 日。若有延長強制住院之必要時，在審查會許可下，得每次最多延長 60 日，但依法，並無上限，亦即凡有必要時，即得延長。

　　新法中，第 60 條第 1 項已經修正，將緊急安置期間延長為 7 日，強制鑑定也修正為「應自緊急安置之次日起 3 日內完成。」新法第 63 條第 1 項規定：「法院每次裁定強制住院期間，不得逾 60 日。」同條第 3 項則規定：「前

---

[13] 本資料來源係參考衛生福利部心理健康司新聞稿（2022 年 11 月 30 日）。

[14] 參考新修正《精神衛生法》草案第五章強制社區治療及強制住院治療。所謂「法官保留原則」，係指涉及限制人民基本權利之重要事項作為，應由立法者制定法律規定，保留應經由法官審查准許後始得行使。例如我國憲法第 8 條對於人身自由保障之規定，就採取法官保留之原則。

[15] 依據現行《精神衛生法》第 2 條規定，審查會為中央主管機關「行政院衛生署」所設置，後因中央政府組織改造，改稱「衛生福利部」，在新修正《精神衛生法》中已經修正變更名稱。

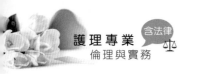
項聲請裁定次數，以一次為限，其延長強制住院期間，不得逾 60 日。」此條規定，其住院期間之上限與現行規定相同，皆為 60 日，延長強制住院期間上限也是 60 日，但不同於現行規定，延長強制住院之次數有上限，僅得依法延長期間一次而已。新法與現行法之主要差異在於改由法院審理裁定，不再經由審查會審議。

（三）我國強制社區治療之法律規定

「支持並協助病人於社區生活」為現行《精神衛生法》立法目的之一，並載於我國現行第一條之後段，新法為配合《身心障礙者權利公約》第 15 條平等及不歧視原則，乃修正為「支持並協助病人於社區平等生活」，不論本條現行法或新法後，皆明白揭示我國精神醫療社區化之政策發展，不過在提供傳統醫療服務之外，卻得以可能違反平等原則、侵害病人自主決定權之「不告知」方式實施強制治療。對於精神衛生法上之規定，其法理如何？此種立法，雖然未在其修法理由中載明，不過，查其源頭，實係參考美國立法，並主要以紐約州 Kendra's Law 為參考對象。

我國對於精神病人強制社區治療之規定，依據現行《精神衛生法》第 46 條之規定：「強制社區治療項目如下，並得合併數項目為之：一、藥物治療。二、藥物之血液或尿液濃度檢驗。三、酒精或其他成癮物質篩檢。四、其他可避免病情惡化或提升病人適應生活機能之措施。強制社區治療得以不告知嚴重病人之方式為之，必要時並得洽請警察或消防機關協助執行。第一項之強制社區治療之嚴重病人診斷條件、方式、申請程序、應備文件、辦理機構、團體之資格條件、管理及其他應遵行事項之辦法，由中央主管機關定之」。幸好新法為配合《身心障礙者權利公約》第 25 條規定揭示病人對於所有治療應有知情同意之權利，在第 57 條已經刪除此種侵害人權之違反倫理與法律原則之規定。

（四）強制醫療之倫理

我國精神衛生法所規定之強制醫療，係針對罹患精神病之嚴重病人之自傷傷人之危險行為，而予以強制鑑定、強制住院、強制社區，甚至檢驗或治療等，其目的在於防止病人因病情所衍生可能傷害自己與他人生命或身體之危險行為，即使有其必要，仍應以倫理原則制訂或修訂合乎正當性、比例原則之法律，在最小侵害原則下，來保障此類嚴重病人之基本人權。

1. 對待精神病人能力之倫理原則

　　一般人對於同意能力之判斷，大致上並無問題，而對於罹患精神疾病多數之病人，其能力一般也多無問題，但對於精神衛生法中所法定之「嚴重病人」或一般臨床上稱為「嚴重精神病(severe mentally ill, SMI)」病人，其是否具有同意能力即易生爭議，參考英國於 2005 年所制定公布之《精神能力法》(Mental Capacity Act)在前言中提出之五大原則（李，2006）：

(1) 一個人應被推定為具有意思能力，除非被證明為否。

(2) 一個人不應該遭受不能做決定之對待，除非已經嘗試所有可實施之方法後，仍然無法成功。

(3) 一個人不應該只因為做出了不明智之決定，就被判定為不能做所有決定。

(4) 依據本法或代理無能力之人，必須以該人之最佳利益行為做決定。

(5) 在行動或做決定前，必須考量所需要達成之目的，是否得以在最小限制該人之權利與行動自由之下有效達到。

　　因此，不論任何人就醫，都應該以與一般人相同權利對待，在憲法保障平等權下，人人平等，並以意思能力、行為能力作為判斷之基礎(British Medical Association, 2004)。亦即精神病病人，與應享有與一般人同等之權利與對待，此與一般非精神疾病病人就醫之原則並無不同，且不得以君父主義介入干涉其自主，因此原則上以自願就醫為主，若有必要，才例外予以依法強制給予醫療。

2. 去機構化之倫理

　　18 世紀早期，歐美曾有所謂「道德治療(moral therapy)」模式，首先由英國約克避靜院開始(Porter, 2004)，其基本理念在於認為精神病之所以發生，係源自於該種病人暴露在不道德環境之中，包括犯罪、酒癮、賣淫、賭博等環境，故須要將此類病人安置於充滿道德之環境中，給予慈善關懷。然而到 1950~1960 年代，美國開始展開所謂「去機構化(deinstitutionlization)」運動，將州立公立醫院床位大幅縮減，此原因在於一方面由於第一代抗精神病藥物(Chlorpromazine)開始發展，臨床證明有效，可以讓病人無須完全住院治療，另一方面公民人權興起，認為長期住院隔離，不僅侵害人權，而且產生機構化現象，致使病人功能退化。去機

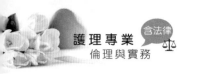
構化實施後，不僅精神病人流落街頭人數激增，而且發生精神病人並未如預期返回社區生活，而是轉而住在護理之家、甚至包括監獄在內之矯正機關中，此即是所謂之「轉機構化(trans-institutionlization)」現象。

倫|理|心|思|維

　　某罹患慢性思覺失調症已經 25 年之 A 男，現年 50 歲，平日生活在街頭，以乞討及資源回收為生，過去從未有傷害自己或他人行為之歷史，因為某位剛當選市長之 B 覺得這類街友有礙市容，因此下令轄區內警消人員將 A 送至醫院 C，要求將 A 強制住院並接受治療，請問這時 C 應該如何做倫理決定？

6-4　資源分配之倫理議題

一、正義理論之介紹

　　何謂正義？在理論上，一般解釋為「公平(fairness)」、「應得之利益或負擔(desert)」或「應有之資格(entitlement)」。正義理論之所以重要，在於醫事人員面對臨床上衝突之難題時，能夠做出合乎專業倫理之決定，在病人個人方面，能獲得醫療需求之滿足，而在病人與社會間能夠達成各種負擔(burden)、利益(benefit)、資源(resource)、機會(opportunity)之合理分配。

　　歷史傳統上，對於正義之探討，主要在於哲學家，自亞理士多德至康德，不過討論主要流於抽象與定義上之爭辯。一般而言，正義係指個人應獲得其理所應得。若從社會學家由社會角度而言，所謂之社會正義，就著重在形式或程序正義之外，如何達成實質利益分配之「分配正義(distributive justice)」，尤其在涉及福利與社會政策之政治權利與公民權利討論(Jary & Jary 1998)。近代學者對於正義之論述，不可不提及羅爾斯(J. Rawls, 1971)及諾齊克(R. Nozick)二人。羅爾斯在其巨著「正義理論」(A Theory of Justice, 1971)中將正義定義為「公正(fairness)」，而諾齊克則認為所謂正義，在於承認及保護個人之權利（包括財產）。

二、正義理論之分類

由於正義並無一個單一原則，因此正義有不同之分類。首先依據主體之不同，而可分為以下三大類(Black et al., 1990)：

1. 交換正義(commutative justice)：係指在人與人個人間義務與比例平等(proportionate equality)。

2. 分配正義(distributive justice)：係指群體對於個人義務，分攤共同負擔與享受共同利益。

3. 社會正義(social justice)：係指個人對於群體之義務與共同利益(common good)之目的。

正義學說也可以做以下四種分類(Beauchamp & Childress, 2001)：

1. 功利主義(utilitarian theories)：此為邊沁(Jeremy Bentham, 1748~1832)所倡議之學說，正義決定於「效用(utility)」原則，亦即極大化最大多數人之最大幸福，即是正義，若某行為能增進幸福、減少痛苦，則應受鼓勵，反之，若某行為增加痛苦，則應予禁止。社會為實現個人目標之集合體，本學說優點在於簡單易懂，其缺點，在於社會目標會淪為個人私欲或多數暴力之犧牲品，以致於犧牲社會中少數或弱勢者之權利。

2. 自由主義(libertarian theories)：以個人自由意思為基礎之學說。在醫療照護採取自由市場機制之見解，主張「有能力負擔(ability to pay)」作為分配之標準。

3. 社群主義(communitarian theories)：主張正義係為多元，由不同社群所組成，因此所謂正義應以個人與團體所處在之社群(community)標準而定。此學說重視社群與個人間相互之責任。

4. 平等主義(egalitarian theories)：此學說包括羅爾斯之正義觀，主張個人在某些貨物(goods)（但不是所有）上可以平等(equal)受益，強調「公平機會(fair opportunity)」，社會應有義務排除個人獲得公平機會之各種障礙，若無法達成此目標時，則應該有義務提供補償其遭受不利益之機制。此學說將疾病與失能當作個人接受平等機會之障礙，因此醫療照護體系應設計排除此種障礙，以滿足其需求(need)，醫療資源之分配亦應以此為分配原則。醫療資源分配，可分為二層，平等分配到適當之資源，若須要比較優質或奢侈之服務時，則可藉由個人經由私人保險去購買。

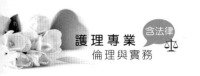
綜合以上學說之見解，在醫療上所謂之正義，可稱之為「醫療正義」（李，1993），不僅是病人而已，包括病人親屬及醫事人員在內之醫療社會中之各成員，均具有平等使用、分配、享受合理品質醫療資源之權利，並有參與決定之權利。

三、精神科之分配正義

精神科治療之經費，在世界各國，多數來自政府預算編列以及健康保險，我國亦不例外，關於分配正義在精神科之倫理議題，由宏觀至微觀而可分為四層次(Sabin & Daniels, 2009)：

1. 在所有健康照護資源內精神科之資源分配：此涉及國家整體健康照護預算、健保費用總額預算之分配、健康保險政策制定、照護體系建立等範疇，由於需與其他身體疾病競爭資源，必須與其他科一樣證明有效之健康照護，可以有效預防疾病、回復功能、限制障礙。

2. 在精神科所有健康照護資源內各精神資源之分配：建立優先順序，例如究竟以重大精神病(SMI)或是輕型精神疾病為優先。

3. 在精神科所有精神資源疾病種類之分配：發展實證醫學、建立治療指引，選擇治療目標與達成目標之治療方法。

4. 對於罹患精神疾病個人之資源分配：涉及醫師開處方、使用高貴之藥物等範疇，對於個人須要多少資源投入，涉及醫療需要性(medical necessity)、利用管理(utilization)。

一般在醫學上討論到分配正義時，最常舉例者為器官移植，而在精神科領域涉及此議題時，例如精神科醫師在照會時發現病人死亡原因係因為治療失敗所造成，雖然在病歷已經記載，但病人家屬卻未受告知此一事實，基於公正原則，該醫師應有義務告知其家屬。

對於第四層次有關病人個人資源分配之微觀層次而言，其倫理原則，一如「美國精神醫學會」所制訂之「倫理原則(the principles of medical ethics)」：「身為這專業之一員，醫師首先且最重要必須認清對於病人之責任，而且對社會、對其他健康專業、對自己之責任。」此亦即說明在臨床上有關正義原則必須在以病人為中心所涉及之行善、忠誠倫理和社群倫理中取得平衡。

　　精神疾病本身一直被社會大眾貼上負面之標籤，此即是「汙名(stigma)」，關於汙名對資源分配之影響如何？查「汙名」此一名詞，係指一種身體或身體之屬性或標記，使行為者之社會身分地位降低至沒有資格得到社會充分容納之程度(Jary et al., 1998)。換言之，汙名是一種會連結個人特質而產生思想、情緒、行為結果之負面社會價值，例如產生羞恥、被譴責、被其他人迴避等(Roberts & Dyer, 2004)。許多疾病皆會產生社會之「汙名化(stigmatization)」現象，例如痲瘋病、身體疾病（例如愛滋病）、精神疾病、性異常者等，甚至包括疾病以外之種族、文化、犯罪、肥胖等，尤其當民眾被告知精神疾病源自遺傳而非環境或社會因素時，比較會對此類病人採取疏遠態度、認為具有危險性、對其家人全部汙名化(Social Stigma, 2022)。因此汙名化會對精神疾病之個人甚至家人全體，產生對其尊重(respect)之倫理問題，同時，也可能在做資源分配等決定時，產生不公平之問題。

　　護理人員應尊重價值差異(valuing diversity)：「澳洲護理與助產士理事會」(Australian Nursing and Midwifery Council, ANMC)「澳洲護理倫理規範」草案中，價值聲明(value statement)中明文揭示：「護理師尊重民眾多元價值。」係指護理師在對於民眾提供具有安全與品質之健康照護時，應消除對病人可能產生傷害之偏見，同時對於社區應認識與尊重社區生活型態之多元性價值，不應因為年齡、性別、文化認同、語言、宗教、社會及經濟地位、身心疾病等因素而有差別待遇(Staunton et al., 2008)。

6-5　法律規範之倫理原則

　　澳洲維多利亞州雖然才在 2014 年新修正《精神衛生法》，但無法滿足該州民眾之需求與期待，故在 2022 年再修正施行新法，並改其名稱為《精神健康福祉法》（Mental Health and Wellbeing Act 2022 (Vic)），新法中有許多不同於我國在新修訂精神衛生法所參考之倫理原則，因為作為該州新法之指導原則，在概念上非常新穎且具有開創性，故在此別加以介紹。

　　新法之立法架構，當然以權利為基礎，新法在 1.5 部分-原則中(Part 1.5-principles)，明訂 13 條原則(principle)，其適用對象，不僅包括精神科嚴重病人、精神疾病病人(a person with mental illness or psychological distress)，還擴及未曾罹患精神疾病之一般民眾，故其以「接受心理健康和福祉服務的人」

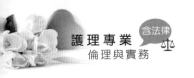

(a person receiving mental health and wellbeing services)為適用對象，但為簡要說明，以下皆以「個案」稱之，並分述之：

1. 尊嚴(Dignity)與自主(Autonomy)原則

　　個案之尊嚴與自主，是首要原則，不僅應促進和保護個案擁有之權利、尊嚴和自主權，同時應支持其行使這些權利。

2. 多元化照護(Diversity of care)原則

　　個案應獲得多元化照護和支持之服務，並盡可能根據其需求(needs)與偏好(preferences)，包括無障礙需求、人際關係、生活條件、創傷經驗、教育程度、財務狀況與就業狀態。

3. 最少限制(Least restrictive)原則

　　此是一個非常重要原則，亦即在提供個案服務時，應盡可能減少限制個案之權利、尊嚴和自主權，同時促進其復元(recovery)與充分參與社區生活。個案觀點(views)與偏好應該是復原與參與之關鍵決定因素。

4. 支持性決定(Supported decision making)原則

　　應支持個案（包括在接受強制治療之個案）做出決定並參與有關其評估、治療和出院之決定。應優先考慮接受個案之觀點與偏好。

5. 家庭和照顧者(Family and carers)原則

　　在個案接受評估、治療和復元時，應支持其家人、照顧者和支持者（包括兒童）。

6. 親身體驗(Lived experience)原則

　　個案及其照顧者、家人和支持者之親身體驗應受到認定和重視，使他們成為這體系中有價值之領導者和積極主動之夥伴。

7. 健康需求(Health needs)原則

　　應確認並回應個案之醫療和其他健康需求（包括使用酒精或其他藥物）。

8. 危險尊嚴(Dignity of risk)原則

　　個案有權利承擔合理風險，以實現個人成長、自尊和整體生活品質。在提供服務時尊重這項權利，涉及平衡對所有個案之照顧義務與為每個人提供危險尊嚴之行動。

9. 青少年福祉(Wellbeing of young people)原則

應促進和支持兒童和青少年個案之健康、福祉和自主權（包括適合其年齡和發展之環境和方式中提供治療和支持）。

10. 多元化(Diversity)原則

應積極考慮個案之多元需求和經歷，並注意到這些需求和經歷之多樣性可能是來自性別(gender)認同、性取向(sexual orientation)、生理性別(sex)、族群(ethnicity)、語言、種族(race)、宗教／信仰／靈性、階級、社經地位、年齡、失能、神經多元性(neurodiversity)、文化、居留身分、地理劣勢等許多屬性所造成之結果。

提供心理健康和福祉服務之方式，應同時滿足以下二條件：(1)對個人之不同能力、需求和經驗（包括任何創傷經驗），具有安全、敏感、回應之性質；(2)考慮這些需求和經驗間互動、及其與人心理健康之互動。

11. 性別安全(Gender safety)原則

個案可能會根據其性別有特定之安全需求或擔憂，故應考慮這些需求和擔憂，並提供具有以下四種服務性質之管道：(1)具有安全性；(2)對任何當下或曾有之家庭暴力和創傷經歷做出回應；(3)認出並回應對性別動力(gender dynamics)可能影響服務提供、治療和復元之方式；(4)認出並回應對性別與其他類型之歧視和不利益互動之方式。

12 文化安全(Cultural safety)原則

心理健康和福祉服務應在文化上具有安全性，並回應所有種族、族群、信仰、和文化背景之人。

治療和照護應適當並符合個案之文化、心靈信仰及實際生活。應關心該個案家人之觀點，並盡可能在可行且適當之情況下，關心該個案所在之社區中其重要成員之觀點。

盡可能在可行且適當之情況下，對特殊文化族群（例如原住民等）之治療和照護，應在考慮長者、傳統治療師以及該族群心理健康工作者等觀點後，再做出決定。

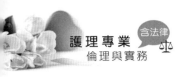
13. 受扶養者福祉(Wellbeing of dependents)原則

　　兒童個案、青少年個案及個案之其他受扶養者，他們之需求、福祉和安全應受到保護。

　　以上 13 點倫理原則，特別置於該國該州的新精神衛生法中，作為立法之指導，可以說是做出劃時代之突破，在內容上涵蓋之範圍廣泛，包括年齡、性別、文化、宗教等，也不僅僅只限於個案本人之身心而已，而且包括本人周圍之家庭、社區、族群、種族等，同時更提出多元化、最小限制、危險尊嚴等重要原則，因此，以上這些原則，可以當作未來精神科倫理規範之一種新趨勢，做為吾人學習與參考之對象。

結論與建議

　　聯合國曾於 1971 年制訂《心智障礙者權利宣言》(Declaration on the Rights of Mentally Retarded Persons)，其主要內容揭示心智障礙者應有以下醫療權利（盧，1998）：(1)具有與其他人相同之權利；(2)應獲得適當醫療照護、身體治療，以及可發揮其最大潛能之教育、訓練、復健治療、輔導等；(3)當需要他人保護其健康與利害關係時，應有權利要求具資格者擔任其監護人；(4)當受到脅迫、虐待、任何不公平之對待時，有權要求保護。聯合國並於 1991 年制訂《保護精神疾病者與改善心理健康照護原則》(The Principles for the Protection of Persons with Mental Illness and for the Improvement of Mental Health Care)（可簡稱為 MI Principle）進一步宣示精神障礙者應有之權利。

　　針對精神病病人在機構中之照護而言，特別應注意其生活上之自主、隱私，包括能夠依據其生活所需要之前提下，穿自己衣服、使用個人物品與會客等之自主權，保有通訊（信件、電話等）、生活權（更衣等）之隱私，對於違反倫理之侵入性精神外科手術(psychosurgery)，基於不傷害原則，絕不實施（盧，1998）。

　　除以上特別要注意精神病病人之一般照護倫理外，在護理專業領域中，以下倫理議題尤其重要(Thiroux & Krasemann, 2007; Carvalho et al., 2011)：(1)生命價值(the value of life)：個人必須崇敬生命、接受死亡；(2)善惡(goodness or rightness)：個人必須促進「善大於惡」（行善原則）、不傷害、防止傷害；

(3)正義(justice)：涉及分配正義；(4)誠實(honesty)：包括提供有意義之溝通；(5)個人自主(individual freedom or autonomy)：依據個人所選擇之方式與符合道德之方式，在以上前四項原則之架構下自由去選擇。

　　若護理人員對於在臨床上發現專業人員有違反倫理、不安全行為(unsafe conduct)乃至於違法(illegal)之行為(conduct)時，應有通報之倫理義務。通報義務之產生，來自於專業倫理規範或者法律，前者例如「國際護理協會」(International Council of Nurses, ICN)之《國際護理協會護理之倫理規範》(The ICN Code of Ethics for Nurses, 2012)及「美國護理學會」(American Nurses Association, ANA)《護理倫理規範釋義》(The Code of Ethics for Nurses with Interpretive Statements, 2001)，後者則包括醫療法、護理人員法等醫事法規。在美國，另有所謂「吹哨者成文法(whistle-blower statutes)」，以保護機構中通報之受雇者，避免護理專業人員因為通報至專業學會而導致遭受報復性之處罰(Westrick & Dempski, 2009)。例如，醫療院所將某護理師因通報行為而解雇或調離現有職務時，此則為法律明文所禁止之管理行為。因此，在倫理及法規之基礎上，通報具有正當性，吾人應該通報，以維護病人之利益而不受傷害，同時以維護吾人所屬之護理專業團體。

　　臨床上任何一個診斷或治療行為，都是一個倫理決定，涉及病人福祉與護理專業倫理，面對可能遭受汙名、易受傷害、欠缺同意能力、不具有病識感、無法照顧自己、具有自傷或傷人危險性等各種特殊問題之精神病病人時，更應加倍瞭解與遵守相關之醫學倫理。

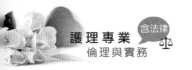

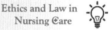

問題討論

1. 倫理與法律之相同與不同之處有哪些？

2. 是否符合倫理之要求，應該以目的、規則、結果作為標準？

3. 倫理學說中原則主義之優點與缺點為何？

4. 如何認定包括思覺失調症病人之自主能力？如何在強制醫療下保護病人不受侵害？

5. 當許多弱勢族群同時競爭有限之醫療資源時，如何以符合正義之倫理來分配？

6. 如何在防止病人已有或可能有自傷或傷害他人危險性時，維持並尊重其自主原則？甚至接受危險尊嚴原則，肯定病人有權利接受合理危險？

參考資料

王皇玉(2011)・*刑法上的生命、死亡與醫療*・承法數位。

朱啟華(2000)・*定言令式 Categorical Imperative*・國家教育研究院。
http://terms.naer.edu.tw/detail/1306316/

李沃實(2006)・英國 2005 年意思能力法之概述・*中央警察大學法學論文集*，13，253-299。

李聖隆(1993)・*醫護法規概論*（第 3 版）・華杏。

黃丁全(1998)・*醫療、法律與生命倫理*・宏文。

維基百科[1]（2022，11 月 13 日）・*思覺失調症*。
http://zh.wikipedia.org/zh-tw/%E7%B2%BE%E7%A5%9E%E5%88%86%E8%A3%82

維基百科[2]（2022，8 月 24 日）・*T-4 行動*。
http://zh.wikipedia.org/wiki/T4%E8%A1%8C%E5%8A%A8

維基百科[3]（2022，10 月 15 日）・*反異族通婚法*。
https://zh.m.wikipedia.org/zhtw/%E5%8F%8D%E5%BC%82%E6%97%8F%E9%80%9A%E5%A9%9A%E6%B3%95

維基百科[4]（2022，7 月 15 日）・*美國的優生學*。
https://zh.wikipedia.org/wiki/%E7%BE%8E%E5%9B%BD%E7%9A%84%E4%BC%98%E7%94%9F%E5%AD%A6

劉智民(2002)・精神分裂症・於李明濱主編，*實用精神醫學*（第 2 版，129-138 頁）・國立臺灣大學。

鄭玉波、黃宗樂(1999)・*法學緒論*・三民書局。

盧美秀(1998)・*護理倫理學*，匯華。

Jary, D., Jary, J. (2005)・*社會學辭典*（周業謙、周光淦譯；初版）・貓頭鷹。（原著出版於 1998）

Roy Porter(2004)・*瘋狂簡史(Madness: A brief history)*（巫毓荃譯；初版）・左岸文化。（原著出版於 2002）

Beauchamp, T. L., & Childress, J. F. (2001). *Principles of biomedical ethics* (5th ed.). Oxford University Press.

Black, H. C., Nolan, J. R., & Nolan-Haley, J. M. (1990). *Black's law dictionary: Definitions of the terms and phrases of American and English jurisprudence, ancient and modern.* (6th ed.). West Group.

Bloch, S., & Green, S. A. (2009). *Psychiatric ethics* (4th ed.). Oxford University Press.

British Medical Association (2004). *Assessment of mental capacity: Guidance for doctors and lawyers* (2nd ed.). British Medical Association.

Carvalho, S., Reeves, M., & Orford, J. (2011). *Fundamental aspects of legal, ethical, and professional issues in nursing* (2nd ed.). Quay.

Carvalho, S., Reeves, M., & Orford, J. (2011). *Fundamental aspects of legal, ethical, and professional issues in nursing* (2nd ed., p.19). Quay.

College, H., & Lacewing, M. (2013). *Practical wisdom.* http://www.alevelphylosophy.co.uk

Griffith, R., & Tengnah, C. (2008). *Law and professional issues in nursing.* Learning Matters.

Herring, J. (2006). *Medical law and ethics* (1st ed.). Oxford University Press.

Mappes, T. A., & DeGrazia, D. (1996). *Editors, biomedical ethics* (4th ed.). McGraw-Hill.

Parry, J., Brakel, S. J., & Weiner, B. A. (1986). *The mentally disabled and the Law.* American Bar Association.

Rawls, J. (1971). *A theory of justice, cambridge.* Belknap Press.

Roberts, L. W., & Dyer, A. R. (2004). *Concise guide to ethics in mental health care.* American Psychiatric Publishing, Inc.

Rosner, R. (2003). *Principles and practice of forensic psychiatry.* Taylor & Francis.

Schwartz, L., Preece, P. E., & Hendry, R. A. (2002). *Medical ethics: A case based approach, Edinburgh.* WB Saunders.

Social Stigma. (2022, November 24). In Wikipedia, the free encyclopedia. Retrieved December 05, 2022, from http://en.wikipedia.org/wiki/Social_stigma

Stanford Encyclopedia of Philosophy (2012). *Virtue ethics.*
http://plato.stanford.edu/entries/ethics-virtue/

Staunton, P. J., & Chiarella, M. (2008). *Nursing & the law* (6th ed.). Elsevier.

Thiroux, J. P., & Krasemann, K. W. (2007). *Ethics: Theory and practice* (9th ed.). Prentice Hall.

Thompson, I. E., Melia, K. M., & Boyd, K. M. (2006). *Nursing ethics* (5th ed.). Churchill Livingstone, Edingburgh.

Thomson, J. J. (1996). A defense of abortion. In Thomas A. Mappes, David DeGrazia, *Biomedical ethics* (4th ed., pp.445-452). McGraw-Hill.

Virtue Ethics. (2022, October 31). In Wikipedia, the free encyclopedia. Retrieved December 05, 2022, from. http://en.wikipedia.org/wiki/Virtue_ethics.

Westrick, S. J., & Dempski, K. (2009). *Essentials of nursing law and ethics.* Jones and Bartlett Publishers.

Wheeler, H. (2012). *Law, ethics, and professional issues for nursing: A reflective and portfolio-building approach.* Routledge

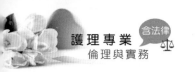
—— MEMO ——

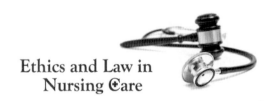

Ethics and Law in
Nursing Care

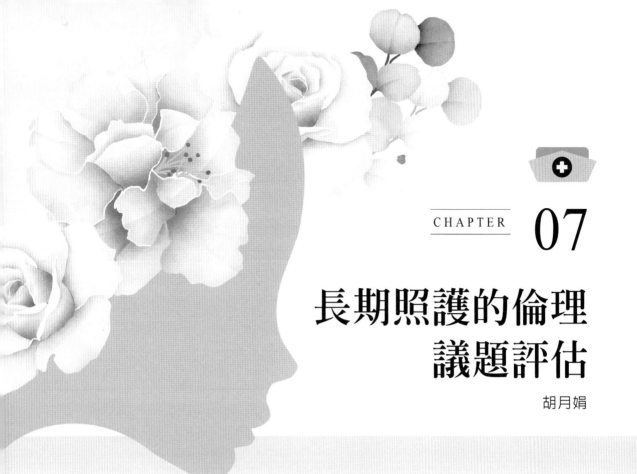

CHAPTER 07

長期照護的倫理議題評估

胡月娟

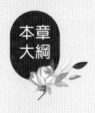
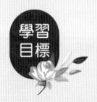
學習目標

- 瞭解長期照護實務的倫理問題及倫理困境
- 探討身體約束衍生的倫理議題
- 論述邁向無約束長期照護的舉措
- 列出老人受虐的種類、危險因素與徵象
- 摘述對疑似老人受虐案例的倫理考量
- 描述老人受虐的處理策略

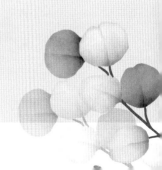

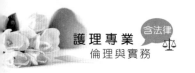

前　言

　　截至 2023 年底，臺灣 65 歲以上的老年人已有 429 萬人，占總人口的近 20%（內政部統計處，2024）。依民國 111 年老人狀況調查結果摘要分析報告顯示，65 歲以上自評健康狀況不好為 20.55%；日常生活活動需人協助為 11.86%（衛生福利部，2024）。2009 年依經建會（現改為國家發展委員會）推估資料，臺灣在 2031 年時平均每 18.5 人就有 1 人需要長期照護，且隨著醫療進步，國內平均餘命也逐年增加，面臨年紀增長，伴隨而來的身體機能衰退，未來因年老體衰或罹患疾病而需要長期照護者有逐漸增加的趨勢。身為護理專業人員，面對長期照護個案時能夠兼顧身、心、靈的需求，並在未來如何突破目前的倫理困境，將是本章所探討的重點。

7-1 　長期照護的倫理

　　長期照護含括多種專業團隊，例如醫師、護理人員、社工、職能治療師、物理治療師、藥師、營養師、照顧服務員等。每一種專業各有其信條，即對此專業目的之信念與課責，並依此形成倫理規範或守則，以作為執業指引，保護個案的權益，提升高品質的長照服務。臺灣長期照護專業協會在 2013 年發表了臺灣「長照人員守則」共十條（臺灣長期照護專業協會，2014），見圖 7-1。

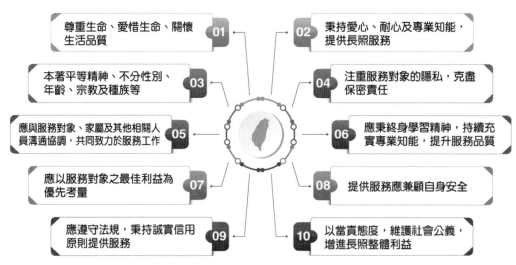

01 尊重生命、愛惜生命、關懷生活品質

02 秉持愛心、耐心及專業知能，提供長照服務

03 本著平等精神、不分性別、年齡、宗教及種族等

04 注重服務對象的隱私，克盡保密責任

05 應與服務對象、家屬及其他相關人員溝通協調，共同致力於服務工作

06 應秉終身學習精神，持續充實專業知能，提升服務品質

07 應以服務對象之最佳利益為優先考量

08 提供服務應兼顧自身安全

09 應遵守法規，秉持誠實信用原則提供服務

10 以當責態度，維護社會公義，增進長照整體利益

▶ 圖 7-1　臺灣長照人員守則

　　長期照護關注的是失能個案，就失能個案而言，長期照護從業人員的倫理規範特別強調：「盡量利用其殘存能力以達自我照顧，提升生活品質」。護理人員對長期照護個案的倫理責任，分成下列五項（盧等，2012）：

1. **尊重個案自主權，善盡告知說明義務**：如提供個案與家庭照顧者，有關長期照護各項服務、資源的資訊；進行各項說明的內容，應考量個案和家庭照顧者的背景、情境；尊重個案及家庭照顧者在充分瞭解下所做的抉擇。

2. **遵守不傷害原則，確保個案安全**：長期照護的服務內容，包含協助日常生活活動、提供輔具和環境改善、提供評估處置等各項專業服務。在執行面得確保個案安全。

3. **遵守行善原則，以個案最佳利益做考量**，搜集分析個案相關資訊，並檢討改進：例如個案跌倒、壓傷（舊稱壓瘡）、管路、入院等議題。

4. **確保長期照護資源的分配正義**：每位個案皆有公平使用和被公平對待的權利，不可因性別、種族、社經地位、失能程度而有差別待遇。

5. **重視生命價值原則**：避免生物醫學對人類生命的操控，尤其是無效或不必要的醫療措施。

一、長期照護倫理議題類別

　　長期照護實務中所衍生的倫理議題，一般可分成倫理問題(ethical problems)與倫理困境(ethical dilemmas)二類（胡，2005）。

（一）倫理問題

　　乃指從事長期照護實務過程，專業人員有意、無意的違反倫理規範，這些失當行為，只要留意、用心，即能避免（盧，2023）。

　　一般而言，護理人員的執業守則，皆會談及護理人員的照護對象（個案），其可能是個人、家庭、團體或社區。護理人員在照護每位個案時，皆應持尊重、熱情的態度，以保守其尊嚴、價值與獨特性。護理人員的職責是促進、倡議個案的健康、安全與權利，護理人員對每項護理措施皆應負責。此外，護理人員得持續個人與專業的成長，以增進臨床能力，確保照護品質。根據倫理守則，護理人員在執業過程中，確保個案安全乃是最基本的職責。

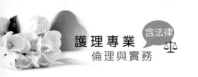
胡(2005)指出，長期照護從業人員，在工作中未遵守法律，以不合法手段達成目的，例如毆打個案，執行職權規範以外的治療技術，稱為「瀆職(malfeasance)」；未經個案同意洩漏其資料、未能防止個案受傷害，則稱「行為不當(malpractice)」。

緣此，長期照護實務上常見的倫理問題有超乎專業關係，例如照顧服務員與個案成為家人關係；非個案為中心的服務，例如遇到產生衝突的個案或家屬就結案或轉診，或強將一己價值觀、信仰介入個案生活；虐待與疏忽，例如故意疏忽認知障礙或失能患者，或強加約束、不提供食物或飲水等；入住機構則常衍生非自願入住、人際關係受限、隱私權受犯等倫理問題。

（二）倫理困境

長期照護從業人員在實務中，若遭逢責任與義務相衝突，就易陷入倫理困境。如家屬選擇長照機構，可能以價格便宜為考量，但照護方式不一定適合個案需求、提供一般戶長期照護服務時，家屬可能考量部分負擔，而拒絕照管專員所建議的服務項目、長照從業人員在擬訂照顧計畫時，未與服務使用者做討論、對於攻擊性、遊走個案的身體約束或與個案自主間的衝突等。

二、長期照護倫理議題的考量

在此提出長期照護實務面自主性(autonomy)、隱私性(privacy)與統整性(integrity)三項倫理議題做討論（胡，2005）。

1. 自主性

自主性是一項基本的倫理原則。自主性原則乃指一般人有權做自我決定。當人無能力為自己做決定時，就必須參照這個人過往所表達的希望及價值觀。在長期照護情境下，住民應有權參與有關己身生命、健康的決定。目前有關自主性的看法，已從傳統絕對不干擾的自由，拓展至包括協助的權利，以及長期照護專業人員在道德上，有義務協助個案保有與增進其個人的自主性，以達符合其期望與能力範圍。照護人員所關切的是，接受長期照護的個案是否有足夠的心智能力來行使自主性。

事實上，照護人員更應體恤個案無能力顧全己身福利或利益，而有義務更尊重其自主性決定，以保護其安寧美滿感。護理人員在協助個案增進個人

自主性時，可採下列策略：個人化的充分告知、勸服、形塑環境、提醒機會及評估個案做抉擇能力受損的原因。

2. 隱私性

隱私性表現在別人不可接近個案，除非個案表達有意願讓他人接近。此處的他人含括與個案有親密關係的友人、配偶、家人、醫護人員等。隱私權包括受尊重的權利、個人尊嚴與保有秘密的權利。當人主動尋求長期照護的協助，且感覺長期照護人員值得信賴時，通常會準備好透露個人秘密、暴露自己身體及顯露個人的易受傷害性。

尊重個案隱私，有時會與提供照護有衝突；親密感與隱私性有密切相關。隨著年齡的增長，老年個案需要更多協助，而這些協助常涉入個人私密領域。就照護情境與照護措施而言，必須留意私密與隱私的平衡點，長期照護的許多常規活動，都缺乏隱私性，例如常可見機構浴廁內，同時有許多住民，且門是敞開著。故工作人員在進入個案房間，應敲門示意，離開也應告知，以充分尊重個案的隱私領域。

3. 統整性

統整性可解釋為健全、一體、牢不可破、未受損或不可分的狀態。統整性是一種道德價值觀，可定義為尊重與人格有關的個人存在的經驗。良好的照護應表現在尊重個案的統整性。會危及個案統整性的情境諸如：不尊重個案獨一無二的人格，將個案去個人化，視他為生病的案例而非個體，換言之，只看到人的病，而未看到生病的人。因此，人所關切的事不會受到重視，感覺被視為一個老物品般看待；在他人面前嘲謔個案的吃相、動作或穿著，或將個案小丑化等；工作人員的言談舉止未達專業標準，又無自知之明，未察覺己身言行給個案帶來的傷害。

面對長期照護實務的種種倫理問題與困境，從事長期照護工作的人員應嫻熟現行相關法律規章，如醫療法、護理人員法、護理人員法實施細則、安寧療護法、消費者保護法等。而提供長期照護各項服務的機構，宜制定照護人員倫理決策指導手冊，以協助照護人員面臨倫理抉擇時做判斷。再者，長期照護從業人員，應定期參加倫理相關課程的在職教育、個案討論會、臨床案例分析，以增進長期照護專業倫理的知能。

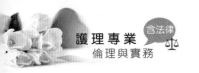

7-2 身體約束的議題

 影片分享 ▶ ♥ ♡ ♥ ♡ ♥ ♡ ♥ ♡ ♥ ♡ ♥ ♡ ♥

▶ 分居風暴（原名為納德和西敏：一次別離）

出品： Memento Films, 2011

導演： 阿斯哈法哈蒂(Asghar Farhadi)

主演： 蕾拉哈塔米(Leila Hatami)、佩曼其阿迪(Peyman Moadi)

劇情：

這是一部伊朗出品的家庭劇；一對夫婦訴請離婚，原由是太太（西敏）為提供十一歲女兒更好的教育環境，已辦妥移民，但先生（納德）為了家中還有罹患老年失智症的父親，故不肯與太太移民，太太眼見簽證即將到期，故訴請離婚。

夫妻辦妥離婚，太太想帶女兒走，但女兒不肯離家。太太一氣之下回娘家，先生只好雇用一位照顧服務員來家中照顧老父親。在伊朗保守的環境下，女性照顧服務員不得為陌生男子清洗身體，更換衣物，但為了賺錢以幫丈夫還債，這位懷孕的照顧服務員只好帶著小女兒來做看護工作。有一天在疏忽下，罹患失智症的老父親走出家門，照服員情急外出尋找老父親，在馬路上遭撞，當晚開始肚子疼，但不敢告訴丈夫。次日再來做看護時，身體非常不適，所以趁老父親午睡，將他的手綁在床邊，鎖門外出。碰巧這天納德與女兒提早回家，發現門打不開，使用備用鑰匙進入，發現老父親跌落床下，意識不太清楚，費了好大勁父親才恢復意識。等照服員回來，納德非常生氣，又感覺主臥室有人進去，而懷疑照服員偷竊，照服員不甘遭誣告偷竊，一直要解釋，但納德要處理跌倒困在浴室的父親，故強將門關上，而照服員走在樓梯時跌了一跤而致流產。

照服員丈夫因為孩子流掉，發現了太太做看護及與納德爭執之事，提出訴訟要納德負流產之責，納德也控告照服員將父親綁著，害其父親跌落床下受傷。

討論提綱：

1. 照顧服務員將個案約束，鎖門自行外出，而致個案跌倒，違反了照護的哪些執業倫理原則？

2. 片中納德與照顧服務員雙方爭論老父親受身體約束跌落床下受傷，與照服員流產失去一個孩子，雙方的傷害孰輕孰重，您的論點為何？

3. 如果您是片中的照顧服務員，當您身體非常不適，必須就醫，您應該為照顧的個案做何安排？

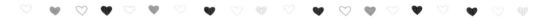

　　在長期照護的實務情境，使用身體約束是一個很複雜且多面向的問題。護理人員常將對個案施加身體約束，視為如老師對學生考試乃為不幸之必要(unfortunate necessity)。護理人員可能出於預防個案跌倒或意外傷害，而對個案施加身體約束，但護理人員的內心折騰也不亞於個案。例如身心障礙個案攻擊別人或自殘，儘管約束有潛在危險性，但為避免傷及己身與他人，仍需給予身體約束。

　　西元 2006 年 5 月 26 日，在美國威斯康辛的日間早療機構，一位身心障礙女孩，在四週內遭工作人員身體約束九次，且每次約束都採俯臥，臉朝下姿勢長達二小時。之後，女孩死於胸部受壓窒息的合併症(Mohr, 2010)；在英國也有多起因不當身體約束而死亡的案例(Benson et al., 2012)。

一、身體約束引發的倫理考量

　　就長期照護從業人員而言，不論是醫師、社工、護理人員、照顧服務員等，皆有其執業倫理守則。這些守則都是採大眾化的陳述口吻，清楚明列實務預期、專業的核心價值，及與個案建立信任關係。專業倫理守則皆奠基於行善、不傷害、自主與正義的原則，讓個人可據以做專業判斷。

1. 行善與不傷害

　　執行身體約束前，必須思索行善原則，是否此措施真得足以避免或挪除對個案的傷害，而增進個案的福祉。換言之，若身體約束非為治療性，且無法提升個案的安寧感，此項措施就毫無意義。就治療觀點而言，許多有關身體約束的系統性回顧，皆無法證實此效益(Mohr, 2010)。

　　不傷害原則簡單而言，就是不會造成傷害、避免傷害。但眾多文獻皆呈現身體約束可能導致窒息而死與心理創傷，故無法符合不傷害原則。

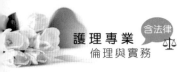

2. 自主

自主有二大核心元素，一為不受他人控制或影響，自我決定的權利；另一為自我做抉擇且意圖實踐此抉擇的能力。身體約束多少會限制個案意志的自由行使，而有違個案自主原則。因此，在執行身體約束前，得徵求個案同意。個案的自主與其遵循(compliance)行為間可能會有所衝突，當長期照護實務人員要求個案遵循某項照護行為時，應依充足與適當的知識做判斷，以確保此符合個案最佳利益。

3. 公平正義

正義原則乃指公平，資源取得或分配是相等者。對長照個案接受身體約束，是否有違公平正義值得進一步檢視；尤其是認為個案會危及他人安全，故需身體約束者，到底是歧視個案，或真正在維護個案與他人安全，應深思。

二、建　議

（一）思索有無取代身體約束安全的方式

護理人員在執行身體約束前，應做周全性評估，以提出約束替代方案。就長期照護機構使用身體約束的原由，常見如預防跌倒、預防自拔留置管路、行為混亂躁動與維護肢體正常功能位置，李(2009)從生理、社會心理、活動與環境三大軸面，提出實務舉措，以供長照從業人員做為約束替代方案考量，盡量減少對個案的身體約束。

就預防個案自拔留置管路的替代方案而言，其生理評估層面，包括向個案詳細說明各項管路留置的目的、確認各項管路的位置正確，以免個案不適、評估各項管路可能引發的傷害及盡可能協助個案早日移除管路。

社會心理層面的替代措施，包括增加探望個案次數、巧思管路固定位置、方式，減少個案不適、藉由多媒體、陪伴、活動等轉移個案注意力、鼓勵家屬探訪和必要時採一對一照護。

活動及環境安排層面的替代措施，諸如安排個案在工作人員易見的範圍、確實執行各項管路照護、安排移除管路訓練計畫、提供舒適的環境（如燈光、室溫、翻身擺位），以及讓個案手置握手器、握力球，預防拔管。

（二）提供有關身體約束的在職教育

　　臺灣長期照護專業協會(2009)出版的長期照護機構六項品質指標操作手冊，其中就有一項約束主題，內容包括界定約束流程及相關表單，以供機構參考。西元 2022 年，一般護理之家評鑑的專業服務軸面，亦含括了機構需備有約束評估單、約束監測記錄單、約束同意書、約束每季統計分析與檢討記錄等符合評鑑指標的執行資料。政策面的重視，讓身體約束成為長照從業人員在職教育的重要議題。

　　此外，2006 年起衛生福利部推動「臺灣臨床倫理網絡與教育訓練計畫」建立臨床倫理教育訓練平台和網路資源，定期舉辦倫理工作坊，其中亦有探討身體約束議題。當長期照護從業人員皆能接受身體約束的教育訓練，使得每位長照實務人員瞭解及執行身體約束的替代方案，加上專業支持團體介入、成功案例分享，皆有助於「無約束長期照護環境」的落實（李，2009；黃等，2008）。

（三）清楚向個案與家屬陳述身體約束可能衍生的危險

　　許多個案與家屬在簽定約束同意書的過程是被告知，而非參與討論，因為目前約束同意書的定型化契約內容，只包括約束原因、方法和同意簽名，而工作人員對個案及家屬說明、討論約束必要性、方法，和諮詢個案、家屬意見的過程，則無法載明。資訊不對等，使得個案或家屬常在資訊缺乏、無其他選擇下簽訂同意書（李，2009）。因此，長期照顧的從業人員，應提供充分機會，邀約個案或家屬共同討論，瞭解約束背後潛在問題，知悉約束可能衍生的危險，考量個案需求、個別性，以擬訂約束照護計畫(Benson et al., 2012; Huges, 2008, 2010)。

（四）邁向無約束的長期照護

　　無約束(restraint-free)意謂著長期照護品質的提升。如何執行無約束照護，可參酌的許多已發展圓熟的實證照護指引，例如以「restraint free」為關鍵字，可搜尋到加拿大註冊護士學會(Registered Nurses' Association of Ontario, RNAO)在 2012 年出版的指引 "Promoting safety: Alternative approaches to the use of restraints."；國際臨床指引資料庫網站 (National Guideline Clearinghouse)在 2010 年出版 "Caregiving strategies for older adults with delirium, dementia and depression." NGC: 008381，皆有陳述無約束做法的準

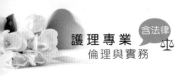

則。隨著網路的盛行，也可以搜尋到許多創新的照護方式，以減少約束的使用(Cotter & Evans, 2012)。

「自立支援」於 2011 年自日本引進臺灣，不約束、不尿布、不臥床是其三大照顧原則，2017 年長照 2.0 政策將推動機構零約束納入政策目標，2018 年自立支援納入長照補助項目，期使不約束照顧革新的風潮能遍地開花（林，2018）。

7-3 老人受虐的議題

 影片分享 ▶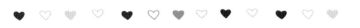

▶ 錢不夠用-2 (Money No Enough-2)

出品：Neo Sudios, 2009

導演：梁智強

主演：梁智強、李國煌、程旭輝

劇情：

新加坡有一戶三兄弟人家，母親與大哥一家人住，大哥在餐廳服務，二哥做房地產，三弟做直銷花粉健康食品。二哥、三弟生意做得很好，在三弟鼓勵下，大哥加入賣花粉健康食品行列。後來二哥因法律問題破產，大哥與三弟因花粉有毒賠光家產，導致大哥重回餐廳服務，二嫂走唱，三弟開計程車。

老母親因失智症問題，在三兄弟家輪流居住，隨著病情逐漸加劇，三兄弟無法在家照顧，而將老母親送往老人院。入住老人院第一天，老母親情緒激動且昏倒失去意識，而緊急送往私人醫院，住進加護病房。

加護病房一天費用需新加坡幣 8,000 元，老母親住院日數漸增，三兄弟遂感負擔，而去祈求符咒，在老母親病床前焚燒，希望她早點往生。有一天老母親大出血，需要輸血，碰巧二哥女兒也車禍需要輸血，同一家醫院該血型的血袋存量不足，導致二嫂在老母親病床前搶走要給母親輸血的血袋，認為老母親年齡已大，女兒還年輕，救女兒才對，在大夥兒爭搶血袋時，老母親睜眼將口中呼吸器拔掉而死亡，讓二嫂女兒得以救回一命。

討論提綱：

1. 看完該片給您的感受如何？

2. 老母親自行拔掉呼吸器，她的想法為何？

3. 片中二嫂搶走血袋救自己女兒所持理由，您的看法為何？

4. 閱讀完本章「老人受虐議題」，試分析本案例是屬於何種老人受虐議題。

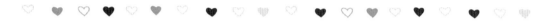

　　隨著社會變遷，家庭功能式微，傳統倫理規範、孝道觀念漸行淡薄，老人受虐時有所聞。臺灣 2023 年度家庭暴力通報案件，以類型區分，婚姻、離婚或同居關係暴力通報案件 81,339 件（占 48.3%），兒少保護通報案件 27,133 件（占 16.1%），65 歲以上老人虐待通報案件則只有 11,365 件（占 6.7%）（衛生福利部保護服務司，2024）。以家庭暴力通報案件類型而言，老人受虐較少，並無法反映實情，一般咸同意其為低估之故。因為老人受虐的加害者以家人最多，為顧及顏面，雙方都不願確實陳述（黃，2010）。

　　Sisli 等人(2016)以土耳其某所護理之家的 300 位住民為對象，訪談其中超過 65 歲，能自我照顧且願意填寫志願書者共 88 位，之後有 14 位退出，所以最後訪談 74 位住民。問卷包括七題有關老人受虐與疏忽法律覺醒的問句，結果顯示，過半數老人都曾歷經身體與心理行為方面的傷害，也知道這些傷害足以訴諸法律途徑，但會提告者只有二人(Sisli et al., 2016)。

　　為保護老人，《老人福利法》（簡稱老福法）第 43 條規定，醫事人員為責任舉報者（全國法規資料庫，2012），修法精神為從制度面規範專業人員舉報老人受虐之責任，以達老人保護之目的。老人受虐（老虐）通報總人數，從 2005 年制定責任舉報制時的 1,616 件，攀升到 2023 年的 11,365 件，18 年內增加了 7.03 倍（衛生福利部保護服務司，2024）。而近年由於新冠肺炎(COVID-19)疫情肆虐，使得全球經濟衰退，造成家庭經濟壓力，此亦為引發家暴的重要因素，但與疫情是否有直接關係，仍待進一步研究和釐清。

　　老人受虐的盛行率，Anetzberger (2012)回顧美國、英國和西班牙各國對社區老人受虐的大型研究，結果發現，在 2007~2012 年期間，社區老人受虐率自 0.6~7.6% 不等；至於機構老人受虐則達 25~30%。黃 (2010)回顧 1988~2007 年美國、加拿大、荷蘭、韓國、香港、中國的研究，發現社區老

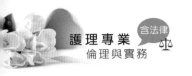

人受虐率自 0.2%上升至 20.8%，接受長期照護服務者，超過 2/3 是老年人，老人受虐成為必須正視的議題。

一、老人受虐的種類

一般而言，老人受虐乃指對老人的傷害、不合理的限制、懲罰、脅迫，導致身體受傷害、疼痛或心理的憤恨(Muehlbauer & Crane, 2006)。老人受虐的分類迄今仍有些歧見，Anetzberger (2012)採用 Hudson (1991)對老人受虐術語的更新版（圖 7-2），認為老人受虐的加害者可能是自己、信任的人、陌生人或熟識者；受虐地點可能在居家或機構；受虐形式有虐待、疏忽；加害者動機可能是蓄意或無意；造成的傷害可能是身體、心理、社會、經濟或性。

沿用此修訂術語，比較能精準呈現老人受虐的真正問題。例如被一位信任的人蓄意在家裡虐待，而造成身體的傷害。

茲將老人受虐種類介紹如下：

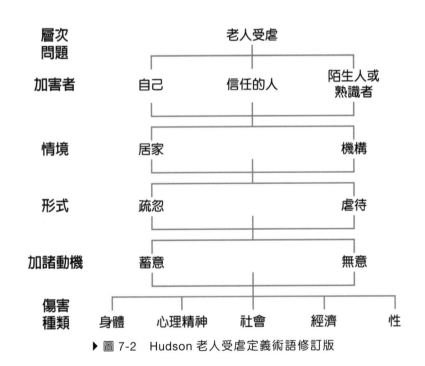

▶ 圖 7-2 Hudson 老人受虐定義術語修訂版

1. 身體受虐

使用外力造成不必要的疼痛或損傷，即使所持理由是協助老人，亦可視為虐待行為。身體虐待包括蓄意或不經意的毆打、推傷、捏擰、刺傷、灼傷、過度給藥、給藥不足或強迫餵食（灌食）；不當使用身體或化學性約束及暴露在嚴酷天氣中。須特別注意的是，受虐部位通常會受衣物遮蔽或位於隱密處，如手掌、臀部等，應提高警覺。

2. 精神受虐

行為導致老人害怕、心理憤恨、精神痛苦或困頓皆可謂為受虐。精神受虐包括直呼其名、侮辱、恫嚇、脅迫；對待老人似小孩；隔離老人，使其無法與家屬、朋友進行社會互動。

3. 社會受虐

老人遭有扶養義務的親人故意離開或拋棄，例如將老人留在醫院、護理之家或外地，置之不理，形成遺棄之實。

4. 經濟受虐

經濟受虐包括老人的金錢、財物遭侵占或不當的處置，或剝奪其處理己身財產的權利。Gassoumis 等人(2015)以 472 位財產遭非法侵占的經濟受虐老人為對象，以病例對照研究法，發現這類老人大多為疑似認知能力損傷者，若經老人受虐法庭介入，派遣禁治產者監護人，將能提升經濟受虐老人的安全(Gassoumis et al., 2015)。

5. 性受虐

任何未經同意之親密接觸，例如不當觸摸、囑咐老人採某種姿勢並拍照、迫使老人閱讀黃色書籍、強迫性行為，皆屬性受虐。

值得一提的是疏忽(neglect)。疏忽可自挪除對個人適宜的關照，至蓄意不理會老年人身體、社會或精神的需求。疏忽包括拒絕提供食物、衣物、飲水、藥物、日常生活或個人衛生的協助。此外，不代為保管老人的金錢與漠視其必要的健康照護，皆屬疏忽範疇(Winterstein, 2012)。例如一位 75 歲的機構住民，跌倒後未為人察覺其有小腿骨折情形，而後死於合併症，經檢討皆與未給予適當止痛處理的疏忽有關。

受疏忽可能是有意或無意，例如住民大便失禁數小時，可能源自工作人員疏於定時查看，或因太忙而無法檢視；又如早餐吃吐司時，未詢問住民喜

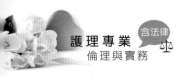
歡何種抹醬，就擅自塗抹花生醬，也屬疏忽。另一常見的現象是工作人員在餐廳一邊餵住民吃飯，一邊彼此忙著聊天，而非與住民溝通，此也屬疏忽。

臺灣老人受虐分類，一般分成七類：身體受虐、醫療受虐、心理／情緒受虐、金錢濫用、照顧者疏忽、自我疏忽及性侵害（李，1999；楊，2011）。與上述分類比較，多了醫療受虐，例如未協助個案定時服藥、依約就醫或被餵食安眠藥等。疏忽部分多了自我疏忽，例如自我孤立、拒絕與他人接觸或溝通。

二、老人受虐的篩檢與處理

（一）護理人員應運用工具做老人受虐篩檢

對每位照顧的老人執行受虐篩檢，乃為每位護理人員的職業倫理需求，不能以沒時間為藉口。常用的篩選和評估內容如下(Muehlbauer & Crane, 2006)：

1. 對於您的居住處感覺安全嗎？

2. 誰負責照顧您？

3. 您常與照顧者發生爭執嗎？若是，到底發生了什麼事？

4. 有人對您叫囂、辱罵、毆打，不理您或不讓您進食嗎？

5. 是否有人未經您同意就觸摸您？

6. 是否有人強迫您做不想做的事？

7. 是否有人叫您簽署您不瞭解的文件？

黃(2010)以臺灣中部地區接受居家服務的 279 位老人，研發出老人受虐風險篩檢表（表 7-1）。據統計，老人受虐的加害者有 2/3 是家人，尤其是成年子女(Beidler, 2012)，故上述的老人受虐篩檢表以家人為主。

護理人員並非要舉證老人受虐，而是藉由篩檢，記錄其疑似的言語、身體檢查發現。運用繪圖或拍照方式，記錄受傷部位，簡單陳述其健康或個人問題及需協助之處。

國內較詳盡的評估老人受虐篩檢表，可參酌李瑞金教授的「老人受虐指標之研究」，與楊培珊教授的「臺灣老人保護評估工具」；以後者而言，其內

容包含個案（老人）基本資料、老人受虐危險指標、主要照顧者評估及 ADL、IADL 量表。評估結果將老人受虐風險分成高度風險，立即有生命危險或被遺棄，迫切需要協助與介入；中度風險為已有受虐事實；低度風險則為有受虐疑慮（楊，2011）。

▶ 表 7-1　老人受虐風險篩檢表

評估項目	評估內容	評估結果
身體虐待	・即使您知道您沒有生病，但您的家人仍要您留在床上或告訴您病了。 ・您的家人是否強迫您做您不想要做的事情？	至少有一種狀況發生？　是□　否□
心理虐待	・您的家人是否未經您同意就拿走屬於您的東西？ ・最近在您身邊親近的家人是否讓您覺得要傷害您？ ・您是否覺得孤單或難過？ ・您是否覺得家中有人讓您不自在？ ・您是否覺得您的家人不想要您出現在他們眼前？	至少有一種狀況發生？　是□　否□
疏忽	・您是否可以自行服藥或自由走動？ ・您是否信任家中大部分的人？ ・您在家中是否有足夠的隱私？	至少有一種狀況發生？　是□　否□
整體受虐風險		所有題項至少有一種狀況發生？ 是□　否□

（二）瞭解老人受虐的危險因素與警訊

　　護理人員應熟知老人受虐的危險因素與警訊，並在其惡化前做通報以制止。一般而言，老人受虐的危險因素與警訊如下(Bonnel, 2012; Halphen et al., 2009)：

1. 年齡超過 80 歲。

2. 女性。

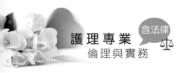

3. 自我照顧失能。

4. 失智與認知功能不全。

5. 憂鬱。

6. 社交隔離。

7. 受害者或照顧者有壓力：健康、經濟或情境壓力。

8. 照顧者的問題：例如精神病、經濟依賴、物質濫用、暴力史、其他反社會行為。

9. 經濟受剝奪警訊：日常必需品付費能力改變、財物移轉。

10. 機構人力短缺。

11. 身體檢查呈現疑似受虐、疏忽或經濟遭剝奪現象。例如營養不良、脫水、傷口、不當給藥、疑似性傳染疾病。

　　為防範老人受虐，辨識是否存在老人受虐的危險因素就成為重要議題。概而論之，老人受虐的危險因素視其型式而有異，例如身體失能者易致經濟（物質）上的受剝奪；低收入、健康狀況不佳、社會支持差者，易承受被疏忽；當迫害者失業、物質濫用（成癮）及有精神疾病時，易對老年人施加身體、精神與性層面的虐待(Anetzberger, 2012)。

（三）知悉如何做老人受虐通報

　　護理人員應瞭解老人受虐通報程序，若老人正處於嚴重危險當中，應請求警方協助（吳、王，2004）。考量如下：

1. 若老人需要保護措施，應遵循通報程序。

2. 隔離受虐老人與加害者／環境，以確保其安全。

3. 轉診給社工人員，評估其資源需求並連結之，例如安置住所、居家服務、支持團體。

　　就社會局（處）而言，其處理重點在解除老人受虐處境，所以提供經濟協助、住所安置、安排就醫，或向警方通報，懲罰施虐者不是其職責。有時親友、鄰居雖知曉有老人受虐情形，但畏懼遭報復而不敢通報，所以保護通報者亦需做考量。

（四）通報以外的措施考量

　　對於老人受虐案例，除了依法通報外，護理人員尚需考量，在討論疑似案例時，應注意隱私、安全問題，討論可資運用的安全措施、提供社區與法律資源的訊息，並持續給予支持及詳細做事實的記錄(Hess, 2011)。

　　一般可行措施如下：

1. 密切監測受虐個案生命徵象、評估外傷的所有生理徵象、評值情緒狀態、瀏覽檢驗／診斷結果，有任何異常即刻報告，且依醫囑做治療。

2. 視外傷情形做轉診，或轉診精神科諮商；評估有無疼痛與焦慮，依醫囑給予藥物以解除之。

　　藉由上述措施，以保護受虐個案的安全及促進其身心最佳狀況。

三、老人受虐的倫理考量

　　Jonsen (2002)等人認為長照實務引發的倫理議題，常陷進退維谷的困境，在做倫理考量時，以「個案最佳利益」為最優先順序。因此，在醫療適應症層面應評值醫療的合適介入；個案喜好層面聚焦於其自主權與代理人的適宜決策；生活品質層面需思索個案、照顧者與居家生活所承受的長期衝擊；情境特徵層面則是剖析政策、社會文化、資源分配等問題，以逐步分析老人受虐議題。

1. 醫療適應症（行善及不傷害原則）

　　老人受虐個案目前呈現的身體問題為何？若有脫水、營養不良、傷口，應立即做醫療介入，防止惡化。長期考量則評估是否得連結其他醫療、社會資源，以防個案再度受到傷害，並協助家庭功能的復原與重建。

2. 個案之喜好（尊重自主原則）

　　基於尊重自主原則，在任何醫療或處遇介入前，皆需告知個案，即使得重新安置個案，也應尊重其喜好，若個案堅持不願離開原來住所，應思索如何處理可以兼顧個案喜好，且避免其再度受傷害。主要照顧者可能就是施虐者，不論是在家裡或機構，皆應另擇合適的照顧者。

3. 生活品質（行善、不傷害、尊重自主原則）

　　老年人可能因不等程度的失能，而無法自理生活需求、建立人際關係、參與社會活動。連結適宜的長期照護服務，可改善老年人的身體狀

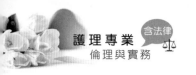

況，減輕照顧者負擔。

此外，宜審慎評估是否需要舉報；舉報可使社會資源介入，讓個案持續獲得追蹤與關心，提供家庭求助的管道。

4. 情境特徵（盡責與正義原則）

情境特徵需考量老人受虐引發的家族議題、法律規定、文化價值觀及醫療資源等，護理人員需以個案長期利益為考量。

總而言之，基於行善、不傷害及盡責原則，對於老人受虐個案其急性、慢性健康問題，採取適宜醫療措施，以達成長短期的治療目標；藉由老人受虐舉報，引進更多資源，持續追蹤，以防身體傷害、照顧疏忽與疾病再度發生；透過周全性評估，給予最妥適的介入與協助。

三、老人受虐未來努力的方向

（一）提升社會大眾對老人受虐議題的重視

美國在 1988 年就有老人受虐與疏忽雜誌(Journal of Elder Abuse & Neglect)的問世，顯見其對此議題的重視。美國加州的 Archstone 基金會在 2006~2011 年也執行了老人受虐與疏忽的創新方案，提供經費做教育訓練、社會大眾宣導、疑似案例評估、保護易受傷害案例資產及提供世界各國技術援助。在其總結報告中亦呼籲，未來十年的重點在增加社會大眾對老人受虐與疏忽的察覺、受虐案例的辨識與檢傷分類、整合型服務模式的運用、提升法院系統的反應和緊急資源的啟動與運用(Rath, 2012)。

臺灣老人受虐比率在 2023 年為 0.26%，即以通報案件(n=11,365)，除以當年老年人口數(n=4,296,985)（內政部統計處，2024），反映的是老人受虐問題遭漠視，還是真的沒有老人受虐問題發生？若是後者當然可喜，若是前者，到底是什麼原因使得老人受虐議題被嚴重低估？此值得成為公共論述關注的議題。

美國國家老人受虐中心(National Center on Elder Abuse)網站(https://ncea.acl.gov/)有許多資訊，可供社會大眾參酌。臺灣亦可參考此模式，以增加資訊的可近性。

（二）倡議老人權利以防其受虐

老人需要接受教育宣導，以瞭解受虐情境及己身有免除受虐的權利。下列原則可協助老人知悉其權利，以免陷入受虐情境而不自覺。

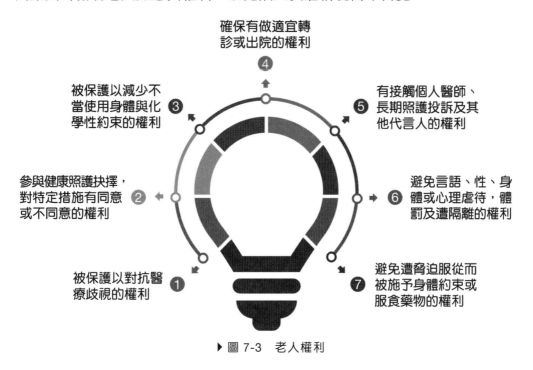

確保有做適宜轉診或出院的權利
④

被保護以減少不當使用身體與化學性約束的權利 ③

有接觸個人醫師、長期照護投訴及其他代言人的權利 ⑤

參與健康照護抉擇，對特定措施有同意或不同意的權利 ②

避免言語、性、身體或心理虐待，體罰及遭隔離的權利 ⑥

被保護以對抗醫療歧視的權利 ①

避免遭脅迫服從而被施予身體約束或服食藥物的權利 ⑦

▶ 圖 7-3　老人權利

（三）提供長照實務倫理服務

根據澳洲墨爾本皇家兒童醫院的經驗，兒童照護常易陷入倫理困境，故成立臨床倫理委員會(Clinical Ethics Committee, CEC)，邀請多種專業人員組成團隊，以提供即時的案例諮詢、教育訓練、研究、研發指引、制定政策等臨床倫理服務(Gold et al., 2011)。

老人受虐議題亦近似兒童照護，易陷入倫理困境，由於可能發生在社區或機構，故政府掌管老人照護單位，應提供長照實務倫理服務，邀請醫師、護理人員、社工人員、倫理及法律代表等，針對個別案例提供諮詢服務。

（四）立法保護老人

美國國會在 2009 年提出老人正義法案(the Elder Justice Act)，於 2010 年成為美國正式法律。所謂老人正義乃指：「從社會觀點而言，努力防止、偵

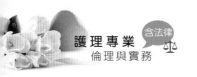

測、矯治、處理及起訴老人受虐、疏忽、與剝奪,並保護能力漸趨低下老人自主性的最大化;從個人觀點而言,承認老人擁有權利,包括免於受虐、疏忽與剝奪的權利(U.S. Congress, 2009)」。

臺灣邁入高齡化國家,老人保護工作仍有待相關福利政策與立法的修訂(黃,2010),如老人保護專責通報與處理單位整合、社區與機構老人受虐預防機制、處理服務的建構,以早期發現、早期介入的觀念來保護所有老人。

(五)長照從業人員的教育訓練

加拿大護理學會(Canadian Nurses Association, CNA)/Ontario註冊護士學會(Registered Nurses' Association of Ontario, RNAO),成立了預防老人受虐卓越中心(Prevention of Elder Abuse Centres of Excellence, PEACE),舉辦了許多有關長期照護老人受虐的研習訓練。在促進護理人員對長期照護老人受虐覺醒的訓練,主要包括五大部分,其內容分述如下(Young, 2011):

1. **瞭解老人受虐**:護理人員應學習為何老人受虐是一項重要議題,並獲悉老人受虐的定義、種類。

2. **辨識老人受虐**:護理人員學習如何確認施虐者、受虐者及各種老人受虐的徵象與症狀。

3. **研習相關法律**:護理人員需學習為何老人受虐常未通報、老人受虐如何抵觸法令及觀察到疑似老人受虐者時的通報流程。

4. **措施與策略**:護理人員應學習面對老人受虐情境,當下應採何種舉措以制止,討論接下來的處理策略;瞭解以個案為中心及治療性關係,以做為老人受虐的預防性策略。

5. **健康的工作環境**:護理人員宜探討健康工作環境的定義;瞭解導致老人受虐的職場因素及考量如何改善職場環境。

長照領域的所有工作人員,皆可能面對老人受虐個案,藉由教育訓練提升己身對老人受虐危險因素、篩檢方式、處理流程等的認知,以增加對受害者的敏感度與同理心,使得長期照顧服務更具效率與品質。

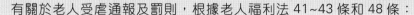

法律面面觀

　　有關於老人受虐通報及罰則，根據老人福利法 41~43 條和 48 條：

- 老人因直系血親卑親屬或對其有扶養義務之人有疏忽、虐待、遺棄等情事，致有生命、身體、健康或自由之危難或因無人扶養，致有生命、身體之危難或生活陷於困境者，直轄市、縣（市）主管機關得依老人申請或職權予以適當短期保護及安置。老人如欲對之提出告訴或請求損害賠償時，主管機關應協助之。
- 醫事人員、社會工作人員等及其他執行老人福利業務之相關人員，於執行職務時知悉老人有疑似以上之情況者，應通報當地主管機關。
- 老人福利機構有虐待、妨害老人身心健康或發現老人受虐事實未向主管機關通報者，處新臺幣六萬元以上三十萬元以下罰鍰，再限期令其改善。

老人受虐案例研討

　　有位 72 歲前列腺癌末期的病人，在家做安寧療護，由 38 歲的兒子照顧，目前以嗎啡做疼痛控制。某日，一位親友來探訪，發現病人獨自在家，狀似劇烈疼痛，親友將病人送至醫院抽血檢查，顯示有嚴重脫水、營養不良情形，且血中幾乎偵測不到嗎啡的濃度。在緊急給予嗎啡止痛、靜脈輸液與進食後，病人已恢復意識，有做決定能力。經過詳細調查，發現病人兒子將醫院給病人的嗎啡拿來自己使用且販賣，病人根本無法使用嗎啡控制己身疼痛(Mosgueda et al., 2017)。

　　針對上述案例，從老人福利法與非法使用麻醉藥品做討論：

1. 根據老人福利法 41-43 條和 48 條，病人兒子的醫療疏忽與虐待行為，已陷病人苦於身體無法控制疼痛，而致意識、生命受危害的程度，病人可決定是否要接受短期保護及安置，病人兒子也得面對罰鍰的事實。

2. 病人的兒子未經醫囑，擅自使用與販售嗎啡，觸犯了毒品危害防制條例，相關罰則包括：

　(1) 刑法第 257 條第二項：販賣嗎啡等毒品者，處三年以上十年以下有期徒刑，得併科五千元以下罰金。

　(2) 刑法第 262 條：吸打嗎啡、海洛英等毒品者，處六個月以下有期徒刑、拘役或五百元以下罰金。

　(3) 麻醉藥品管理條例第 13 條：A.非法施打、吸用者，處三年以下有期徒刑、拘役或一萬元以下罰金；B.非法持有者，處二年以下有期徒刑、拘役或五千元以下罰金；C.意圖販賣而非法持有者，處三年以上十年以下有期徒刑，得併科三萬元以下罰金。

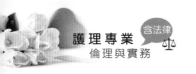

　　老人受虐議題的倫理處置，可以從宏觀與微觀二部分來著力。在宏觀部分，社會政策的擬訂應正視老人受虐議題，並在給足經濟資源下，處理老人受虐所衍生的醫療、身體與精神層面問題。一般老年醫學與老人受虐，缺乏吸引人從事此領域的優勢，如可提供適當回饋舉措、提高薪水，或許能吸引醫護人員投身至此。微觀部分則可藉教育訓練方案的平台，提升專業人員對老人受虐議題的重視。護理人員自終身學習瞭解老人受虐的樣貌，從自我覺醒、自我反思中，正視老人受虐問題，並有效處理之。

結　論

　　身處醫療科技快速發展，人類壽命延長，致使老年人口與身心障礙者皆遽增的時代，長期照護勢必成為未來主流。根據 112 年衛生福利部的年報統計，臺灣各類醫事人員共計 35 萬 4,101 人，護理人員有 18 萬 5,778 人，佔 52%以上（衛生福利部，2023），而護理人員是長期照護的主力，照顧失能者常會面臨眾多實務倫理的考量，護理人員是倫理的反應者，亦是關注者。護理人員在長期照顧的專業團隊中，宜有自我期許，擔任領導和倡議的角色，積極參與長照個案公共政策與法律相關議題的擬定或修訂，以提升長照個案的福祉。

　　本章提出身體約束、老人受虐二項長期照護常見議題，隨著倫理問題的越趨複雜，所需關注的倫理層面越來越廣，護理人員應落實終身學習，積極充實自己的專業知能，持續接受教育訓練，以增強照護敏感度，遵循倫理照護原則，維護長期照護個案的生命尊嚴，使人們活得長又活得好。

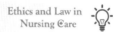

▶ 問題討論

1. 老人疏忽與專業倫理的衝突

(1) 情境

以長照機構而言，護理人員做久了，容易變得沒什麼感覺，照顧老人就似機器人，或是想趕快將事做完，未認真看待老人問題；護理人員這種沒有感覺或不負責任的現象，皆可視為對老人的疏忽。以護理人員行事應依專業價值與倫理為指引，照顧老人缺乏敏感度，就是破壞倫理守則。為改善上述情形，護理人員可以採行何種策略？

(2) 討論

護理人員首需正視上述情境已構成老人疏忽，其肇因源自護理人員做得不夠周全。因此，護理人員需加強護理措施，加倍努力，彼此提醒以確保照護工作的完整，即使老人疏忽非蓄意，護理人員仍應積極面對以改善之。

2. 老人受虐

(1) 情境

居家護理師至社區為一位 70 歲中風的新個案做居家護理，發現個案家裡一團亂，滿屋子垃圾，冰箱只有一點食物，餐桌與地上都是酒瓶。個案太太瘦弱，一臉驚恐，行動緩慢；個案中年失業的兒子，離婚後一直待在家裡，酒氣沖天。居家護理師在為個案更換鼻胃管、尿管時，發現其身上有多處瘀青，個案太太聲稱是不小心撞到所致，個案兒子則在一旁叫囂母親太多話。

(2) 討論

A. 居家護理師詳細記錄個案身體評估所發現的疑點、環境情形及家人互動狀況，通知社會處（局）派人至個案家做進一步評估，以決定是否需做介入、安置與相關服務。

B. 老人受虐的處理，涉及許多專業人員的合作、機構間的有效溝通、社會大眾的覺醒與政策的改革，以避免老人躲在黑暗的一隅哭泣。

3. 請用 Jonsen 的四大層面倫理考量，來分析上述兩個情境的處理建議。

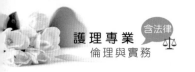

參考資料

內政部統計處（2024，1月）・*內政統計年報（人口年齡分配）*。
https://ws.moi.gov.tw/001/Upload/400/relfile/0/4405/48349492-6f8c-453b-a9d1-4a8f0593b979/year/year.html

司法院(1998)・*毒品危害防制條例法、麻醉藥品管理條例及毒品妨害防制條例*。
http://aps2.uch.edu.tw/asp_work/military/sunnylight/ifmt/ifmt-3-2.htm

全國法規資料庫(2012)・*老人福利法*。
http://law.moj.gov.tw/LawClass/LawAll.aspx?PCode=D0050037

吳淑如、王秀紅(2004)・老人虐待的評估與預防措施・*護理雜誌，51*(6)，64-69。

李孟芬(2009)・審視現階段長期照護機構身體約束倫理議題・*長期照護雜誌，13*(2)，143-151。

李莉(2009)・長期照護機構中的身體約束議題・*長期照護雜誌，13*(2)，157-168。

李瑞金(1999)・*老人虐待指標之研究*・內政部委託研究報告。

林金立(2018)・同體共存的長期照顧-自立支援的臺灣實踐・*社區發展季刊，164*，185-197。

胡中宜(2005)・長期照護實務的倫理議題與倫理決策・*長期照護雜誌，9*(4)，308-324。

胡月娟(2005)・長期照護機構住民的倫理議題・*長期照護雜誌，9*(4)，325-330。

國家發展委員會（2009，5月15日）・*我國長期照護服務需求評估*。
http://www.ndc.gov.tw/m1.aspx?sNo=0012090

黃志忠(2010)・社區老人受虐風險檢測之研究：以中部地區居家服務老人為例・*社會政策與社會工作學刊，14*(1)，1-37。

楊培珊(2011)・*老人保護系統之研究案*・內政部委託研究報告。（編號：PG10004-0132）

廖婉君、蔡明岳(2006)・老人虐待・*基層醫學，21*(7)，183-186。

臺灣長期照護專業協會(1993)・*長照人員守則*。
http://www.ltcpa.org.tw/about/aboutus-100.php?search_groupcode=introduce6

臺灣長期照護專業協會（2017，5月23日）・*機構品質指標監測操作手冊*・臺灣長期照護專業協會。

蔡麗紀、鄭幸宜、湯士滄、黃月芳(2010)・老人歧視・*長庚護理，21*(2)，165-171。

衛生福利部（2024，1月）・*中華民國111年老人狀況調查報告*。
https://dep.mohw.gov.tw/DOS/lp-5095-113.html

衛生福利部保護服務司(2024)・統計專區--*家庭暴力防治*。
https://dep.mohw.gov.tw/DOPS/lp-1303-105-xCat-cat01.html

盧美秀(2023)・*護理倫理與法律（四版）*・華杏。

盧美秀、林秋芬、徐美玲(2012)・護理人員在個案安全和通報的角色與功能兼談相關倫理責任・*澄清醫護管理雜誌，8*(3)，4-8。

Anetzberger, G. J. (2012). An update on the nature and scope of elder abuse. *Journal of the American Society on Aging, 36*(3), 12-20.

Beidler, J. J. (2012). We are family: When elder abuse, neglect and financial exploitation hit home. *Journal of the American Society on Aging, 36*(3), 21-25.

Benson, R., Miller, G., Rogers, P., & Allen, J. (2012). Strategies to prevent restraint-related deaths. *Mental Health Practice, 15*(7), 32-35.

Bonnel, W. (2012). Screening strategies for spotting elder abuse. *The Clinical Advisor, 15*(4), 40-47.

Cotter, V. T. (2004). *Restraint-free care in nursing homes training module*. University of Pennsylvania School of Nursing, Hartford Center of Geriatric Nursing Excellence. GERO T. I. P. S. Online Web Site.

Cotter, V. T., & Evans, L. K. (2014). Avoiding restraints in hospitalized older adults with dementia. *Journal of Gerontological Nursing, 25*(11), 26-34.

Gassoumis, Z. D., Navarro, A. E., & Wilber, K. H. (2015). Protecting victims of elder financial exploitation: The role of an elder abuse forensic center in referring victims for conservatorship. *Aging & Mental Health, 19*(9), 790-798.

Gold, H., Hall, G., & Gillam, L. (2011). Role and function of a paediatric clinical ethics service: Experiences at the royal children's hospital, Melbourne. *Journal of Paediatrics and Child Health*, 47, 632-636.

Halphen, J. M., Varas, G. M., & Sadowsky, J. M. (2009). Recognizing and reporting elder abuse and neglect. *Geriatrics, 64*(7), 13-18.

Hess, S. (2011). The role of health care providers in recognizing and reporting elder abuse. *Journal of Gerontological Nursing, 37*(11), 28-34.

Hudson, M. F. (1991). Elder mistreatment: A taxonomy with definitions by delphi. *Journal of Elder Abuse & Neglect, 3*(2), 1-20.

Hughes, R. (2008). Restraint part 3: Assessment and planning considerations. *British Journal of Health Care Assistants, 2*(11), 551-554.

INPEA (1997). *The international network for the prevention of elder abuse*.
http://www.inpea.net/

Jonsen, A. R., Siegler, M. S., & Wiaslade, W. J. (2002). *Clinical ethics* (5th ed.). Mc Graw.

Mohr, W. K. (2010). Restraints and the code of ethics: An uneasy fit. *Archives of Psychiatric Nursing, 24*(1), 3-14.

Mosqueda, L., Sivers-Teixeira, T., & Hirst, S. (2017). Recognizing elder mistreatment: A guide for courts. *Court Review, 53*, 54-61.

Muehlbauer, M., & Crane, P. A. (2006). Elder abuse and neglect. *Journal of Psychosocial Nursing, 44*(11), 43-48.

Oliver, D., Meyer, G., Irving, K., Hughes, C., Kopke, S., Lapane, K., ... Ellis, J. (2009). *Rights, risk and restraint-free care of older people: Person-centred approaches in health and social care*. Jessica Kingsley Publishers.

Rath, L. (2012). Advancing the field: The archstone foundation elder abuse and neglect initiative. *Journal of the American Society on Aging, 36*(3), 100-102.

Sisli, Z., Kizil, M., Ustunkarli, N., & Semin, M. I. (2016). Legal awareness of elder about abuse and neglect. *Turkish Journal of Geriatrics, 19*(4), 238-244.

U. S. Congress (2009). *Elder justice act of 2009* (PDF). Washington, D. C., 11th Cong. 1st seas. S. 795. April 2. Retrieved January 24, 2013.

Winterstein, T. B. (2012). Nurses' experiences of the encounter with elder neglect. *Journal of Nursing Scholarship, 44*(1), 55-62.

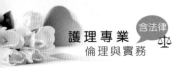

World Health Organization (WHO) (2013). *Missing voices views of older persons on elder abuse.* http://www.who.int/ageing/projects/elder_abuse/missing_voices/en/

Young, L. (2011). Elder abuse. *Registered Nurse Journal*, Sep/Oct., 13-16.

參考網站：

The International Network for The Prevention of Elder Abuse and Neglect:
http://www.inpea.net

World Health Organization Missing voices: views of older persons on elder abuse:
https://www.who.int/health-topics/ageing#tab=tab_1

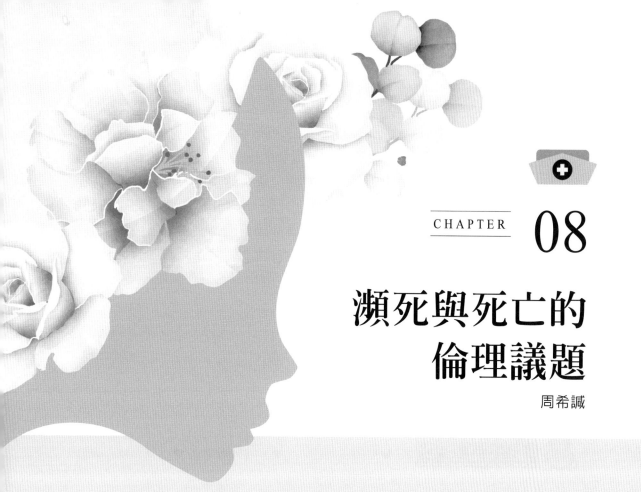

瀕死與死亡的倫理議題

周希誠

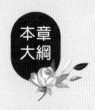
本章
大綱

8-1　與死亡相關的倫理議題
8-2　自然死、自殺、安樂死與安寧療護之定義
8-3　自然死、自殺、安樂死與安寧療護的關係

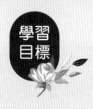
學習
目標

- 瞭解何謂自然死、自殺、安樂死及安寧療護
- 瞭解目前政府之自殺防治對策
- 知悉當今世界各國及我國對於安樂死之政策
- 知悉自然死、自殺、安樂死及安寧療護的倫理問題及倫理困境
- 啟發探討對於生命自主權及死亡權間的關係、立場與態度
- 論述自然死、自殺、安樂死與安寧療護間的關聯與可能的動態關係
- 瞭解何謂「自然生命末期之死亡」
- 瞭解何謂「高科技維生醫療之末期死亡」

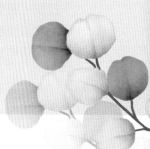

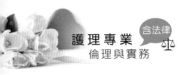
前　言

　　生、老、病、死皆是人生歷程中不可或缺的階段,「死」卻常常是人們最避諱談論的話題,死被視為負面的、痛苦的、永久的別離。隨著醫療科技的進步,傳統上以心跳或呼吸停止來定義死亡已不完全正確,當儀器可以延續個案的生命,究竟是因為活著所以使用儀器?或是因為使用儀器所以活著?護理人員又如何協助個案及其至親在面對生命末期時刻維護其應有的尊嚴,使個案無憾、安詳的迎接死亡?本章將為您介紹相關的倫理議題。

8-1　與死亡相關的倫理議題

一、倫理議題討論分析

 影片分享 ▶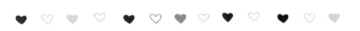

▶ 三個傻瓜(3 Idiots)

出品:Vinod Chopra Productions, 2009

導演:拉吉庫瑪希拉尼(Rajkamar Hirani)

主演:阿米爾罕(Aamir Khan)、沙曼喬希(Sharman Joshi)、馬德哈萬(R. Madhavan)

劇情:

　　這是一部由友情、親情、師生情和愛情,所交織而成的一部電影。用三個個性、志向不同的學生,還有工學院院長以及其女兒為中心,引出人生幾個重要的哲學議題,讓觀眾們深思與回味。全片更以學生自殺事件,或瀕臨選擇是否自殺,來表達對命運的反抗?再佐以男主角面對人生前途,看似隨遇而安,卻又積極謀求對策的態度,作為片中最重要、最推崇的人生哲學觀點。例如院長不尊重的批判製作攝影直昇機的學生,在做沒有實質功用的作品,並直接在電話中,對學生的父親說:「你兒子今年畢不了業,不必買車票來參加畢業典禮了。」結果學生當場受不了打擊,將作品丟入垃圾桶中,而後在宿舍牆上留下「我退出(I quit)」的字眼,並且上吊自殺身亡。「我退出(I quit)」,也隱喻「我退出(I quit)生命」的無奈與悲哀。之後院長還用類似方式,逼迫拉賈供出同夥,否則就要將他退學。結果拉賈陷入天人交

戰，竟然選擇跳樓自殺（另一種形式的「我退出(I quit)」），還好不但撿回性命，還漸漸恢復，後來還能選擇自己喜歡的工作。另外，片中有一位不喜歡工程學，希望自己成為生態攝影家的學生法爾漢，但是他的父親卻希望他成為工程師，然後可以賺大錢，但法爾漢的作品深受世界知名攝影師的賞識，並表達希望能延攬他成為助手。這時，法爾漢與父親之間的衝突，是否又會導致極端事件（自殺）呢？導演用對照的方式表達出，面對如此的人生前途兩難，法爾漢與父親間，該如何是好，才不會像前面的兩個例子，弄得兩敗俱傷。到底該怎麼做，才能有個圓滿結局(happy ending)呢？

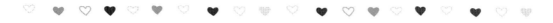

❖ 自殺的意義

若從預防醫學的觀點來看自殺，在《三個傻瓜》這部電影中，如果學校的師生們能有較高敏感度，在學生做出放棄作品的行為時，就開始留意他，是否有可能不走極端，甚至放棄生命呢？如果能從這名學生的角度思考，在家人前受挫後，他可能出現的情緒、感受與想法，再事先作預防措施，那麼或許就能夠避免悲劇。近年來，行政院衛生福利部推動的自殺防治守門人模式，以一問二應三轉介的步驟，進行社區自殺防治：(1)一問(to ask)：主動關懷積極傾聽；(2)二應(to respond)：適當回應與支持陪伴；(3)三轉介(to refer)：資源轉介與持續關懷，希望能將自殺防治之預防，提升成為全民關心之議題，讓每個人都能主動，為自殺防治盡一分心力（臺灣自殺防治學會，2014）。

每個人都應該時時留意，千萬別用威迫的方式，把身邊的人逼入絕境。當然，落入困境的人們，也要多想想，有沒有其他更好的選擇，而不是只有自殺的方式，因為，自殺不僅無法解決問題，還會衍生更多的傷痛。自殺防治需要你我共同努力，才能達到最佳成效。

自殺是否是抗議命運的唯一選項呢？相對於影片中院長女兒說，當年她的弟弟會從火車落下，其實也是抗議父親，逼他當工程師的結果。片中法爾漢跟父親溝通的態度與方法，是值得效法的。他表示不擔心日後同學會時的相互比較－因為他可以接受房子住小一點，車子也不用太大。他強調不會用自殺來威脅父親，但會讓父親慢慢理解，投入自己喜歡的工作，最終會是幸福的事。這也是事緩則圓，認真想想看，哪個父母不知道，到底是「為了孩

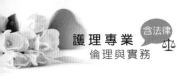

子好」？還是「為了自己的面子」好？與其落得白髮人送黑髮人的悲劇，不如讓孩子擁有自己的一片天地，自由自在的發展。後來法爾漢的父親，果然把畢業禮物換成相機，成全兒子的夢想，讓親子關係更上一層樓。

討論自殺議題時應考慮的面向，如片中院長處理學生的事務，總是不留餘地，不管是否傷害其自尊心。雖然他相信「物競天擇、適者生存」，卻忘了學生畢竟還在學習當中，除了學習競爭，更需要鼓勵與支持。為人師表應引導學生，在面對來自生活上，包含片中院長壓力時，是不是也可以想到除了自殺一途之外，還有無限的可能，等著人們去學習與探索呢？

醫護人員面對自殺個案時的因應方式，例如當個案要您為其保密自殺計畫時，您會怎麼做？可試著採取下述自殺處遇（張，2013）：

1. 第一步：確認病人當下的安全。

2. 第二步：決定處理的層級。

3. 第三步：急性期安全計畫。

4. 第四步：確認要處理的部分。

5. 第五步：提供接續的追蹤與評估。

8-2 自然死、自殺、安樂死與安寧療護之定義

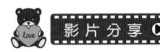 影片分享 ▶ ❤ ♡ ❤ ♡ ❤ ♡ ❤ ♡ ❤ ♡ ❤ ♡ ❤

▶ **死亡醫生(You Don't Know Jack)**

出品：Bee Holder Production, 2010

導演：巴瑞李文森(Bary Levinson)

主演：艾爾帕西諾(Alfredo James Pacino)

劇情：

　　這部片子是描述發生在 1990 年代的真實故事。主角傑克凱沃爾基安(Jack Kevorkian)醫師，協助了一百多名個案結束生命，也因此獲得「死亡醫生」的封號。

　　傑克是一位病理學醫師，因他個人的經歷（年少時面臨母親離世前的苦痛和自己當時的無助）以及後來的工作，再加上退休前，還不停體驗並目睹與母親具有相同經歷之個案的無助。於是在他退休後，開始萌生利用自己醫療的專業，來協助個案進行「安樂死」，以完成他一直以來，想協助這類個案減輕無法獨自面對生命盡頭的苦痛。傑克醫師認為：「假如人們可以選擇用一氧化碳或氯化鉀來結束生命，就可以讓『死』這件事情，變得有尊嚴，又可以維持自主選擇的權利」。傑克醫師認為，人在意識還清楚時，想要如何「死」？應該是自己可以決定的一件事，一方面不僅可以解決自己或家人的痛苦、無助、不安；另一方面，又可減少家庭、社會的經濟負擔等問題。傑克醫師為了「安樂死」的合法化，不惜訴諸公堂，且多次進出監牢、絕食抗議；並且透過媒體表達他的觀點，更經由電視，呈現他實際協助個案「安樂死」的過程，也因此引發當時社會對「安樂死」是否合法化議題的熱烈討論。傑克醫師極力倡導人的「死亡權利」，強調死亡不是犯罪，他不但發明了「自殺機器」，還為此打廣告，公開徵求需要協助自殺的對象，隨後更聲稱自己已經幫助 130 位個案自殺。由於他沒有一套完整的評估流程，以及沒有尊重其他醫師的專業，導致他勢單力薄。傑克醫師固執己見，一直無法引起當時社會大眾的認同，終於在他協助一名男子自殺，並在電視台播放後，加上他對執法人員態度不恭，終被判二級謀殺罪成立，處以最高刑期 10~25 年。傑克醫師因謀殺罪入獄服刑 8 年多，並承諾「不再幫助別人自殺」後，才在 2007 年獲釋。

　　最後，年事已高的傑克醫師，因罹患腎臟和心臟疾病住院治療，也因大腿血栓，堵塞了心臟血管，不幸身亡；他的好友兼律師傑菲格表示：「由於傑克醫師臨終太過虛弱，才無法自己實施安樂死，『如果他有足夠力氣做點什麼，他會做』」；而醫院的醫師，也沒有刻意維持他的生命。這部影片所探討的除了死亡的權利之外，也包含醫師協助自殺死與安樂死的倫理爭議。

▶ *點燃生命之海*(The Sea Inside)

出品：New Line, 2004

導演：亞歷阿曼巴(Alejandro Amenabar)

主演：賈維爾巴登(Javier Bardem)

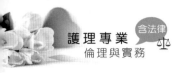
劇情：

　　本片改編自真人真事，主要在探討生存意義以及安樂死的問題。電影的主人翁 Ramon，因為游泳跳水時遇上意外，頸髓損傷造成四肢癱瘓，只能終日躺在床上，依賴他人照料。Ramon 每天只能透過病床邊小小的窗看世界。癱瘓後的三十年來，Ramon 一直都希望向政府爭取安樂死合法化，以捍衛自己死亡的權利。Ramon 爭取安樂死合法化的過程中，認識了兩個背景迥異的女子－一位是爭取安樂死合法化的律師 Julia，另一位是反對安樂死的失婚婦人 Rosa。由於 Ramon 面對四肢癱瘓，雖然求「死」心切，但對生命依舊積極樂觀，也因此深深打動了 Julia 及 Rosa，三人也發展出進一步的關係，令他們不禁一再地反思生命的價值與生存的意義，以及面對生命品質與尊嚴的終極抉擇。最後，雖然法庭推翻了安樂死的合法性，但 Ramon 沒有放在心上，因為他深信也說服了愛他的人，支持他走完人生最後的一程。

　　這部電影的英文原名《The Sea Inside》，來自主人翁 Ramon 所寫的一首詩：「內心世界裡，有一片海洋，它是那麼的浩瀚、神秘與深不可測；而這一片海洋，就像死亡一樣，人類在它面前是那麼的無助與渺小。」Ramon 似乎暗示著，當人們無法掌握生存品質時，透過死亡，也許能獲得維持生命的尊嚴。

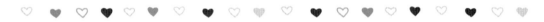

　　要瞭解以上電影所探討的內容，首先要對於什麼是自然死？什麼是安樂死？而關於安寧緩和醫療所提倡的 DNR（不施行心肺復甦術同意書），以及臺灣目前是否有關於安樂死的立法，都要有所瞭解，才能更進一步探討上述幾部關懷「如何死？」、「如何好死（如何善終）？」的電影，也才能為自己及他人預先思考，當自己及親朋好友的生命走到盡頭時，要如何面對該如何繼續活？或者該選擇、能選擇哪一種「好死（善終）」的方式，讓自己活得有品質，死得有尊嚴，同時又讓親朋好友得以生死兩相安、生死兩無憾呢？

一、自然死(Natural Death)

　　每個人從生到死，都會歷經以下的歷程（圖 8-1）。人從誕生以來，就進入生命生長茁壯的漩渦，隨著離心圓的順時鐘方向，一圈一圈的向外擴展；其中包括了身體會成長、擁有家人和朋友、追求學業、事業以及社會地位等。過了一段時間，離心圓開始轉入另一個生命向心圓的階段。這段時間，隨著每個人生命長短而有所不同。

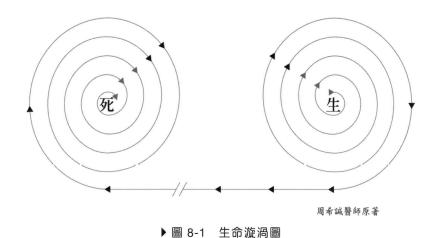

周希誠醫師原著

▶ 圖 8-1　生命漩渦圖

每個人生命的長短並不一樣，於是會出現圖 8-2 的情形。

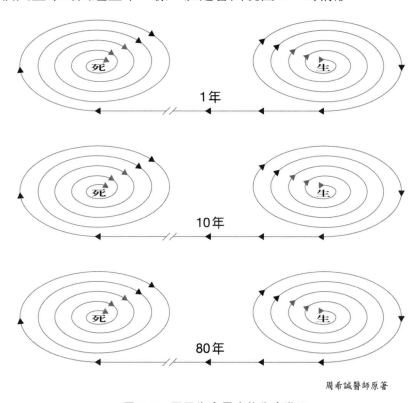

周希誠醫師原著

▶ 圖 8-2　不同生命長度的生命漩渦

　　從圖 8-2 得知，有的人來到這世界的時間非常短暫，也許不到 1 年就走到了生命末期（雙斜線以後的向心圓）；有的人活了 10 年，也走到生命的末期；但也有人到了 80 歲，才走到生命末期的向心生命漩渦。在筆者將近 30

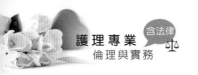

年的行醫生涯裡，曾經遇到一位仍很清醒的 103 歲老先生，因為肺炎來住院，最後選擇緩和醫療而安詳過世。這位老先生的生命漩渦，其中間的距離，就是 103 年。

一旦生命歷程進入生命末期的向心漩渦，按順時鐘方向的圈圈旋轉，圈圈將會越來越小，象徵著對於身體的控制力越來越薄弱，對於自己的財產、所有物，沒辦法自己處置。對於親人、朋友，最後包括自己，也不得不分離（生命結束）。

所以自然死的定義為：「在沒有意外或人為干涉的情形之下（例如操作自殺死，或操作安樂死），人們都是按照自己的天年，以這種自然的方式(natural way)走完生命的漩渦，故可以稱為自然死(natural death)」。最常見的自然死方式，便是常聽到的在睡夢中過世，「自然生命末期之死亡」。

換句話說，自然死是指人在生命自然走到末期時，沒有被急救、插管加上呼吸器維生系統，也沒有被送進加護病房，或被執行氣管切口手術後，送往呼吸病房，過著幾天、幾個月或幾年不省人事的「有生命跡象（有呼吸器幫忙呼吸、量得到血壓以及測得到心跳）」的「日子」。上述的醫療措施對於瀕死個案，直到死亡為止，除了得到生命跡象之外，並沒有所謂的療效，所以稱之為無效醫療（安寧緩和醫療條例第三條第四款：維生醫療：指用以維持末期個案生命徵象，但無治癒效果，而只能延長其瀕死過程的醫療措施）。也就是說，這種死亡之前有一段時間，需靠著人工維生系統，過著沒有自主意識，只是「有生命跡象」的「人」的日子，一旦死亡，並不算是自然死，此即高科技維生醫療之末期死亡。

我國的安寧緩和醫療條例所探討的，其實是當人處在生命末期時，如何確保末期個案得以「自然死」的條例。將在後續討論安寧緩和醫療時，再進一步討論與分析。

二、自殺(Suicide)

相對於上述的自然死（乃指生命結束，沒有人為介入，只靠大自然生老病死的力量所致），所謂自殺，一般是指「自己結束自己生命的行為」，也就是說，自己就是那個（人為介入）結束自己生命的主使力量。雖然 Kidd (2003)認為在自殺的定義中，最困難的部分是對自殺缺乏統一與正確的「操作性定義」，但仍有多位學者試著下定義；參考 Durkheim 將自殺定義為：「自

殺為個體直接或間接地，以積極或消極的行為，導致自身死亡」(Maris & Friedman, 1997)，可知自殺是在個人意識之下，透過積極或消極的行為，導致自身死亡的發生。換句話說，自殺是透過個人意識，以各種致死藥物，或者各種致命手段，把生命漩渦的進行，直接推向死亡之點（圖 8-3）。黃與李(2003)，將自殺定義為：「伴隨內在或外在死亡意圖之自我傷害行為」。依輕重程度，又可分為自殺意念(suicide idea)、自殺威脅或計劃(suicidal threat or plan)、自殺行為(suicidal act)、自殺企圖(attempted suicide of parasuicide)及自殺身亡(committed suicide)。世界衛生組織(WHO)參考 O'Carroll 等人所下之定義，自殺企圖者(suicide attempter)，係指個體是有意圖地殺死自己，且為一種潛在的自我傷害行為，但未導致死亡結果。另外，WHO 對於企圖自殺行為的定義，特別提出為「在沒有外力的介入下，個人故意作出一個非習慣性而傷害自己的行為，但沒有死亡」，之所以會更特別提出來，乃因為自殺企圖，是預測未來是否再自殺的良好變項，亦是非常重要的警訊，值得特別予以注意與防範。

　　但是，不管自殺的定義多麼模糊，就像費登(Henry Romilly Fedden)在 1938 年的觀察，找出自殺「難以捉摸的界限」非常重要。他曾經這麼比喻：「印地安寡婦撲倒在先生火葬柴堆而死的情形，不能與『寂寞地在閣樓懸樑自盡的人』相提並論」。

自殺：以各種致死藥物或致命手段
讓生命直接進入死亡之點

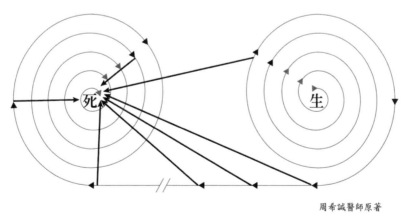

周希誠醫師原著

▶ 圖 8-3　自殺的生命漩渦

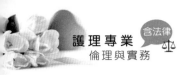

在定義自殺方面，值得注意的是施耐德曼博士所描述的自殺十項特質：

1. 通常引發自殺的刺激，都是令當事人無法承受的痛苦。

2. 通常引發自殺的因素，是心理的需求受挫。

3. 通常自殺的目的，只是想尋求解脫某個問題。

4. 通常自殺的目標，在於終止自己的意識（或意念）。

5. 通常引發自殺的情緒，是絕望和無助（無奈）。

6. 一般人會邁向自殺的共通心態，是情緒矛盾（又想尋死卻又想被救）。

7. 自殺常見的認知情況是壓抑。

8. 自殺者常見的人際關係模式，是渴望與人溝通的意圖。

9. 常見的自殺行動是外出（逃脫、逃避）。

10. 自殺者選擇以自殺來結束生命的行為模式，通常與他們以往應付問題的方式一致。

　　一般人多半反對自殺，有些人甚至避談自殺，彷彿自殺是一種不正常的發瘋現象、是無法善終的人生憾恨，甚至認為是病態的偏差行為。通常反對自殺的理由是違反了神造人的宗教意旨及自然法則，或自殺是一種謀殺，且是對人的不尊重。理由是自殺不僅殺害了自己，同時對群體也會造成傷害或不良示範。自殺也被反對者視為一種不敢正視問題的怯懦行為，或是只求自我解脫，只顧逃避的心態。也有些人認為，人們不論在多麼痛苦的情況下，皆應要有求取生存的義務，才能彰顯人的價值和尊嚴。

　　另一方面，《自殺的權力》一書作者湯瑪斯薩斯(2001)認為，自願性的死亡應該是一項個人的自由選擇。也就是說，做為一個人，我們可以選擇主動的死去或被動的死去；也同樣可以決定自己是要實行死亡控制，或是讓自己死於疾病或年老。

　　自古以來，自殺的類型與動機也各有不同。有時殺身成仁，捨身取義，亦被頌揚為一種道德行為，例如東方軍人的自殺殉國，被認為是崇高的道德，還可被奉祀在忠烈祠或靖國神社（日本）；但在西方，大部分不贊同為防止被敵軍俘虜而自殺殉國，反而讚揚不論如何，都要留住生命的軍人，甚至沒有自殺殉國而被敵軍俘虜，日後被解救後，繼續升官也沒問題。這是東西

方不同文化脈絡，對於不論何種原因，是否可以自己結束自己生命，所持極為不同的看法。所以自殺在人世的定位，仍是公說公有理、婆說婆有理，尚有錯綜複雜的問題待釐清。

三、安樂死

 倫|理|心|思|維

　　死亡處方箋(Terry Pratchett Choosing to Die)是一部由泰瑞普萊契(Terry Pratchett)所導演的紀錄片，描述一位已罹患三年阿滋海默症的作家，意識到自己的疾病將會逐漸惡化時，便開始思考當他無法再寫作，生命是否還有活下去的價值，此事也讓他思考選擇安樂死的可能性。為了更瞭解安樂死，這位作家拜訪了幾位正考慮選擇安樂死的人，以及已經執行安樂死個案的遺族，甚至直接陪伴與目睹一位個案執行安樂死的過程。最後，作家透過直接與個案或間接與家屬面對面的訪談，讓他重新思考並且審視自己對於安樂死的看法與選擇。

　　由於訪談過程中，被訪談的個案、家屬及作家本人，都願意真誠坦然的討論生死議題，也因此提供了一個真實，又幾乎直接近距離接觸死亡的機會，讓人們得以透過鏡頭，設身處地重新省思對於安樂死的看法。

思索與抉擇

1. 何謂安樂死？
2. 關於安樂死，有哪些倫理考量的面向？
3. 人有權自己決定，並安排要何時死，以及如何死嗎？
4. 您是如何看待安樂死的？
5. 與他人討論安樂死時，有哪些面向的考量？
6. 若您是作家會怎麼考量？若您是他的家屬又會怎麼考量？

（一）安樂死的定義

　　安樂死是從英文 "euthanasia" 翻譯而來，而此字源自希臘文 ευθαναοια，eu 指「好」，thanatos 指「死」，就字面的解釋是「好的死亡」，或輕鬆、舒服的死。由於近代中國醫學西化，許多名詞都沿用日本人從歐美醫學所翻譯過來的漢字，而中文的「安樂死」，也是來自日本人對於 euthanasia 的翻譯，其也曾先後翻譯為安死術、安樂死與死亡的權利等。

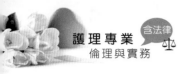
　　然而，古希臘的「安樂死」原本只有敘述死的時候，是沒有痛苦的一種「狀態」或一種死亡「方式」。換句話說，安樂死的安樂，只是形容詞，形容死時的狀態或死亡的方式。這與近代的「安死術」或者「慈悲殺人(mercy killing)」，把「安樂死」從形容一種狀態，轉變成「執行安樂死」的一種動作，是截然不同的意義，就像形容詞與動詞，是完全不一樣的。

　　當今安樂死的意義，由於加上了動作（促成死亡的狀態，而不是單純形容死亡的狀態），所以可用圖 8-4 來表示一部分安樂死的意涵。黑色箭頭表示有外力，把生命從原本的生命漩渦運行，直接抽離，引導到死亡之點。

　　在現代，為什麼會有促成安樂死這種想法的產生呢？主要是因為有些人罹患了某種疾病造成無法忍受的疼痛，或罹患醫學上公認的不治絕症，又或者因為遭受重大創傷，造成在現代醫藥技術上，已經無法醫治其疾病或挽救其生命。因為疾病的影響，幾乎是寸步難行、痛苦難耐，無所發揮生命光輝，只能一邊忍受極端的痛苦，一邊被動等待死亡，所以才會有人提出現代的安樂死，希望可為個案解決痛苦及困境；認為只要基於本人的願望，再由醫師以適當手段，即可提前結束其殘存的受苦生命。然而，在這個意義上，安樂死已不再單指「好死」或「善終」，而是指「促成好死」的方法。是加上一種現代醫生為了減輕病人痛苦，對死亡過程進行人為介入的意義。

安樂死：以無痛無苦為前提，用各種致死藥物或致命手段讓生命直接進入死亡之點

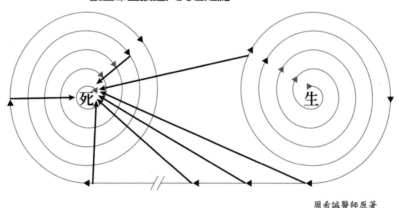

周希誠醫師原著

▶圖 8-4　安樂死的生命漩渦

從圖 8-4、8-5 得知，想尋求安樂死的人不一定是在生命末期，只要外在影響生命品質的因素（例如極度痛苦難耐的疾病或無法回復往日生活水準的重大失能），持續存在威脅著當事者，當事者就有尋求安樂死的可能。然而，安樂死牽涉甚廣，包括哲學、宗教、醫學、法律、道德等多方面問題，造成安樂死的複雜與難解，必須經過詳盡研究，一再地討論，才會有基本共識。在得到共識前，也許可以從幾個地方開始摸索安樂死的輪廓。

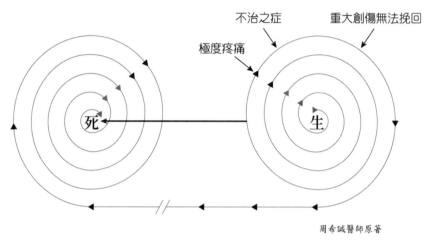

▶ 圖 8-5　促成安樂死的原因

以《死亡醫生(You Don't Know Jack)》為例，協助自殺與安樂死有何差異？簡而言之，協助自殺是醫師開立致命的處方，或教導個案可以用於導致致命的方法，再交由個案自行決定服用或執行而完成自殺；安樂死則由醫師開處方，也一併由醫師執行致死藥劑注射，或由醫師操作執行致命行為。

（二）安樂死的分類

隨著當事人對「安樂死」之接受與否，可以將安樂死區分為「自願安樂死(voluntary euthanasia)」與「非自願安樂死(non-orinvoluntary euthanasia)」。「自願」即安樂死的對象，是自己願意或希望安樂死；而「非自願安樂死」，則又包含兩種情形，一是當事人沒有表示，或者無法表示意願的「無意願安樂死(non-voluntaryeuthanasia)」；另一是違反當事人意願之安樂死(involuntary euthanasia)。其中的無意願安樂死，不一定是違反個案的意願（例如昏迷、痴呆或兒童），因為這些個案的意願，往往無從知悉。

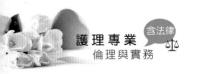

至於一般人在談安樂死時，多半理解的是所謂的「積極安樂死(active euthanasia)」。「積極安樂死」是藉著藥物或用其他人工方法等積極作為，所進行的安樂死。

但由於臨床上的安樂死，其實並不只有限於積極有所為者；因為一切的「不作為」，例如刻意中止醫療或中斷基本的照顧需求導致死亡者，也都算是安樂死。而這也就是所謂的「消極安樂死(passive euthanasia)」（孫，1996）。

總之，關於安樂死，由於自主意識上有所謂的自願與非自願，而臨床作為上，又有積極與消極安樂死兩種方式，故安樂死就有以下四種排列組合：

1. 自願而積極的安樂死：這是最被廣泛討論的安樂死方式，例如電影《點燃生命之海(The Sea Inside)》，就是在個案本身的意願與瞭解下，以積極方法使之死亡（如使用藥物、吸瓦斯氣等）。由於其動機與作法，最類似「自殺」的方法，也可能使醫師或家屬成為「教唆他人自殺」之刑法的罪犯。例如《死亡醫生(You Don't Know Jack)》這部電影所表示的，醫生也真的被關了 8 年。

2. 自願而消極的安樂死：在個案本身的意願及瞭解下，以消極方法使之死亡。如停用延命的種種處置（不給予人工呼吸器、拔除鼻胃管等）。這種死亡方式，常被誤解成「安寧緩和醫療」的安寧療護（但其實並不是，而且意義完全不同），造成對於安寧療護的汙名化，這也是本章最後會探討與解明的重點。

3. 非自願而消極的安樂死：這也是今天最被有心人士擔心，卻又最被廣泛討論的安樂死。首先是適用對象的問題，例如對於腦死個案，因為其生命非常有限，所以影響比較小，但對於植物人或其他非生命自然末期的個案，假如一旦被要求，不繼續使用人工呼吸器及其他延長生命的步驟，而任其死亡，這倒底是安樂死？還是謀殺呢？所以，對於這類的安樂死，有通過實施安樂死法案的國家，依舊對於每一個案例，都非常謹慎探討，有時候經過數年或數十年，才能得到結論。

4. 非自願而積極的安樂死：這讓人想到了二次大戰時，德國納粹為了消滅猶太人，或執政者不喜歡的病弱者或反對者時，常會被送至集中營，再給予自稱是「安樂死」的死刑。這也稱為一級謀殺，也最需要洞察其施行的動機。因為這種類型的安樂死，一旦被認同時其影響最大，除了有可能是廣泛的難題，也可能是無法彌補的災難。

（三）安樂死的現況

荷蘭是世界第一個允許安樂死的國家，在 2002 年 4 月 1 日讓「審查積極協助死亡（安樂死）」與「協助自殺(Bill for testing requests for euthanasia and help with suicide)」的法律正式生效。此法案通過後，舉世嘩然，一方面飽受許多國家以及宗教團體之批評，但也相對的在某些國家，尤其荷蘭本國，受到大部分人民及醫界之支持。該法案雖允許醫師在某些特殊情況下可執行安樂死，但仍然必須符合下列條件：

1. 個案是自願，且在成熟思考後才做出的請求。

2. 個案的病況已無治癒希望，且其痛苦是無法忍受的。

3. 醫師需對個案做詳盡病情告知，特別是診斷結果。

4. 醫生與個案需討論過除安樂死以外，可供選擇的辦法。

5. 醫生至少應該向另外一位獨立的醫師委託諮詢，以確認符合所有標準。

6. 安樂死應依據謹慎之醫療專業義務而實施。

法案明訂個案之年齡若介於 12~16 歲，須經法定代理人之同意。16 歲以上者，才得以自己決定。但滿 16 歲以上至 18 歲以下，基本上此年齡層的未成年個案可獨立做出申請，不過其父母需被告知並參與討論。萬一其父母反對，此年齡層的未成年個案意願，應優先於其父母願望。另外，在荷蘭國境內，由各醫院所施行的案例，必須向該區域的特別委員會提出報告。此一委員會通常由一名法案專家、一名醫師、一名倫理學者組成，任務是審核施行之案例，是否符合上述標準。另一方面，如果委員會裁決安樂死案例未符合標準，則此案將移交荷蘭檢察官辦公室，並由該處裁決，是否對施行安樂死的醫生提出控訴。當不符合標準規定或醫師違法時，最高可判十二年徒刑，可見本法案規定之嚴格，以及執行時之細膩程度。2012 年 12 月該法案第二次評估後，特別加註老年失智症病人、精神個案及厭世的個案(Legemaate & Bolt, 2013)。

至於比利時的眾議院，則在 2014 年 2 月 13 日通過議案，讓罹患不治之症的兒童，得以尋求安樂死。此法案的通過，正式宣告讓比利時成為世界上第一個不限制安樂死年齡的國家，也是繼荷蘭之後，第二個准許兒童安樂死的國家。比利時眾議院通過的法案，相對於荷蘭（只准許 12 歲以上安樂死；

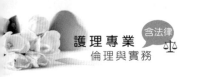
允許 18 歲以下、受極大痛楚的絕症兒童，在家長同意以及專家證明有識別能力和意識清醒下，可以要求安樂死）的法案，也被稱為兒童安樂死法案(BBC, 2014)。

　　安樂死目前在國內仍不為法律所允許，但我國關於民眾善終權力的自然死法案，如安寧緩和醫療條例（附錄七），於民國 89 年 6 月 7 日公布並自公布日起施行，歷經多次修正，已日趨完備。

 法律面面觀

　　目前全世界已立法允許主動安樂死的國家，包含荷蘭、比利時和盧森堡三國，而瑞士和美國的奧勒岡州、蒙大拿州、華盛頓州和佛蒙特州以「協助自殺(assisted suicide)」（開立致命藥物）的作法執行，德克薩斯州則在有限程度上合法。

四、安寧緩和醫療(Hospice Palliative Care)

（一）安寧緩和醫療的定義

　　安寧緩和醫療(hospice palliative care)，包括安寧療護(hospice care)以及緩和醫療(palliative medicine)兩部分。前者是一種人生及醫療哲學（社會科學），後者是一種專門緩和病症（非以治癒疾病為主）的專業醫學（自然科學）。安寧緩和醫療是對於末期個案，給予有效醫療，不施行無效醫療的一種新興醫療。

　　假如我們以一個疾病末期的個案為例，安寧療護(hospice care)討論的是，首先要不要急救？什麼情況下要急救？什麼情況下不急救？這種前提下的答案，一般也是哲學性的答案—例如「若罹患嚴重傷病，經醫師診斷認為不可治癒，而且病程進展至死亡已屬不可避免時－選擇接受安寧緩和醫療，於臨終、瀕死或無生命徵象時，願接受緩解性、支持性之醫療照護及不接受施行心肺復甦術」，意即假如明知個案已經有極大的機率是「無可救藥」時，則不再給予無謂的急救措施。

　　至於緩和醫療(palliative medicine)，不但給予「末期疾病」下了更明確的醫學上的定義外，更隨著醫學進步，與時俱進的賦予「何謂無可救藥？」、

「何謂無效醫療？」更新版的醫學定義。另外，緩和醫療在實際臨床醫療上，也努力發展更具體的各種醫療準則，以提供給末期個案。

適當「症狀控制」的醫療措施（有效醫療），以一位疾病末期的個案為例，雖然和安寧療護(hospice care)討論的主題同樣是不可治癒，而且病程進展至死亡已屬不可避免，但緩和醫療(palliative medicine)必須有科學數據當依據，例如癌症，一般是以癌細胞已經有遠處轉移、多處轉移，或者是第四期等，才認為疾病已經是不可治癒，病程進展至死亡已屬不可避免。而且緩和醫療(palliative medicine)對於臨終、瀕死也有一定的科學上證據，例如瀕死十大症狀等的具體參考症狀；而緩解性、支持性的醫療，現今已是一門專業醫療(oxford textbook of palliative medicine)，屬於有效醫療，而不只是一種善終的哲學理念而已。

綜合來說，安寧緩和醫療照護(hospice palliative care)是一種 21 世紀的新專業醫療，只有把安寧療護(hospice care)以及緩和醫療(palliative medicine)加在一起，也就是把 Hospice 的哲學，再加上 Palliative 的專業醫學，變成安寧(hospice)＋緩和醫療(palliative)→成為安寧緩和照護(hospice palliative care)，透過哲學加醫學的跨領域專業，並熟悉當代政府所頒布的相關法律（安寧緩和醫療條例），才能讓現代人在醫療發達的時代，達到「善終與善生」。

（二）安寧緩和醫療照護的醫療對象與醫療核心

安寧緩和醫療照護的醫療對象是誰呢？一是所有疾病的末期個案─包括高齡、癌症與非癌症；一是多重器官嚴重老化的高齡老人，才是適合考慮接受安寧緩和醫療的對象。除了以上的條件之外，還要加上有意願接受安寧緩和醫療照護的人（102 年 5 月 15 日衛生福利部公告修正五款選擇安寧緩和醫療意願相關表單）。要注意的是，不能把安寧療護的適用範圍無限上綱，例如不是末期疾病的個案也納入的話，則完全違反安寧療護的醫學倫理。另外，假如個案本身並沒有意願接受安寧緩和醫療（不簽署或無簽署選擇安寧緩和醫療意願的相關表單），則個案雖然是醫學上認為的末期個案，一樣不能、也不可以強迫其接受安寧緩和醫療，否則就是違背倫理與違法。

如何確認個案是否為安寧療護的適當對象？這個任務非常的專業與困難，且醫病雙方也常發生反覆改變初衷的現象；換句話說，醫病雙方都常會懷疑，讓個案轉為接受安寧療護，是正確或是不恰當？

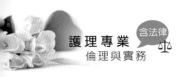
　　為了解決上述倫理困境，《安寧緩和醫療條例》特地設有「撤回預立安寧緩和醫療暨維生醫療抉擇意願聲明書」，好讓原本已經簽署「預立選擇安寧緩和醫療暨維生醫療抉擇意願書」的個案，得以再次按照自己最新的醫療意願，接受想要的醫療。

　　安寧緩和醫療之醫療行為，有三大核心重點：

1. 症狀控制：末期疾病的症狀控制，特別是疼痛控制。

2. 協助對於個案和家屬的病情告知，以及醫療決策的討論跟倫理抉擇。包括五款選擇安寧緩和醫療意願相關表單的簽署、討論及更改等，特別是關於「是否給予急救措施」、「不給予急救措施（不予，withhold）」，以及「撤除特殊維生設施（撤除，withdrawl）」的討論。

3. 提升末期個案與家屬的社會心理、靈性的生活品質。

（三）安寧緩和醫療的主要醫療、哲學與法律之綜合考量重點－心肺復甦術「Cardiopulmonary Resuscitation」VS 不施行心肺復甦術「Do Not Resuscitate－不予(withhold)及撤除(withdrawl)」

　　想想看古時候，當人們的生命走到盡頭時，由於醫學不發達，就算想活久一點，也沒辦法延長，只好「知天命」而「備善終」。隨著健康維護知識與技術的提升，現代醫學進步之後，平均壽命一再創新高，讓部分社會大眾，也跟著認為，透過先進的醫療讓生命活得更長是理所當然外，但因此更不會想到，當生命自然的走到盡頭時，其實還有別種不延長受苦生命，只求善終的選擇。

　　但面對幾乎無所不能的現代醫療技術與設備，讓醫病雙方（醫療提供者與醫療接受者）開始反思，如何決定個案是否該施予急救、是否該給予特殊的維生設施？在做任何侵入性醫療前，皆得深思熟慮之。

　　當生命走到盡頭時，要「如何準備善終」？除了要進一步瞭解何謂「不予急救(withhold)」，何謂「撤除特殊維生設施(withdrawl)」之外，也得瞭解何謂自然死？何謂安樂死？筆者快速地用以下幾個簡單的圖解來說明之。

（四）善生與善終之生命漩渦及相對醫療決策

圖 8-6 所指的是「善生」與「善終」的漩渦。是一個人由生到死的自然過程，既沒有被加速，也沒有被延遲的自然生死過程。

圖 8-7 的兩個生命漩渦－包括漸漸長大的「善生」漩渦，跟漸漸變弱小的「善終」漩渦，一個人的生命在身處這兩個漩渦當中時，各有各的醫療特色。同樣的醫療處置，對於不同的生命漩渦，有不同的選擇依據。善生生命漩渦的醫療重點，如視狀況給予急救、抗生素、氣管切口、全靜脈營養、電療、化療；相反的，善終生命漩渦的醫療重點為視狀況考慮不急救、緩和症狀、不輸血、不靜脈營養。

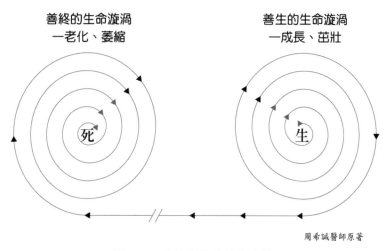

▶ 圖 8-6　善生與善終的生命漩渦

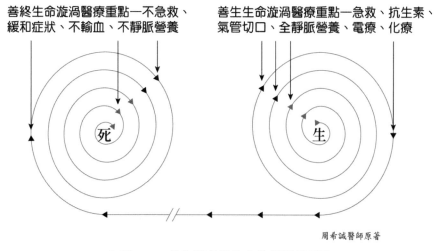

▶ 圖 8-7　善生與善終生命漩渦醫療重點

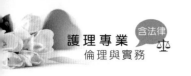

　　圖 8-8 則告訴我們，身處在這兩個生命漩渦中，若遭遇醫療問題時，所需要的醫師類型也各有不同。由於現代醫師早已被訓練成專門針對疾病診治，以便給予人們健康的身體，故醫師們一見到細菌或者是癌細胞，總是會本能的想要給予徹底的剿除，這種本能就像人們天生想求生存一樣，也像是訓練有素的獵狗，一見到獵物時，會本能的追逐與獵殺。

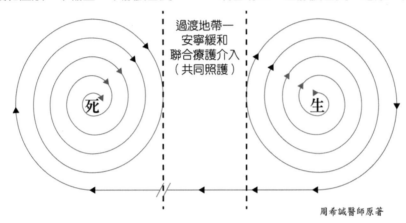

▶ 圖 8-8　安寧緩和醫療介入的生命漩渦

　　所以我們在身處「善生」的漩渦時，就要找「獵狗型的醫師」，比較符合醫療所需。相對的，當身處生命末期的「善終」漩渦時，就必須尋找所謂「牧羊犬型的醫師」。什麼叫做「牧羊犬型醫師」呢？這種醫師見到獵物（細菌、癌細胞）時，不會窮追不捨、也不會不剿除不罷休。換句話說，醫師會像牧羊犬一樣，用心陪伴著羊兒（末期個案），不會傷害羊兒，只會給予陪伴並保護羊兒，一起在緩和的氣氛之下，讓羊兒自由徜徉，不會逼迫羊兒做不想做的事情，這就是牧羊犬型的「安寧緩和專科醫師」。

　　但問題是介於「善生」與「善終」兩個生命漩渦間的過渡期，該怎麼辦呢？所需要的醫療又是什麼？這便是安寧聯合療護，也有人稱為安寧共同照護。此階段是由傳統醫學科醫師－腫瘤科醫師與安寧緩和醫學科醫師一起照護。這種安寧聯合照護（在國內於 2003 年，由中山醫大附設醫院首創的醫療模式，後被國民健康署採用，並推廣至全國各醫院，稱為安寧共照），是目前對於末期個案，最好也最緩和的一種漸進式醫療方式。

　　由於現代醫學以及法律的進步，加上透過立法公告，我們已經可以期待未來自己所希望的死亡方式了。圖 8-9 告訴我們，在同樣身處進入生命末期「善終」的生命漩渦時，有兩種對待生命末期的醫療方式：

1. 圖 8-9 右側：第一種針對現代人，身處「善終」生命漩渦的醫療方式，是以緩和症狀為主的自然善終方式。在這段生命已經走到接近盡頭，並逐漸朝向死亡的過程中，除非有特殊必要才給予靜脈營養、抗生素、輸血等延命措施。不施行心肺復甦術一開始就要預先想好，並最好已簽署「預立安寧緩和醫療暨維生醫療抉擇意願書」，對於醫病雙方較有法律保障。

2. 圖 8-9 左側：第二種面對生命盡頭的「善終」生命漩渦；有些人因為各種不同的因素，例如傳統觀念、教育認知、來自親戚的壓力以及個人不捨等，明知道已經進入生命末期，卻依然選擇急救、插管、氣管切開、洗腎、各種抗生素（明知已經無效，或只能反覆使用直到無效）及靜脈給予營養等。有醫師笑稱，至少有十八種方式可以拖延生命跡象，藉以延長末期個案的瀕死期。對於這樣的處置，此末期個案的生命漩渦，的確因為高科技的醫療介入後，看似多繞了幾圈，但最後卻依舊不得不向命運臣服，也只能在多繞些圈後，邁入死亡的終點，事後往往會讓家人感到遺憾。

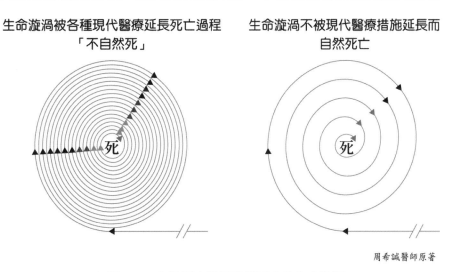

周希誠醫師原著

▶ 圖 8-9　自然死亡與不自然死亡的生命漩渦

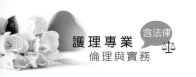

　　圖 8-9 的兩種臨終生命漩渦，最後都止於死亡，但以緩和症狀為主的善終方式，比較有多餘的時間，讓個案及家屬好好準備面對生命終點。至少讓家人有較充裕的時間陪伴即將臨終的個案，一起完成死亡前希望圓滿的心願。以緩和症狀為主的臨終方式，有較多時間跟機會向個案表達謝意（也讓個案有機會跟時間，表達對他人的感謝之意），或有機會利用最後的時間，跟個案表達某些對不起個案的心意（也給個案有機會表達對他人的道歉之意）。最重要的，這種以症狀控制為主的臨終方式，讓個案跟家屬能有互相道別與互相給予祝福，以及互相表示愛與保證的最後時間，這一點才是最重要的。因為唯有如此，才能達到生死兩無憾與生死兩相安的境地。

（五）安寧緩和醫療照護的汙名化－誤解「預立安寧緩和醫療暨維生醫療抉擇意願書」＝放棄一切醫療措施＝選擇「消極安樂死」

　　誤解簽署「預立安寧緩和醫療暨維生醫療抉擇意願書」，就等於「自願放棄一切醫療措施」的錯誤認知，其實不只存在於一般社會大眾，更普遍存在於醫療團隊人員，包括護理師、社工師、治療師，甚至連某些不關心臨終醫療的醫師，也對於安寧療護有著「放棄一切醫療、純粹等死」的謬誤。

　　如何打破將安寧療護汙名化為「純粹等死加上放棄一切醫療」的迷思呢？筆者認為，只要向誤解的人澄清兩個問題就可以使他們明白：其一，假如是為了「純粹等死加上放棄一切醫療」，有必要將末期個案特別送到安寧病房，用一大堆醫師、護理師、社工師、治療師與志工們，就只為了去幫臨終個案「純粹等死加上放棄一切醫療」嗎？其二，政府有必要為了幫末期個案「純粹等死加上放棄一切醫療」，每天讓健保署花費將近 5,000 元的重症醫療給付，在「純粹等死加上放棄一切醫療」的臨終個案身上嗎？實際上，照顧臨終個案在政府管理健康相關機構的專業醫療人員眼中，確有相當的花費，故安寧療護並非純粹等死加上放棄一切醫療，還包括各種醫療措施。

　　另外，最常見的安寧療護汙名化，尚有簽署「預立安寧緩和醫療暨維生醫療抉擇意願書」便是指除了不施行心肺復甦術之外，還被擅自認為「也不再接受任何醫療措施」，包括能夠緩解症狀的有效醫療。以上是針對個案的部分，但有些醫療人員，也嚴重誤解了安寧療護，例如醫療人員不必、也不需要給予已簽署安寧緩和意願書的個案，任何的醫療措施－包括「不必給予止痛跟輸液等緩和症狀的醫療處置」，憑藉上述無知的概念，有些醫療人員還真

大行其道，例如南部某醫學中心的醫療人員，因為不給從樹上摔下來的個案急救（因其已簽署「預立安寧緩和醫療暨維生醫療抉擇意願書」），因而導致病情惡化，目前進入訴訟的司法程序中。

現今全球的先進國家，在行生命教育時皆會教育學生，盡早開始練習書寫遺書，但預立遺書並不會馬上執行，必須等到特定時機（例如立書人死亡或即將死亡，又或是瀕死或死亡後某個時間點），文件才會生效，而簽署「預立安寧緩和醫療暨維生醫療抉擇意願書」亦同，其生效時間也必須等到啟動安寧療護的時間點，例如有兩位相關專科醫師判斷疾病已進展到末期，才能開始執行這份意願書。

上述對安寧療護的汙名化，簡單的說，就是把「選擇安寧緩和醫療」與「讓末期個案消極安樂死」劃上等號。由圖 8-10 可得知，雖然個案已經進入生命末期的善終生命漩渦裡，也簽署了「預立安寧緩和醫療暨維生醫療抉擇意願書」，倘若個案是因非末期疾病本身的因素，所導致的突發惡化狀態（敗血症、脫水、電解質不平衡等），此時醫療團隊不應不給予醫療措施，反而要慎重地因病制宜，針對病程以及病況仔細思考，該不該給予醫療措施？又該給予何種程度的醫療措施？另外，臨床上為了緩和症狀，就算末期個案

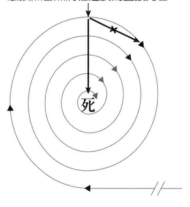

末期病人簽訂DNR之汙名化

有效醫療當作而不做造成病人無法按照自然病程進展而直接死亡

死

周希誠醫師原著

▶圖 8-10　安寧緩和醫療 ≠ 消極安樂死

已經簽署了「預立安寧緩和醫療暨維生醫療抉擇意願書」，必要時也會適當給予緩解性化學治療或緩解性放射線治療，以有效緩解症狀，提高生活品質。

換言之，到了生命末期，安寧緩和醫療給的是有效醫療，不給的是無效醫療，絕非不分青紅皂白，一律不再給予任何醫療措施，這樣很容易成為名符其實的「消極安樂死」。事實上，安寧療護就算面對生命末期的個案，也是堅決反對消極安樂死。

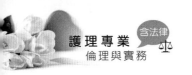
護理專業 含法律
倫理與實務

　　如果只因為個人的無知、誤解，錯把生命末期個案選擇接受安寧療護，擅自誤以為是選擇「消極安樂死（該給予的醫療措施故意不給，導致個案死亡）」（圖 8-11），這種作法不但違法（因臺灣沒有通過安樂死法案），更把安寧療護跟接受安寧療護的個案，徹底汙名化，不但違背醫療照護者的基本倫理，更容易造成醫療糾紛，故真正的安寧緩和醫療理念，應如圖 8-12 所示。

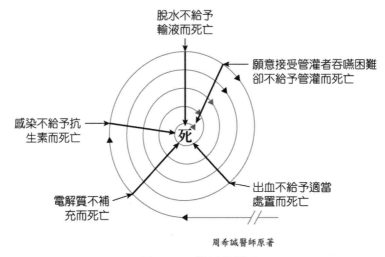

▶ 圖 8-11　消極安樂死

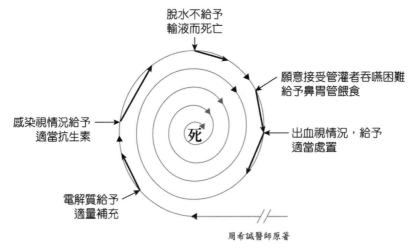

▶ 圖 8-12　真正的安寧緩和醫療的理念

（六）自願而消極的安樂死 VS 安寧療護自然末期的死亡

從以上的說明以及圖解得知，自願而消極的安樂死與接受安寧療護自然末期的死亡，有極大差異。

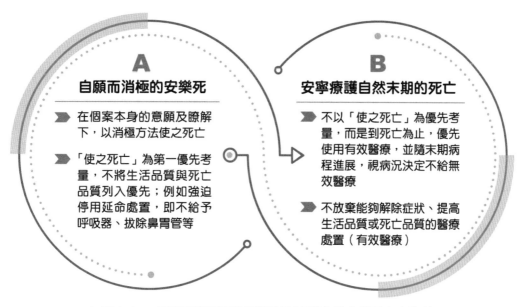

A 自願而消極的安樂死

▶ 在個案本身的意願及瞭解下，以消極方法使之死亡

▶ 「使之死亡」為第一優先考量，不將生活品質與死亡品質列入優先；例如強迫停用延命處置，即不給予呼吸器、拔除鼻胃管等

B 安寧療護自然末期的死亡

▶ 不以「使之死亡」為優先考量，而是到死亡為止，優先使用有效醫療，並隨末期病程進展，視病況決定不給無效醫療

▶ 不放棄能夠解除症狀、提高生活品質或死亡品質的醫療處置（有效醫療）

▶ 圖 8-13　自願而消極安樂死與安寧療護自然末期死亡之比較

圖 8-13 中 A 與 B 這兩種死亡方式最大的不同，便是 A 為一種以刻意使之死亡為重點的醫療處置，而 B 的方式雖然不用無效醫療，但不會因為刻意求其死亡，就連能改善症狀的醫療（有效醫療）也不給予，反而仍堅持有效醫療（不會不分青紅皂白的，通通不給予醫療），以維持高品質的臨終過程，進而達到善終理想。

8-3　自然死、自殺、安樂死與安寧療護的關係

尋求自殺、安樂死的人，大都是在面對自己生命存在的精神靈性上的苦，導致憂鬱或絕望感(Breitbart et al., 2000)，或面對肉體被疾病或重大意外，造成失能或極度疼痛、無法忍受的痛苦時，才想要以人為的方式，提早結束生命。

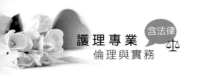

目前有何種醫療專業或方式，可以全面涵蓋、療癒一個人在精神靈性上的痛苦，又可以同時醫療在肉體上所受到的苦痛呢？抑或是擁有相關理念的醫療專業？答案是的確有，此即安寧緩和醫療。但是此種新興的醫療理念與專業，仍在進步的階段當中，臺灣目前除了已經完成立法的兩個善終專法—《安寧緩和醫療條例》及《病人自主權利法》，更已進階到有安寧緩和專科醫師與安寧緩和專科護理師。

假如能夠透過現代新興醫療中，最人性化的安寧療護－強調身體、社會心理與靈性的全人醫療照護模式，確保一個人得以有尊嚴、有品質的自然死亡；換句話說，如果有辦法讓受苦的人，得到安寧療護的人道醫療方式，進而善終，也許可消除大部分人們尋求安樂死的動機。

如何推廣安寧緩和醫療，不但對於民眾要宣導，更要教育醫療同仁們，使其對於自然死與安樂死，以及現行相關之安寧緩和醫療條例，都能有所認知，更是我們為珍惜生命、尊嚴生命，讓末期生命可得以善終，所必須繼續努力的方向。

❖ 在地善終專法的進展

「我希望有尊嚴的生活！」

「我不要每天躺在床上：生活無法自理、任人擺布的生活！沒有品質！」

「我如果重病了，不要在身上放滿管子！不要延長受苦！」

「我如果不會醒了，就不要做多的，讓我順順的走，不要拖累家人。」

隨著時代的演進，老、病、死的議題似乎不再是那麼禁忌的話題，在服務病人、社區宣導的過程中，常聽到病人、家屬或者民眾（特別是老人家）主動提出：「不要插管！不要急救！」的想法。有這樣的念頭，也可以說是願望固然美好，但如此性命攸關的醫療決策，只有口頭表達，這樣夠嗎？

臺灣首部善終專法在《安寧緩和醫療條例》於民國 89 年公告施行後，以尊重末期病人之醫療意願及保障其權益為立法宗旨，末期病人（也包含健康的人）可以找親友做見證人，以簽署「預立安寧緩和醫療暨維生醫療抉擇意願書」來表達善終的意願。

　　接著，臺灣另一部善終專法－《病人自主權利法》（以下稱「病主法」），自 105 年 1 月 6 日公布，並特地規定施行日為公布後三年。該法明文規定：病人對於病情、醫療選項及各選項之可能成效與風險預後，有知情之權利。病人未明示反對時，亦得告知其關係人，成為亞洲第一部，名為「病人自主權利」之專法。並且，立法者依在地民情，期待民眾（意願人，不一定是病人）與家人透過「預立醫療照護諮商」方式溝通與討論，當符合五款臨床條件時，拒絕或接受持續的醫療（維持生命治療，或人工營養及流體餵養之全部或一部）的時機。五款臨床條件，包括：末期病人（病主法施行細則第 10 條適用本法所定末期病人，依安寧緩和醫療條例第 3 條第二款規定）、處於不可逆轉之昏迷狀況、永久植物人狀態、極重度失智、其他經公告之病人疾病狀況或痛苦難以忍受、疾病無法治癒且依當時醫療水準無其他合適解決方法之情形（衛生福利部 110 年 4 月 13 日已公告 12 種疾病）。讓完成預立醫療決定之病人（經預立醫療照護諮商，經有具完全行為能力者二人以上在場見證或公證人公證，並於預立醫療決定書核章證明，最後註記於健康保險 IC 卡），可以依其預立醫療決定有病人（意願人）個別特色的善終醫療需求，不僅只是維持生命治療的設備或藥物的使用，像是在臨終時不使用對特殊藥物，以避免的不適反應；更有「人工營養及流體餵養」，常表示是經由鼻胃管或胃造瘻管使用的接受或拒絕。也因此，（安寧）善終醫療團隊必須透過「預立醫療決定」瞭解意願人「善終心願」為何，並與家屬溝通，以期能夠達成病人理想的自然善終。

　　中央健康保險署將安寧住院及安寧居家於 98 年正式納入支付標準，自 100 年 4 月起實施安寧共同照護試辦方案。安寧療護健保給付之收案對象，以末期疾病為主，包含癌症末期病人，末期運動神經元病人（俗稱漸凍人）。98 年新增八類非癌症之疾病末期病人，包括：失智症（原名老年期及初老期器質性精神病態）、其他腦變質、心臟衰竭、慢性氣道阻塞、肺部其他疾病、慢性肝病及肝硬化、急性腎衰竭、慢性腎衰竭及腎衰竭等。

　　111 年 6 月 1 日更增列包含末期衰弱老人、末期骨髓增生不良症候群，符合病人自主權利法第 14 條第一項第二至五款條件病人，罕見疾病或其他預估生命受限者，成為安寧療護的健保收案對象。「善終醫療」的執行納入健保給付，是肯定（安寧）善終醫療團隊「安寧療護」的理念與「緩和醫療」的做法，使能更利於為病人提供「自然善終」的醫療。唯《安寧緩和醫療條

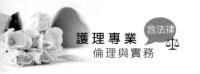
例》原為「尊重末期病人之醫療意願及保障其權益」而訂定，今健保收案條件範圍更擴大，適用之增加範圍是未來值得學界、臨床專家與執政者於政策制訂時所需探討之處。至於「預立醫療照護諮商」將有條件的納入健保給付，又是後話。

問題討論

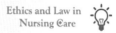

Ethics and Law in Nursing Care

1. 人是否有自殺的權利？

2. 拒絕維生醫療及心肺復甦術，和自殺之間有不同嗎？

3. 自殺之可容許性如何？國家社會對自殺介入之正當性何在？

4. 您認為國內安樂死應該要合法嗎？若您是制定法律的官員，您認為應該要有哪些規範？

5. 您在瞭解安寧緩和醫療後，若周遭親友到了疾病末期，您認為應該選擇安寧緩和醫療嗎？為什麼？

參考資料

Ethics and Law in Nursing Care

BBC 中文網(2014)・*比利時議會投票通過兒童安樂死法案*。
　　http://www.bbc.co.uk/zhongwen/trad/world/2014/02/140213_belgium_child_euthanasia.shtml
全國法規資料庫(2021)・*安寧緩和醫療條例*。
　　http://law.moj.gov.tw/Law/LawSearchResult.aspx?p=A&t=A1A2E1F1&k1=%E5%AE%89
　　%E5%AF%A7%E7%B7%A9%E5%92%8C%E9%86%AB%E7%99%82%E6%A2%9D%
　　E4%BE%8B
周希誠(2003)・*當生命走到盡頭*・晨星。
周希誠(2007)・老人末期疾病照護的倫理困境與對策・*臺灣老年醫學會會訊*，52，5-10。
周希誠(2008)・*好醫生上天堂厄個案住病房*（22-48 頁）・紀成生物科技。
邱泰源、陳榮基(2007)・安寧緩和醫療的倫理困境・*安寧緩和醫療—理論與實務*（61-84 頁）・新文京。
孫效智(1996)・安樂死的倫理反省・*國立臺灣大學文史哲學報*，45，85-113。
張清媺(2013)・*自殺防治高風險個案之處理模式教育訓練*，9・中區精神醫療網。
陳榮基(2001)・不予及撤除的法律及倫理層面的探討・*醫學法學季刊*，9，15-17。
陳榮基(2007)・急救與否的兩難與預立 DNR（不施行心肺復甦術同意書）意願的重要・*北市醫會刊*，51(3)，12-15。
黃隆正、李明濱(2003)・憂鬱症與自殺・*臺灣醫學*，7(6)，929-93。
臺灣自殺防治學會(2014)・*珍愛生命守門人*。
　　http：//tspc.tw/tspc/portal/theme/index.jsp?sno=78
Szasz, T. S. (2001)・*自殺的權利*（吳書榆譯；初版）・商周。（原著出版於 1999）
Allen, R. S., & Shuster, J. L.(2002). The role of proxies in treatment decision： Evaluating functional capacity to consent to end-of–life treatments within a family context. *Behavioral Sciences and the Law*. 20, 235-252.

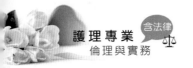
Barnard, D. (2003). Ethical issues in hospice care. hospice and palliative care. *Concepts and Practice.* 2, 87-102.

Biedrzycki, B. A. (2004). Ethical in oncology nursing：Realism and resources. *Oncology Nursing Society News. 19*(8), 3-7.

Breitbart, W., Rosenfeld, B., Pessin, H., Kaim, M., Funesti-Esch, J., Galietta, M., … Brescia, R. (2000). Depression, hopelessness, and desire for hastened death in terminally ill patients with cancer. *JAMA, 284*(22), 2907-2911. doi：10.1001/jama.284.22.2907

Legemaate, J., & Bolt, I. (2013). The dutch euthanasia act: Recent legal developments. *European Journal of Health Law, 20*(5), 451–469.

O'Carroll, P. W., Berman, A. L., Maris, R. W., Moscicki, E. K., Tanney, B. L., Silverman, M. M. (1996). Beyond the tower of babel: A nomenclature for suicidology. *Suicide and Life-Threatening Behavior. 26*(3), 237-252.

Platt, S. (1992). Parasuicide in Europe：The WHO/EURO multicentre study on parasuicide . introduction and preliminary analysis for 1989. *Acta Psychiatr Scand, 85*(2), 97-104.

Scanlon, C. (2003). Ethical concerns in end-of-life care. *American Journal of Nursing, 103*(1), 48-55.

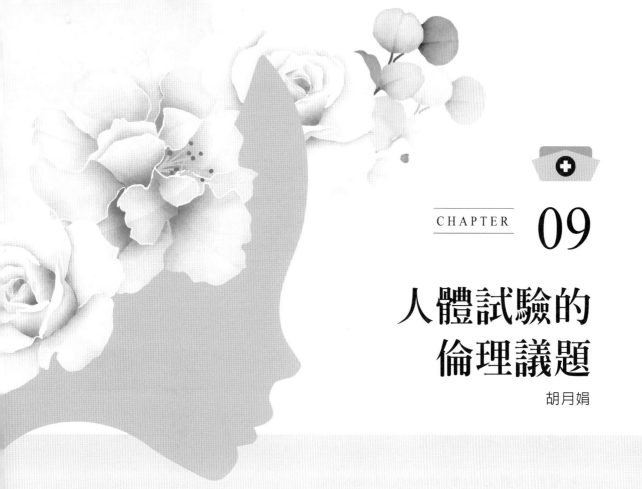

CHAPTER 09

人體試驗的
倫理議題

胡月娟

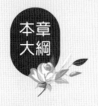
本章
大綱

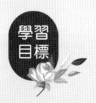
學習
目標

- 瞭解人體試驗與護理專業
- 探討人體試驗的倫理理念
- 瞭解人體試驗計畫的類別
- 討論人體試驗計畫倫理審查類型
- 瞭解人體試驗的風險議題
- 探討新藥試驗的倫理考量
- 討論基因治療的倫理考量
- 瞭解護理人員在人體試驗的角色擴展

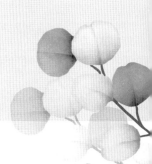

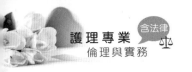
前　言

　　隨著世界的扁平化，國與國間界限的逐漸消弭，疾病的全球化(globalization of disease)已蔚為事實，例如癌症、COVID-19、心血管疾病、糖尿病，而造就了全球化的人體試驗產業。人體試驗產業一定會牽涉到人體，由於人體試驗全球化的普及，故需有放諸四海皆準的人體試驗標準，以符合倫理要求，方便試驗的執行、結果的報告與出版(Aitken, 2011)。在追求醫療科技進步的同時秉持著以倫理為本的心，兼顧研究參與者的權利並避免傷害產生，研究的結果才能夠造福人群。

9-1　人體試驗概論

 影片分享 ▶

▶ 愛的代價(Extraordinary Measures)

出品：CBS Films, 2010

導演：湯姆沃恩(Tom Vaughan)

主演：布蘭登費雪(Brendan Fraser)、哈里遜福特(Harrison Ford)

劇情：

　　在藥廠上班的約翰克羅利，事業蒸蒸日上。然而，他的一雙兒女卻遭受罕見疾病「龐貝氏症」的威脅，隨時可能因呼吸衰竭而死亡。為了挽救孩子的生命，克羅利辭去工作，找到醫學博士史東希爾合作成立一家製藥公司，為自己的孩子及更多龐貝氏症病童尋找解藥。在與時間賽跑及各製藥公司的利益角力中，他們聯手拯救孩子的性命。

討論提綱：

1. 當藥廠選定以龐貝氏症嬰兒為人體試驗對象時，其涉及的倫理議題為何？

2. 約翰克羅利以手足人體試驗名義為自己子女獲得試驗用藥，試述此舉有違哪些倫理原則？

3. 請就影片內容，討論藥物人體試驗的過程。

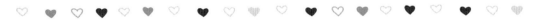

　　美國國家衛生研究院(National Institutes of Health, NIH)網頁就有人體試驗（或臨床試驗，clinical trials）的分項，可查閱世界各地正在進行的人體試驗。而 NIH 對人體試驗所下的定義為：「以人體為對象的生物醫學或行為的前瞻性研究，藉此以回答有關生物醫學或行為介入措施（例如藥物、治療、醫療器材或設備）的問題」(National Institutes of Health, 2012)。新藥研發仍是藥物人體試驗的大宗；治療的人體試驗例如 Quinine 對 COVID-19 的恩慈治療；醫療器材或設備的人體試驗諸如血管內擴張器、人工水晶體、運動機等。

　　一般而言，人體試驗可分成五期（林，2022）：

1. 第 1 期：界定試驗目的與假設。

2. 第 2 期：研究設計，書寫計畫書或方案。

3. 第 3 期：執行試驗，此包括招募研究參與者、介入措施、與結果評估；組織的協調、監測；資料處理。

4. 第 4 期：資料分析，包括描述性統計、假設驗證、與成效估計。

5. 第 5 期：結論，包括將結果發表在科學期刊與臨床運用。

　　近年來，臺灣政府投入大量資金與人力，積極推動生物科技產業與轉譯醫學研究。例如國科會於 2011 年推動生技醫藥國家型計畫(National Research Program for Biopharmaceuticals, NRPB)，藉由轉譯醫學的研究策略 from bench to bedside，自發現(discovery)至人體試驗(clinical trial)，以從事新藥與新體外檢驗試劑的開發。

　　衛生福利部則推出卓越臨床試驗與研究計畫，設置一所「國家級卓越臨床試驗與研究中心」，以及四所「綜合與專科級卓越臨床試驗與研究中心」，以架構亞洲區域人體試驗中心。

　　教育部則是推動「轉譯醫學人才培育先導型計畫」，藉由基礎與臨床生技人才的交互學習，培養生醫領域的專才，厚植臺灣生技產業基礎，活絡臺灣經濟，轉譯醫學研究人才的培育。請參閱圖9-1（俞，2012）。

　　隨著大數據的盛行，目前也有中央研究院的臺灣癌症登月計畫，主要是建立肺癌、乳癌與大腸癌病人的大數據，發展精準醫療。此外，科技部生科司建置轉譯導向生醫巨量資料庫，透過各醫學中心建立重要疾病的基因資

料、影像資料、病理影像資料、及電子病歷，建立以研究為導向的巨量資料庫。

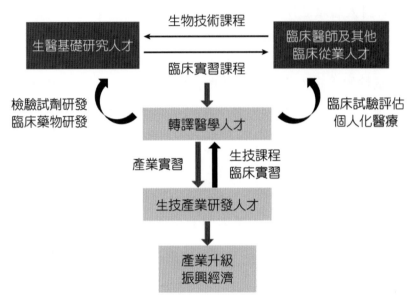

▶ 圖 9-1　轉譯醫學研究人才培育策略

一、人體試驗與護理專業

　　護理實務常奠基於經驗、傳統、直覺，隨著藉由實證以改善健康照護成果普世價值的蔚為氣候，以隨機控制試驗來呈現照護與治療成效，已成為放諸四海的準則。舉例而言，當某項護理措施的成效，可由隨機控制試驗加以證實，即可進而建置實證為基礎的臨床指引。

　　儘管如此，護理人員從事隨機控制試驗的歷史，比起醫學研究仍屬稚齡。有系統性回顧指陳，護理專業執行隨機控制試驗的挑戰與難處乃在於個案不易招募、無法遵循研究方案，以及經費、組織上的困難(Vedelø & Lomborg, 2010)。隨著轉譯醫學成為國家重點發展政策，和研究護理師高階學歷的設置，由護理人員主導的隨機控制試驗之成功率與品質將可逐日提升。有鑑於護理專業是一門實用科學，世界各國的護理倫理規範皆強調將最新的實證研究成果納入護理照顧過程，以確保護理計畫、決策和措施能奠基於最佳的臨床實證知識(International Council of Nurses, 2021)。實證研究成果大多源自隨機控制試驗，因此護理人員需要持續的學習和更新知識，以提供最佳的護理照護。

二、人體試驗的倫理理念

人體試驗旨在人體施行尚未證實其療效的新藥品、新醫療技術或新醫療器材；由於療效尚未證實，所以具有高風險，研究參與者可能受益也可能會有危害（邱等，2011）。

約翰羅爾斯(John Rawls, 1921~2002)是二十世紀偉大的政治哲學家，其於1971 年出版《正義論》，在 2001 年增修該書成為重述版(Rawls, 2001)。正義論一書強調每個人都應享有某些權利，不能藉社會整體利益之名而剝奪個人權利。換言之，藉由正義取得之權利，不可以受制於政治交易或社會利益的考量。所以，犧牲某些人的自由，以造就其他人更大的福祉，稱不上正義。

羅爾斯認為，社會資源的分配應對最弱勢族群或最差階級有利。依此觀點運用至所有的生物醫學研究，還有社會與行為科學的人類研究，皆不可危害到實驗對象之權利（基本人權）；縱使研究多麼具有貢獻，只要在研究過程中對參與者（研究對象）權利造成傷害，即失去了研究的所有價值或意義。

由於人體試驗對研究參與者具有難預測的風險性及危險性，研究者為觀察反應而不阻止傷害情形的容忍性，和研究參與者難以自行取得資訊的資訊不對等性，立法保護研究參與者權益就成為迫切議題。

今日的新藥試驗、基因治療在做人體試驗時，其涉及龐大經費，大都由舉世馳名的大藥廠、生技公司來啟動，因此，大部分是同步在全球進行。目前世界各國人體試驗立法的依據，皆奠基於《紐倫堡宣言》(The Nuremberg Code, 1947)的「人體試驗必須使研究參與者知情並取得其同意」，及「研究參與者獲得之研究利益必須大過研究風險」，還有《赫爾辛基宣言》(The Declaration of Helsinki, 1964, 1975, 1983, 1989, 1996, 2000, 2002, 2004, 2008, 2013)，其揭示的重要原則，包含重視研究參與者隱私、考量研究參與者利益大於社會與科學利益、重視研究所致危險、研究參與者有不參與自由、無行為能力者必須由保護者代為同意。

世界醫學會在西元 1964 年制定了赫爾辛基宣言(Declaration of Helsinki)，明確指出所有包含人體組織或資料的人體試驗，皆需以此宣言做為倫理指導原則。此宣言已歷經十次修訂，最近也是唯一官方的版本已於2013 年 10 月問世（2013 年赫爾辛基宣言）。臺灣衛生福利部規範人體試驗之指導依據，即參酌赫爾辛基宣言（陳怡安，2010；陳鋕雄，2010）。

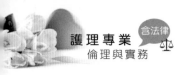

在 2011 年 12 月 28 日前，我國人體研究的法律規範，僅限於醫療法施行細則中，針對新醫療技術、新藥品、新醫療器材的規定，即人體試驗管理辦法，對於不屬於醫療法規範的人體研究，則只靠道德勸說，或是投稿醫學期刊時雜誌編輯的要求而已。2000 年 5 月 26 日公布的《個人資料保護法》，其第 6 條明定：「有關醫療、基因、性生活、健康檢查及犯罪前科之個人資料，不得蒐集、處理或利用。但有下列情形之一者，不在此限：一、法律明文規定……。」，因此促成《人體研究法》（附錄八）的快速立法，其於 2011 年 12 月 9 日三讀通過，而在 2011 年 12 月 28 日公布施行（郭，2012），共計六章 26 條，第 1~4 條是立法目的、適用範圍、主管機關、用詞定義及人體研究之倫理原則；第 5~11 條規定研究計畫之審查、應具備內容、倫理審查委員會之組成，並授權衛生福利部，訂定審查會之組織、議事、審查程序與範圍、利益迴避原則、監督、管理及其他應遵行事項之辦法；第 12~15 條規範研究對象之條件、代理同意之行使及告知研究對象同意之內容；第 16~21 條說明研究計畫之管理、人體檢體使用原則、提供國外使用之限制及程序，及研究人員之保密責任；第 22~25 條是罰則。

人體研究法規範研究者進行人體研究前，得將計畫書送交機構審查委員會(Institute Review Board, IRB)或研究倫理委員會(Research Ethics Committee, REC)，審查通過執行研究前，必須由研究參與者簽署同意書，方可正式施測(Emanuel et al., 2000)。人體試驗委員會的角色，是做為公正且具有專業知識的第三者，替研究參與者做判斷；主要功能是以委員會的機制執行法律所賦予的責任。

綜合而言，臺灣醫學研究涉及人體研究參與者保護之行政規範有人類胚胎及幹細胞研究倫理政策指引、人體研究法、醫療法、藥事法（臨床試驗）及人體生物資料管理條例（建置人體生物資料庫）。就人體研究法、醫療法（包括人體試驗管理辦法）及人體生物資料庫管理條例三項法規，比較如下。

（一）人體研究法

乃指從事取得、調查、分析、運用人體檢體或個人之生物行為，生理、心理、遺傳、醫學等有關資訊之研究。研究計畫一般得經一般程序、簡易程序審查，或「得免倫理審查委員會審查之人體研究案件範圍」免予審查。秉

持的倫理原則為：「人體研究應尊重研究對象之自主權，確保研究進行之風險與利益相平衡，對研究對象侵害最小，並兼顧研究負擔與成果之公平分配，以保障研究對象之權益」。

（二）醫療法及人體試驗管理辦法

2009 年 5 月 20 日公布的醫療法，第 8 條主要是涉及人體試驗及受試者之權益保障，其內容為：「本法所稱人體試驗，係指醫療機構依醫學理論於人體施行新醫療技術、新藥品、新醫療器材及學名藥生體可用率、生體相等性之試驗研究」；研究計畫均應經審查會審查。倫理原則為：「人體試驗之施行應尊重接受試驗者之自主意願，並保障其健康權益與隱私權」。人體試驗管理辦法在 2009 年 12 月 14 日經衛生福利部公告修正，本辦法依醫療法第 79 條之一規定訂定之。新藥品、新醫療器材於辦理查驗登記前，或醫療機構將新醫療技術列入常規醫療處置項目前，應施行人體試驗研究。所謂的新藥品、新醫療器材、與新醫療技術，乃指未經臺灣政府認證者。

（三）人體生物資料庫管理條例

2010 年 2 月 3 日公布的人體生物資料庫管理條例，乃指人體生物資料庫之設置、管理及運用之生醫研究；研究計畫 Biobanking 運用生物資料庫進行生醫研究，均需倫理審查。倫理原則為：「保障生物資料庫參與者之權益，促進醫學發展與增進人民健康福祉」。

1. 尊重自主：在踐行充分告知、決策出於自願與研究參與者具有決策能力三要素下，所取得的研究參與者同意，方可稱得上落實尊重自主原則，即對人的尊重，每個人都是自主主體，自主性低者應予以保護。

2. 行善／不傷害原則：所有人體試驗皆應權衡其對研究參與者之利益應超過可能風險，且得經研究倫理委員會、衛生福利部核准方可施行。換言之，得做到利益的極大化與傷害的極小化。

3. 公平正義原則：人體試驗對哪些族群有試驗受益或風險，皆應考量清楚，平等對待，不得剝削弱勢族群（陳，2010），即利益與負擔的分配正義。

臺灣人體生物資料庫提供國內研究者生物檢體與臨床資料，以進行生物醫學領域的相關研究。國家衛生研究院的國家級人體生物資料庫整合平臺，則與國內 30 多家機構人體生物資料庫有合作關係。

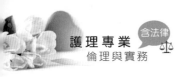

　　醫療資料的研究應用常會涉及個人資料保護法，個人資料保護法在西元 2000 年 5 月 26 日公布之後，歷經 2010 年、2015 年、2023 年的修訂，其中第 6 條涉及病歷資料的使用。當公務機關執行法定職務或非公務機關履行法定義務必要範圍內，且事前或事後有適當安全維護措施，則病歷資料可以使用，詳細條文請參閱個人資料保護法第 6 條。

　　使用生物資料庫的資料，有一些倫理考量。縱使資料已經去識別化人，仍不應違背當事人自主原則；既存或是次級資料，仍有直接或間接識別個人的可能，則使用與處理的態度仍應注重保障隱私；使用既有資料進行研究之結果，若對原資料提供者有重大影響，也應考量告知的義務（張，2022）。

　　隨著醫療器材與設備不斷推出，醫療器材管理法自 2021 年 5 月 1 日施行，此專法建構更完整之醫療器材全生命週期管理制度，使臺灣醫療器材管理邁向新紀元。根據醫療器材管理法第 3 條：「本法所稱醫療器材，指儀器、器械、用具、物質、軟體、體外診斷試劑及其相關物品，其設計及使用係以藥理、免疫、代謝或化學以外之方法作用於人體，而達成診斷、治療、緩解或直接預防人類疾病；調節和改善人體結構及機能；調節生育。」

　　所謂醫療器材採全生命週期管理乃指上市前的把關：包括醫療照護需求基礎研究、產品設計原型開發、臨床前驗證、臨床試驗、與上市申請；還有上市後的量產與上市後監控（陳，2022）。

三、人體試驗計畫的類別

　　依據試驗目的，美國國家衛生研究院的健康與人類服務部門(U.S. Department of Health and Human Services, National Institutes of Health, 2010)將人體試驗或臨床試驗(clinical trials)分成下列五大類別。

1. 治療性試驗(Treatment trials)

　　即針對某特定疾病或病況的治療或處置。例如某新藥對某種疾病之療效；幹細胞對中風、心肌梗塞等疾病之療效（如人類自體脂肪衍生幹細胞對肝硬化之療效）；益生菌對慢性腎臟病之療效；針灸對減輕疼痛，或遊戲治療對緩解兒童靜脈注射焦慮之試驗等。

2. 預防性試驗(Prevention trials)

　　對健康人提供措施，以降低其罹患某種疾病之機率。例如多元不飽和脂肪酸(Omega-3)對預防憂鬱症之研究；蛋白激酶在預防某些病因之研究；有過敏體質孕母及其嬰兒口服益生菌，以預防過敏性疾病之發生等。

3. 早期察覺或篩檢試驗(Early detection or screening trials)

　　乃指在人類產生徵象或症狀前，即可運用一些新舉措，以發現疾病或病況。例如心血管穿戴式監測裝置，對心臟功能的篩檢；肝癌檢測標記之商業運用（即測試此方式之靈敏度、專一性）；或新醫療器材的開發，以作為糖尿病、肝癌或口腔癌篩檢。

4. 診斷性試驗(Diagnostic trials)

　　對於已罹患某些疾病或病況者，運用一些新舉措，以更準確與即早確認之。例如運用基因體技術，發現是否有基因排序問題，以確診某些癌症（如鼻咽癌）；核醣體與卵巢癌的關係；經絡儀器檢測應用之評估；檢測母體有無暴露於重金屬，及其對小孩腎臟生長發育之可能影響；做為肺癌復發標記之研究。

5. 生活品質試驗(Quality-of -life trials)

　　研究能讓病人更舒適，享有更佳生活品質的方式。例如針灸「三陰交」穴道對原發性痛經之療效；皮膚保養品之功能性測試；新醫療器材減輕淋巴水腫之成效。

　　人體試驗是較寬廣的名詞，由醫療法來規範；如果是臨床試驗，則接受藥事法規範。由食品藥物管理署主管的人體試驗種類如下。

（一）新藥研發

1. 第一階段：早期研究或實驗室試驗，旨在測試藥物的安全性，可能需 2~5 年。

2. 第二階段：乃指臨床前試驗或動物試驗，旨在測試藥物的毒理藥理試驗，可能需 1~4 年。

3. 第三階段：藥物之臨床試驗許可申請，即申請進行臨床人體試驗。

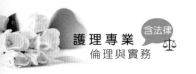
4. 第四階段：臨床人體試驗

   (1) Phase I：人體藥理試驗：招募 20~80 位健康志願者，以測定藥物的安全性及劑量範圍，時間約為 1 年。

   (2) Phase II：療效探索試驗：招募 100~300 位志願病人，以評估藥物的有效性，不良反應，及預估後續試驗劑量，約需 2 年。

   (3) Phase III：療效確認試驗：招募 1,000~3,000 位志願病人，以確認藥品的安全性、有效性、偵測副作用、與不良反應等，約需 3~5 年。

5. 第五階段：藥物上市許可申請，申請藥物的查驗、登記、審核與通過，約需 2 年。

6. 第六階段：治療用途的研究和上市後的監測，招募數百人至數千人，旨在追蹤藥品對人體長期的影響，蒐集與分析不良反應報告，觀察有無其他適應症等。

（二）基因研究

1. 基因相關臨床試驗，如基因排序檢測（又稱 liquid biopsy）。

2. 基因治療／體細胞治療。

（三）新醫療器材與新醫療技術

1. 新醫療器材：第一級、第二級、第三級（依風險程度由低至高分級）。

2. 新醫療技術：第一級、第二級、第三級（依風險程度由低至高分級）。

3. 新醫療器材合併新醫療技術：第一級、第二級、第三級（依風險程度由低至高分級）。

   本章僅針對新藥試驗與基因治療做論述。

四、研究倫理審查類型

研究倫理審查類型有免除審查(exempt review)（附錄九）（衛生福利部，2012）、簡易審查(expedited review)（附錄十）（衛生福利部，2012），與一般審查(full-board review)。未符合免除審查或簡易審查要件，則為一般審查計畫案。審查原則以確保研究參與者的安全與權益為優先，審查考量如藥品試驗的安全性、研究參與者能否受到合理對待、設計是否能滿足試驗目的等。

　　任何人體試驗計畫，送交機構審查委員會(Institutional Review Boards, IRBs)後，至少得合乎下列七項準則，才能給予核准(Emanuel et al., 2008; Fry et al., 2011)。

1. 對研究參與者的風險減至最少
   (1) 試驗程序有經過完整的研究設計，不會非必要的暴露研究參與者於風險中。
   (2) 盡可能所採取的試驗程序，合乎研究參與者的診斷或治療目的。

2. 研究參與者接受試驗可能承受的風險，最多只能與預期的利益相當。

3. 研究參與者被選樣的機率均等，特別是易受傷害或弱勢族群，例如兒童、犯人、孕婦、智能不足者或經濟、教育程度較低者；對於易受傷害族群應給予額外的保護措施。

4. 除了合乎免用研究參與者同意書的狀況，其餘研究計畫皆得取得研究參與者或其法定代理人的知情同意書，才可執行研究。

5. 應適時監測研究計畫所取得之資料，以確保研究參與者安全。

6. 應確保研究參與者的隱私及個人資料的保密。

7. 清楚陳述檢體與剩餘檢體的使用及儲存方式。

　　上述原則可運用至研究倫理委員會新案審查表之審查項目：醫療器材風險評估、計畫設計與執行、潛在研究參與者之招募、研究參與者之照護、研究參與者資料機密性及隱私之保護、研究參與者的知情同意、易受傷害族群之保護、有關社區研究的審查項目（陳，2009）。

　　研究參與者的簽署受試者同意書，旨在保障研究參與者的隱私權、自主權、與健康權等基本人權。因此任何研究都必須對研究參與者的資料予以保密；研究參與者可以隨時撤回其同意書；當損害研究參與者的健康時，也能夠申請補償或保險。受試者同意書具有法律效力，由政府監督，當有爭議時，可以維護受試者的權益，及釐清計畫主持人的責任（陳，2022）。

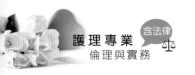
五、人體試驗期間有顯著風險的議題

1. 嚴重不良事件通報

　　根據人體試驗管理辦法第 12 條、嚴重藥物不良反應通報辦法第 4 條、及醫療器材包括新醫療技術嚴重不良事件通報辦法第 2 條，在人體試驗施行期間發生下列情事，醫療機構就應通報中央主管機關：死亡、危及生命、永久性身心障礙、受試者之胎兒或新生兒先天性畸形、需住院或延長住院之併發症、及其他可能導致永久性傷害之併發症。

2. 試驗偏差、違規、不遵從
   (1) 試驗偏差：乃指研究參與者或主持人或研究團隊成員，出現任何偏離或改變試驗計畫、試驗設計、程序的情形。
   (2) 試驗違規：乃指顯著影響試驗資料之完整性、正確性及／或可靠性；顯著影響受試者權利、安全和福祉。
   (3) 不遵從：乃指未遵照機構審查委員會核準之計畫執行試驗；或試驗執行過程不符合法規、機構審查委員會要求或機構內規範。

　　以試驗藥品為例，若給研究參與者超過保存條件之試驗藥品，但該試驗藥品仍符合使用條件，或研究參與者尚未使用，此情況為試驗偏差。若給予研究參與者試驗用藥劑量錯誤，或頻率錯誤，或藥品給予的途徑錯誤，屬於試驗違規。對於新藥試驗過程的監督不周全，則屬於重大不遵從（林，2022）。

9-2　新藥試驗的議題

　　新藥開發皆需歷經嚴謹的臨床試驗過程，方可稱得上良好製藥試驗(good manufacturing practices, GMP)的藥物。一般而言，新藥開發的臨床試驗如圖 9-2 所示。

　　新藥得歷經優良臨床試驗(good clinical practice, GCP)，其準則應符合赫爾辛基宣言之倫理原則，即臨床試驗前應權衡對個別研究參與者及整體社會之可能風險、不便及預期利益；預期利益應超過可能風險及不便，始得進行試驗。同時，研究參與者之權利、安全及福祉為藥品臨床試驗之重要考量，且應勝於科學及社會之利益。

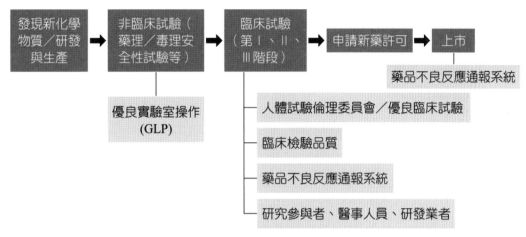

▶ 圖 9-2　新藥臨床試驗過程

一、臨床試驗用藥的倫理考量

（一）保障研究參與者之人權

1. 臨床試驗用藥計畫書得通過機構審查委員會的審核，方可執行臨床試驗用藥。

2. 得取得研究參與者同意書：臨床試驗小組成員應向研究參與者詳細說明研究參與者同意書的內容，且給予研究參與者充裕時間（一般為一週）考量。研究參與者同意書不只是一個格式，它是關心研究參與者權益的倫理過程。研究參與者同意書可分為一般研究參與者同意書，及基因相關研究的研究參與者同意書。

3. 不良事件(adverse event, AE)報告：臨床試驗用藥期間，只要有任何不良（有害）情況，不論其是否與用藥有因果關係，皆需做報告。

（二）確認臨床試驗結果的可信度

1. 嚴格遵守試驗方案(adherence to the protocol)

　　研究倫理委員會(Research Ethics Committee, REC)審核通過的計畫內容方可執行，例如抽血 10c.c.，不可改成 15c.c.或 5c.c.；計畫書上沒有的協同主持人、研究人員，不可參與臨床試驗過程等；計畫書內容有任何改變，皆需申請修正案，重新送機構審查委員會審核。

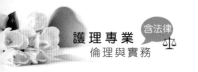

2. 正確及完整的文件記錄(accurate and complete documentation)

　　臨床試驗用藥過程皆應忠實記錄與報告，隨時準備供委託單位監測(monitoring)、機構審查委員會稽核(audit)，及主管機關如衛生福利部查核(inspection)。

3. 藥物的克責(drug accountability)

　　根據《藥品優良臨床試驗作業準則》第七章「臨床試驗之進行」，即有明確規範臨床試驗用藥的點收、保存。例如第 92 條：試驗主持人或試驗機構應負責試驗藥品之點收及保存。試驗主持人或試驗機構得指派專責藥師或適當人員負責部分或全部試驗藥品之點收及保存；第 93 條：試驗主持人、試驗機構、被指定之專責藥師或適當人員，應保留下列記錄：

(1) 試驗藥品運送至臨床試驗機構之點收。

(2) 試驗藥品之存貨。

(3) 研究參與者使用之試驗藥品。

(4) 未使用試驗藥品歸還試驗委託者或另外處置之方式。

　　前項資料應載明日期、數量、批序號、有效日期，及試驗藥品和研究參與者之代碼。試驗主持人應保留文件記錄，說明其提供研究參與者之劑量和試驗計畫書規定相符，且使用之試驗藥品數量與由試驗委託者收到之數量相吻合。第 94 條：試驗藥品應依試驗委託者要求之方式儲存，並應符合相關法規之要求；第 95 條：試驗藥品僅得使用於經核准之臨床試驗計畫；第 96 條：試驗主持人或試驗主持人指定之人員，應向研究參與者解釋如何正確使用試驗藥品，並應於臨床試驗中每隔一段適當時間，檢查研究參與者是否遵守說明。

　　各試驗中心也應訂定臨床試驗用藥管理的標準作業程序(SOP)，如臨床試驗藥局門禁管制、試驗藥品儲存（室溫或冷藏）、電腦溫濕度監控記錄器及連線警報系統、監視錄影設備、試驗藥品儲存環境溫濕度記錄等。

4. 監測(monitoring)

　　臨床試驗用藥過程最重要的是做監測，一有非預期問題(unanticipated problems, UP)，或嚴重不良事件(serious adverse event, SAE)，皆得做通報，其遵循法規如下：

(1) 藥品優良臨床試驗作業準則（公布日期：2005.01.06；最新修正日期：2020.08.28）：

A. 第 105 條：發生重大影響臨床試驗執行或增加研究參與者風險之情形，試驗主持人應立即向試驗委託者、機構審查委員會及主管機關提出書面報告。

B. 第 106 條：研究參與者發生任何嚴重不良事件(serious adverse event, SAE)，試驗主持人(principal investigator, PI)應立即通知試驗委託者(sponsor)，並盡快提供詳細書面報告。發生未預期之嚴重藥品不良反應(suspected unexpected serious adverse reaction, SUSAR)，試驗主持人應立即通知機構審查委員會。上述二點若已在試驗計畫書或其他文件明確排除者，則不在此限。根據臺灣通報規定(2010.07.19)，試驗委託者獲知未預期之死亡或危及生命之嚴重藥品不良反應，應於獲知日起七日內通報主管機關或其委託機構，並在獲知日起十五日內提供詳細書面資料。

C. 第 107 條：發生與試驗藥品安全性評估相關之不良反應或異常實驗室檢查值時，試驗主持人應於實驗計畫書規定之時間內，向試驗委託者提出書面報告。

D. 第 108 條：發生死亡病例時，試驗委託者、機構審查委員會與主管機關得要求試驗主持人提出驗屍報告、最終醫療記錄及其他任何額外資訊。

(2) 嚴重藥物不良反應通報辦法：發布日期為 2004 年 08 月 31 日，行政院衛生福利部藥字第 0930324850 號令訂定發布全文 9 條，並自發布日施行；依藥事法第 45-1 條規定訂定之。醫療機構、藥局及藥商對於因藥物所引起之嚴重不良反應，應行通報；其方式、內容及其他應遵行事項之辦法，由中央衛生主管機關訂定之。因藥物所引起之嚴重藥物不良反應發生時，醫療機構、藥局、藥商應依本辦法填具通報書，連同相關資料，向中央衛生主管機關或其委託機構通報。

(3) 嚴重藥物不良反應(serious adverse drug reaction, SADR)：乃指因使用藥物產生下列情形之一者：死亡、危及生命、造成永久性殘疾、胎嬰兒先天性畸形、個案住院或延長個案住院時間、其他可能導致永久性傷害需做處置者。醫療機構及藥局應於得知死亡與危及生命之嚴重藥物不良反應之日起七日內，向中央衛生主管機關或其委託機構通報，並副知持有藥物許可證之藥商。通報資料如未檢齊，應於十五日內補齊。通報資料如需持有藥物許可證之藥商提供產品相關資料，藥商不

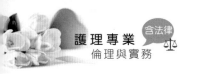

得拒絕。持有藥物許可證之藥商於得知其他嚴重藥物不良反應之日起十五日內，通報中央衛生主管機關或其委託機構。醫療機構、藥局及藥商得以郵寄、傳真或網路等方式辦理通報。緊急時，得先行口頭方式通報，並應於期限內完成書面通報（十五日內）。中央衛生主管機關或其委託機構，必要時得向醫療機構、藥局及藥商請求提供嚴重藥物不良反應個案之就醫記錄、給藥記錄或產品資料，醫療機構、藥局及藥商不得拒絕。

依據衛生福利部發布之「嚴重藥物不良反應通報辦法」規定，醫療機構、藥局、藥商對於因藥物所引起之嚴重不良反應應行通報。違反此規定者，依藥事法第 92 條之規定得處以新臺幣三萬元以上十五萬元以下罰緩。依醫療法第 79-1 條規定訂定之人體試驗管理辦法第 12 條：研究參與者於人體試驗施行期間發生下列情事，或任何時間發生與人體試驗有關之下列情事時，醫療機構應通報中央主管機關：死亡、危及生命、永久性身心障礙、研究參與者之胎兒或新生兒先天性畸形、需住院或延長住院之併發症、其他可能導致永久性傷害之併發症。通報應於得知事實後七日內為之，並於十五日內檢具詳細調查資料送中央主管機關。

5. 檔案保管(archiving)

所有臨床試驗用藥的文件檔案，在開始試驗時，即得做保存記錄至少二年；試驗結束還需觀察記錄二年；醫療法第 8 條及第 70 條也規定，人體試驗病歷應永久保存。因此這些文件檔案皆需保管妥適，所以需有很大的空間以備儲存資料，機構審查委員會對所有結案計畫之資料要保存最少三年，且可能做實地訪視，以確保研究參與者福祉與安全。

二、藥品優良臨床試驗作業準則

此分成八章，其內容為第一章：總則（專有名詞定義）；第二章：研究參與者保護；第三章：人體試驗委員會；第四章：試驗主持人；第五章：試驗委託者；第六章：臨床試驗之申請與審查；第七章：臨床試驗之進行；第八章：附則：執行臨床試驗的必要條件，請參考下列網站：
https://law.moj.gov.tw/LawClass/LawAll.aspx?pcode=
L0030056。

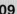

9-3　基因治療的議題

 倫|理|心|思|維

　　某分子生物研究群採用 DNA 重組技術，以將基因物質加入活細胞內。在臨床試驗中，此技術可用於治療某些先天的代謝性疾病。例如將個案骨髓細胞抽出，分離異常基因，再運用 DNA 重組技術，將治療過的骨髓細胞重新放入個案體內。這種技術會自改變人類體細胞漸進至胚胎細胞，進而人類基因結構改變，亦可能導致世代相傳。

　　如果您是位護理人員，您被邀請加入此臨床試驗，協助個案瞭解整個試驗方案，以簽署研究參與者同意書及準備個案接受骨髓移植，您將如何處理？

思索與抉擇

1. 應參酌臺灣護理人員執行護理研究倫理指引的內容。
2. 應熟讀護理人員參與基因研究涉及的各種規範。
3. 應評估基因療法的風險：例如此臨床試驗是藉用反轉錄病毒(retroviruses)當載體，以做 DNA 重組，此可能會破壞其他基因或產生致癌效應、抗藥菌株形成等。實驗室內的人員在操作病毒時，也可能不小心受到侵犯。
4. 思考：DNA 是人類種屬的根源。基因工程恰似操作原子層次，皆可能造成宇宙本質的改變。護理人員應考量此臨床試驗，受影響者只是個案本身，抑或會影響下一代？另外，人類有權改造自己天生的本質嗎？

❖ 基因治療衍生的倫理議題

　　西元 2000 年人類基因圖譜解碼後，開啟了生物科技蓬勃發展的年代。隨著科技進展，科學家試圖延長人類壽命，甚至複製生命，基因工程(genetic engineering)或基因療法(gene therapy)已成為爭議話題。基因治療常採取的程序有二，一為幹細胞基因療法，即置入一有功能的基因，至個體幹細胞，以矯治代謝的先天性缺損或提供細胞一種新功能；臨床運用於基因異常及治療癌症。第二種程序，則是改變精子或卵子的去氧核糖核酸(DNA)，由於 DNA 改變將會世代沿傳，會引發許多倫理與社會議題，故不為世人所接受。

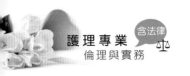

　　基因治療可能衍生的倫理議題，如基因治療的資源耗用問題、備用組織（器官）與生命價值之爭論、生殖細胞基因治療扮演上帝角色，侵犯自然及人類尊嚴、人類基因科技違背自然，是一種人為操控，以及可能會產生「基因主義歧視(geneticism)」（陳、黃，2011；盧、黃，2002）。

　　以現行法令而言，基因治療主要用在體細胞基因治療(somatic cell gene therapy)，生殖細胞基因治療（精子及卵子）為法律所禁行。

　　我國基因治療迄今仍有些問題待解決（陳、黃，2011；孫、劉，2010）。

1. 研發端管理

　　根據人體試驗法，基因治療產品得送交研究倫理委員會審查。目前此類計畫申請機構大多為醫學中心，委託單位以生技公司、藥廠為主。規管方式為訪查與輔導，訪查效力僅限於核准執行計畫期間。

2. 上市管理

　　基因治療產品上市管理，乃根據醫療法第 8 條規定，將其納於新醫療技術予以規管。總之，目前較關心的是基因治療的倫理議題，屬於應用端的基因治療，產品管理法規尚待加強。

3. 安全與倫理問題

　　隨著基因治療的越趨複雜化，如各式組合或併用，可能會加乘或新生副作用，安全監測將是基因治療的首要顧念。

　　人類基因圖譜解碼，基因資訊的隱私、歧視問題，人身保險、教育、領養及衍生之倫理道德等權益，皆是基因治療必須面對的議題（唐等，2011）。

　　為確保個人隱私權，應遵守相關規範，如圖 9-3 所示（盧、黃，2002）。

 倫|理|心|思|維

　　以姊姊的守護者(My Sister's Keeper)這部電影（見第 1 章、第 5 章）來看，您認為：
1. 人有沒有權利違反自然去訂做特殊基因配對的試管嬰兒？
2. 基因治療在延長與複製人生命所牽涉的倫理議題為何？
3. 人有權利保護某人免於死亡威脅，而陷另一人於傷害中嗎？

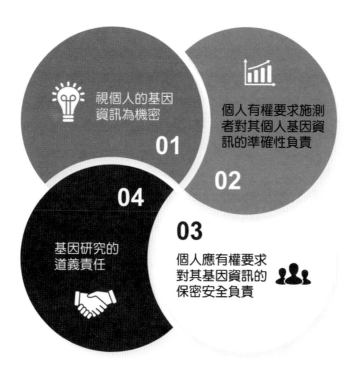

▶ 圖 9-3　確保個人隱私權之相關規範

9-4　護理人員在人體試驗的角色擴展

一、護理人員在人體試驗的工作職掌

人體試驗中的護理人員依工作職掌，可分為臨床研究護理師、臨床研究專員、臨床護理人員等。臨床護理人員需要知道所照顧的個案是否正在參與人體試驗，並在人體試驗中扮演直接照護者、照護聯繫者、教導者、諮詢者的角色。

根據陳等人(2012)對臨床研究護理師，與臨床研究專員角色與職責的系統性回顧，臨床研究護理師(clinical research nurse, CRN)的主要角色為研究機構或醫院研究參與者相關照護的執行者，其職責為研究參與者管理，包括個案招募、篩選、知情同意、返診安排規劃、監測、數據登錄、執行試驗、異常事件通報及研究參與者教育工作。臨床研究專員(clinical research associate, CRA)主要角色為負責委託機構(sponsors)試驗品質之監測與維護，職責則為研

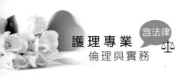
究參與者權益維護、試驗管控、分析確認數據完整性與正確性、監測試驗進行及研究團隊的教育工作。

臨床研究護理師在臺灣以專科以上護理背景者，即可任職，但國外多為學士以上程度；而臨床研究專員，國內外則多延聘具備英文能力、學士程度以上的醫護藥、公衛相關系所的畢業生擔任。

就正式教育體系而言，目前臺灣只有國立臺灣大學醫學院護理學系暨研究所，有開設臨床研究護理師學分、學程與碩士班。

如果護理人員對人體試驗領域有興趣，可考慮至人體試驗執行單位、機構實習，或修習相關課程，以備未來就業所需。

二、案例討論

王教授是一位新陳代謝科的教授，在其臨床實務中，發現某降血糖藥物，好似也能降低膽固醇，故決定設計一臨床試驗，以測試此藥物對膽固醇的療效。藥物的製造商得知此事後，表示願意提供經費以讓此研究盡快完成。再者，每收一位個案，藥廠會給付 6,000 元臺幣給王教授。王教授接受藥廠所提供條件，包括在結果出版前，與藥廠分享試驗結果。

在研究倫理委員會(Research Ethics Committee, REC)核發試驗進行准許函後，試驗進行得很迅速，召募個案也很容易，只是王教授忘了填寫其與藥廠關係的財務利益揭露單。

而後，研究倫理委員會在執行王教授試驗案年度報告審核時，發現其納入 120 位研究參與者，實驗組與對照組各 60 位，未附上財務利益揭露表單。王教授的一位研究護理師打電話給研究倫理委員會，告知有些研究參與者未合乎納入條件，但卻在研究內。這位研究護理師拒絕透露姓名，也不願再做說明。研究倫理委員會發現近 2 個月，試驗主持人讓 12 位個案退出研究，但未說明其原因。此外，有些研究參與者出現副作用，合乎與試驗有相關的嚴重不良事件，必須做通報者 80 件，但主持人只通報 10 件。

請針對上述案例，從人體試驗倫理與相關規章做討論。

1. 就上述狀況，利益衝突意指為何？

2. 利益衝突如何負面的影響試驗進行？例如個案的召募、退出，或嚴重不良事件的通報。

　　就醫療機構而言，若設有臨床試驗中心、臨床試驗藥局，則會有研究參與者保護中心、研究倫理委員會，及衍生的利益衝突審議委員會、人體生物資料庫倫理委員會、輻射防護管理委員會，與生物安全委員會。

　　王教授接受藥廠經費贊助，做藥物的臨床試驗，且每收一位個案有 6,000 元臺幣，其需做財務利益揭漏（如門檻為一年超過臺幣 15 萬元），否則就有利益衝突，例如不合收案條件卻納入及少報嚴重不良事件，以強化療效假象。研究理論委員會對於嚴重不良事件及非預期問題，皆訂有書面的政策及程序，計畫主持人（王教授）必須填寫通報表向研究倫理委員會做通報。

　　收納不符合納入條件的研究參與者參加具有風險的研究，乃屬自行變更試驗內容，未依規定向研究倫理委員會通報與試驗可能相關之嚴重不良事件，乃屬有足以影響試驗成果評估事件，皆為嚴重的不遵從 (non-compliance)，研究倫理委員會可能採取的行動是暫停或終止試驗；若可能影響研究參與者繼續參與研究的意願時，也應通知目前已加入研究的研究參與者。

　　此外，研究倫理員會秘書處應通知計畫主持人、臨床試驗單位、贊助藥廠、衛生福利部、研究參與者保護中心及醫院院長，確認通報事項後，應於 30 天內提供完整通報資料。

　　上述案例請參酌臺灣人體研究法的人體研究、醫療法的人體試驗，與藥事法的臨床試驗。

結　論

　　臺灣人體試驗始於 1986 年（民國 75 年），醫療法公布實施後，藥政單位即負責新藥臨床試驗審查，歷經多年的努力，臺灣已建構完備的人體試驗法規與環境。隨著醫療保健成為政府積極推動的十大新興產業之一，行政院於 2009 年提出「臺灣生醫科技產業起飛之鑽石計畫」，教育部的擬訂轉譯醫學研究人才培育策略，人體試驗在臺灣已蓄積了豐厚的研究潛能。

　　臨床研究護理師與臨床研究專員，皆成為護理人員角色擴展與執掌的新興領域。熟悉人體試驗領域相關的倫理議題，有助於避免護理人員陷入執行人體試驗角色職責，與維護「研究參與者利益」間的衝突，而提升護理人員在此領域的執業品質。

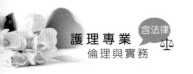

問題討論

Ethics and Law in Nursing Care

1. 電影賞析－羅倫佐的油(Lorenzo's oil)

2. 婚前健康檢查與羊膜穿刺術的意義為何？

3. 對罕見疾病個案而言，全人、全家、全程、全隊照顧的意涵為何？

參考資料

Ethics and Law in Nursing Care

全國法規資料庫(2020)・醫療器材管理法。

　　https://law.moj.gov.tw/LawClass/LawAll.aspx?pcode=L0030106&kw=醫療器材管理法

全 國 法 規 資 料 庫 (2023) ・ 個 人 資 料 保 護 法 。

　　https://law.moj.gov.tw/LawClass/LawAll.aspx?pcode=I0050021&kw=個人資料保護法

江承恩、陸翔寧、劉宏恩(2014)・赫爾辛基宣言 2013 年版・*臺灣醫界，57*(4)，54-57。

邱慧泖、李雅玲、鄭夙芬(2011)・人體試驗之倫理與法律・*護理雜誌，58*(5)，89-94。

唐正乾、蘇世詠、蔡東榮(2011)・標靶藥品與基因治療・*臺灣醫學，15*(1)，95-112。

孫世昌、劉憶成(2010)・我國細胞治療產品法規範初探－以美歐法規範為借鏡・*科技法律透析，22*(8)，46-62。

陳永震、黃承啟(2011)・*基因治療法制化之研究*（未出版之博／碩士論文）・嶺東科技大學。

陳怡安(2010)・如何評估人體試驗的風險與效益・*臺灣法學雜誌，148*，59-63。

陳祖裕(2009)・研究倫理審查的一些常見爭議・*應用倫理評論，46*，155-164。

陳錺雄(2010)・人體試驗之保護－檢評新修正醫療法・*法學新論，19*，89-114。

衛生福利部（2012，7 月 05 日）・*倫理審查委員會得簡易程序審查之人體研究案件範圍。*

　　http://mohwlaw.mohw.gov.tw/Chi/FLAW/FLAWDAT0202.asp

衛生福利部（2012，7 月 05 日）・*得免倫理審查委員會審查之人體研究案件範圍。*

　　http://mohwlaw.mohw.gov.tw/Chi/FLAW/FLAWDAT0202.asp

林智棠(2022)・醫學研究設計方法與計畫書撰寫・於 2022 年 3 月 12 日亞東醫院人體試驗研究倫理講習班視訊課程授課講義。

林志六(2022)・研究過程中的偏差與違失・於 2022 年 3 月 12 日亞東醫院人體試驗研究倫理講習班視訊課程授課講義。

陳德軒(2022)・醫療器材法規介紹與案例分享・於 2022 年 3 月 12 日亞東醫院人體試驗研究倫理講習班視訊課程授課講義。

張濱璿(2022)・醫療大數據應用的法律議題及倫理思考・於 2022 年 3 月 12 日亞東醫院人體試驗研究倫理講習班視訊課程授課講義。

陳肇文(2022)・研究人員之角色職責及利益衝突，執行臨床試驗經驗分享-以試驗主持人之角度・於 2022 年 3 月 12 日亞東醫院人體試驗研究倫理講習班視訊課程授課講義。

郭英調(2012)・人體研究法的衝擊與因應・*澄清醫護管理雜誌，8*(4)，4-8。

盧美秀、黃仲毅(2002)・人類基因科技之倫理與法律爭議・*護理雜誌，49*(6)，5-11。

俞松良(2012)·臺灣癌症研究現狀·*臺大校友*，81，6-9。

時國銘(2001)·人體試驗之國際倫理規範：歷史的考察·*應用倫理研究通訊*，19，12-21。

Aitken, M. (2011). *The global use of medicines: Outlook through 2015*. IMS Institute for Healthcare Informatics.

International Council of Nurses (2021). *The ICN code of ethics for nurses*. Geneva: International Council of Nurses. www.icn.ch

Emanuel, E. J., Crouch, R. A., Grady, C., Lie, R., Miller, F. G., & Wendler, D. (Eds.) (2008). *The oxford textbook of clinical research ethics*. Oxford University Press.

Emanuel, E. J., Wendler, D., & Grady, C. (2000). What makes clinical research ethical? *Journal of the American Medical Association, 283*(20), 2701-2711.

Fry, S. T., Veatch, R. M., & Taylor, C. (2011). *Case studies in nursing ethics* (4th Eds). Jones & Bartlett Learning.

National Institutes of Health (2012). *Definition of clinical trial*.
http://www.nichd.nih.gov/health/clinical-research/aboutclinical trials.cfm

Rawls, J. (2001). *Justice as fairness: A restatement*. Harvard University Press.

U.S. Department of Health and Human Services (2010). *Clinical trials and CAM*.
http://nccih.nih.gov/sites/nccam.nin.gov/files/clinicaltrials.pdf

VedelØ, T. W., & Lomborg, K. (2010). Reported challenges in nurse-led randomized controlled trials: An integrative review of the literature. *Scandinavian Journal of Caring Sciences, 25*, 194-200.

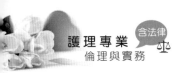

———— MEMO ————

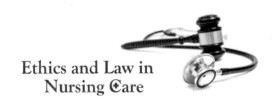

Ethics and Law in
Nursing Care

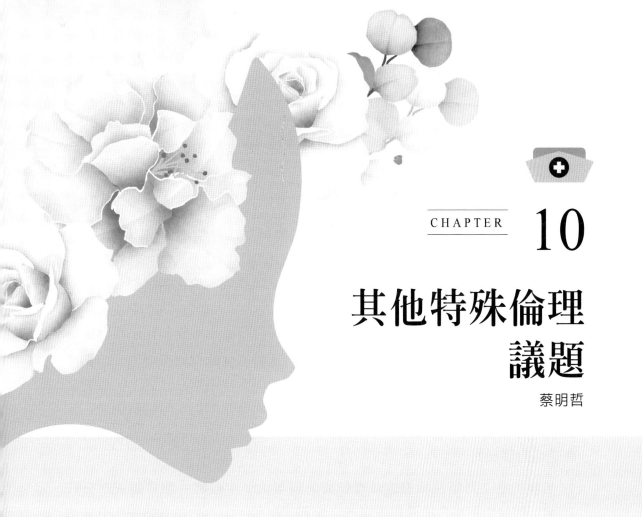

其他特殊倫理議題

蔡明哲

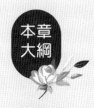

學習目標

- 瞭解器官移植衍生的醫護倫理價值和原則的衝突點
- 瞭解醫護同仁相對於個案家屬間涉及器官移植的觀點與矛盾
- 瞭解可能器捐者其知情同意的執行方式
- 瞭解如何落實公平正義原則於等候器官移植的個案
- 瞭解守密原則的實踐於照顧 HIV 感染個案中
- 瞭解愛滋病匿名篩檢的倫理困境
- 討論醫護人員是否有權選擇迴避照顧 HIV 感染個案
- 瞭解強制檢測 HIV 的適用對象與醫療權獨大之衝突

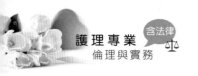

10-1 器官移植與器官捐贈議題

　　1954 年人類首次成功地完成了腎臟移植手術，隨著免疫抑制劑的問世，異體間移植的成功率也大為提高。由於器官（大愛）捐贈的來源不足，等候移植病人在因等不到屍體（大愛）器官捐贈轉為活體親屬的捐贈來源，從 1990 年代大為流行，其中舉凡器官捐贈本身所涉及的諸多倫理、法律、社會等錯綜複雜的醫療照護議題，便顯得日益多元與重要，值得醫護同仁做探討與學習。

　　由於移植器官可來自屍體或活體捐贈，故移植醫學實務工作中所碰觸之「死亡判定」、「器官勸募、捐贈與取得」、「活體器官的捐贈與取得」、「捐贈者或代理決定之知情同意」、「器官之分配系統與等待名單之建立」、「個別個案之選擇與標準之設置」、「付費之器官捐贈與商業化問題」等相關議題，皆挑戰了醫學倫理建構於行善、不傷害、個案自主、公平的原則。有關器官捐贈之名詞解釋如下：

1. 活體捐贈：乃指法律規定身體健康的成年人，可以將一顆腎臟或部分肝臟，捐給血型相合之五親等以內之血親或配偶。由於捐贈者的手術有其風險性，故捐贈過程需經審慎醫學專業評估（配偶是指與捐贈者生有子女或結婚二年以上者，但結婚滿一年後，始經醫師診斷罹患移植適應症者，不在此限。至於有特殊急迫情形，經由醫師與衛福部相關委員會審慎評估，則可例外捐贈部分肝臟於五親等以內之姻親，但須受上述相同之限制，及未滿十八歲之未成年人須經法定代理人書面同意）。

2. 屍體捐贈：依據《人體器官移植條例》第 4 條規定，醫師自屍體摘取器官施行移植手術，必須在器官捐贈者經其診治醫師判定個案腦幹死或心臟死後為之。

3. 腦死判定：指陷入昏迷，其昏迷指數為 5 或小於 5 之深度昏迷，且須依賴人工呼吸器維持呼吸之病人，又其昏迷原因已經確定經確認腦部結構損壞已無法復原者。腦死判定程序上，應進行二次完全相同之判定性腦幹功能測試，且二次判定性腦幹功能測試應相隔至少四小時。在我國領有神經科或神經外科專科醫師證書者，或已完成腦死判定訓練課程，並取得腦死判定資格證書之麻醉科、內科、外科、急診醫學科醫師，才具有腦死判定之

資格。上述腦死判定，應由具前述資格之醫師二人共同為之；其中一人宜為富有經驗之資深醫師。

從倫理的自主原則來看，我國目前是採取讓民眾自由選擇同意器官捐贈之立法（稱為Opt-in law）；相較於有些國家的法律，則是規定所有國民於死亡後，身上的器官依法可以成為器官移植的來源，除非該位國民於生前簽立拒絕器官捐贈書（稱為Opt-out law），施行此種法律的國家，包括西班牙、拉脫維亞、奧地利、比利時、法國、義大利、芬蘭、匈牙利、丹麥、波蘭、瑞典、以色列、盧森堡、斯洛伐克、希臘、保加利亞與新加坡等國。

一般而言，採用Opt-out law的國家，其器官捐贈風氣較盛，西班牙有全世界最高的器官捐贈率（每百萬人有34位器官捐贈者，臺灣僅有4位），新加坡的Opt-out law僅僅適用於腎臟，其他器官的移植，如心臟、肝臟仍然極度缺乏；在美國，有所謂required request的法律，亦即個案在醫院臨終時，醫院的醫護人員依法必須向家屬提出器官捐贈之建議，該法令的施行，使賓州的器官捐贈率增加40%，而美國各州的汽車駕駛執照反面，可以填寫器官捐贈同意書，此同意書具有法律效力；臺灣的器官捐贈卡（包括器官捐贈意願放入健保IC卡）則是具有宣導及宣示的作用。我國器官捐贈尊重個人自主權之行使，故器官勸募的風氣相對顯得重要許多，才能緩解龐大等待移植個案需求，這當中所衍生的諸多問題與困境，也成為醫護同仁值得反思的課題。

我國器官捐贈流程如圖 10-1。圖 10-1 中，移植醫院與非移植醫院無差別，病人入住急診室／加護病房，維持瀕臨腦死病人的生命徵象與器官功能。於第一次腦死判定後，始聯絡該院或是他院的器官移植小組，進行器官分配；而非疾病死的病人，須聯絡檢察官與法醫相驗核准；第二次腦死判定通過，視同腦幹死，才能入手術室摘除器官。

 倫|理|心|思|維

　　自一個健康的活體上摘取器官，勢必違反不傷害原則。然而，這個行為的價值究竟為何？捐贈者需承擔一定的風險，但權衡捐贈與受贈兩位個體的生命價值，即是我們所面臨的難題，主要在於「不傷害原則」和「行善原則」之間的衝突：我們該如何權衡其中之風險與利益？對捐贈者而言，「救人一命」是否真能滿足單純心理上的善念？而捐贈者是否須忍受手術所帶來的不良後遺症？

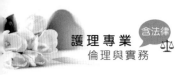

護理專業　含法律
倫理與實務

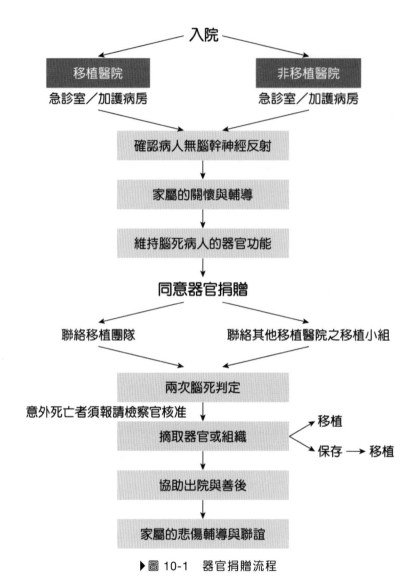

▶圖 10-1　器官捐贈流程

　　就「個案自主原則」而言，活體捐贈器官是一自決的行為，如何確保這
個決定過程是在完全自由且資訊透明的情況下進行？以逆向角度思考捐贈者
做出決定時的「自主空間」為何？活體捐贈者能否有自主權利，拒絕做為活
體捐贈者，去救治兄弟、子女、父母的生命？受贈者的移植醫療團隊殷切盼
望，是否會對捐贈者決策過程中造成直接與間接的壓力？就「資訊透明」的
前提而言，當一位潛在的活體捐贈者知道親人生命垂危時，如何確保他
（她）可以完全瞭解和吸收所告知的大量透明資訊？潛在的活體捐贈者當下
為了救親人，而缺乏客觀地考慮身、心理承受手術與術後的健康風險？萬一

發生不樂見的情況，我們的確要反思，捐贈者究竟「知情同意」了什麼？於是乎介於「渴望獲取器官以進行重要的治療」與「維護個人的選擇與自由」兩者之間便存在某種程度的張力。故此時如何提供個案及其家屬在身、心、靈的全人、全家和全程的關懷與輔導，是所有醫療成員應善盡的職責。

不論是活體捐贈者或是大愛捐贈的家庭，應提供隱蔽安靜的空間讓捐贈者或家屬思考，並適時給予關懷與支持，提供明確與清楚的捐贈內容或是限制，尊重捐贈者或是家屬的意願，能有選擇捐贈或不捐贈器官的權利。器官勸募團隊與器官移植團隊介入時，多半是臨床照顧的護理師、器官捐贈移植協調師、器官移植專科護理師與介入評估的社工師，對於移植醫學上個別倫理原則的堅持與行使，需要完整的為捐贈者與受贈者之間進行思考論述，在面對臨床實務時，才能得心應手。

一、器官分配的問題（器官分配原則通指在屍體（大愛）捐贈）

就「公平原則」而言，捐贈器官是否應為「無償」？現今大部分國家捐贈器官都採無償，此種做法是為了能夠保障一個社會不至落入器官交易，而威脅到公平正義原則。我國現行政策是由臺灣財團法人器官捐贈移植登錄中心，依照相關法源進行各器官的分配與分享，救助等待器官移植的病人與家庭。器官捐贈家庭無法獲得任何實質的好處，據此確保公平與正義原則。

二、活體捐贈者自主權利成為活體捐贈者

根據醫學文獻指出，約有 80%接受移植的成人和兒童，在肝臟移植手術一年後，受贈者的狀況大致良好，而約有 10~25%的捐贈者，則是在術後發生少部分的併發症風險，但不影響其生活品質。此外，有許多研究發現，活體肝臟捐贈者的生活品質，在術後的身體能力會大幅下降，並於生理構面最為顯著；第 1、3 個月明顯變差，第 6 個月時身體機能則無顯著變差。

美國研究分析肝臟捐贈者的生活品質測量(SF-36)[1]，發現活體肝臟捐贈者比起美國標準人口的生活品質，均有顯著提高。器官捐贈前，他（她）們都

---

[1] SF-36 量表：為多面向的健康狀況量表，源自 The Medical Outcomes Study 的健康狀況問卷。其包含八種健康概念：身體功能、因身體健康問題導致的角色限制、身體疼痛、整體精神健康狀況、活力狀況、社會功能、健康自覺狀況與情緒導致的角色限制。

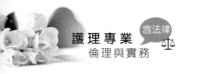

是健康的個體，無需進行特別的醫療。特殊個案在擔心、焦慮或是恐懼，甚至因特定家庭因素（酒癮或家暴）當面對受贈者生命與健康的危險，捐贈者能自主選擇自由捐贈，或是拒絕捐贈。這是否將危害捐贈行為的自主性以及醫學倫理的行善原則？

因此，我們應該可以認定，捐贈器官本身是一種「利益持中」的行為，它應該是「無償」，但也不應從中獲利。活體捐贈者所關注的焦點是捐贈自主權利的選擇，當捐贈者的心理有嚴重困擾或問題，應如何協助或是協調處理，是必須重視的課題。

三、補償與商業性質的兩難

器官捐贈是否應有報酬，是一個倫理困境。事實上，它是一種受法律與道德規範制約的狀況；就功利主義的觀點而言，一個物品必須要發揮它最大的利益，在器官捐贈的例子中，受贈者的最佳利益是要獲得最適合的器官。因此，透過個人捐贈行為來獲得器官，並無法保證一定能發揮最大的效用，所以透過國家機制的集體運作募得器官，或許多少可以稍微平衡與合理化對捐贈者的補償和報酬。

我國現行法律規定，器官捐贈是無條件且無償之捐贈，且捐贈器官相關之醫療及住院費用，是由全民健保給付，捐贈者家屬不需要額外負擔費用。但為表達對捐贈者之感念，摘取器官之後，目前多數醫院會提供新臺幣 15 萬元不等額度之喪葬補助費給捐贈者家屬。家屬同意器官捐贈後到摘取器官前，若捐贈者心跳停止，無法摘取器官時，亦可僅捐贈組織。

法律面面觀

關於器官捐贈者的補償與報酬，人體器官移植條例有相關規定：
第 12 條： 提供移植之器官，應以無償捐贈方式為之。
第 15 條： 捐贈器官供移植之死者親屬，直轄市或縣（市）政府得予表揚。其家境清寒者，並得酌予補助其喪葬費。

違反第 12 條規定者，處新臺幣九萬元以上四十五萬元以下罰鍰，但針對第 15 條規定並無違反之罰則。

捐贈與受贈雙方之關係，捐贈與受贈雙方資料必須保密，避免當事人不必要的困擾。除非家屬同意，醫院不應將該項捐贈的消息主動發布給新聞媒體。目前我國在醫院內的專業社工師，通常是擔任「捐」與「受」雙方的聯繫者，負責傳遞關懷。

10-2　HIV 感染個案醫學倫理的議題

 影片分享 ▶　

▶ 別再叫我外籍新娘

出品：公共電視台，2007

導演：梁修身

主演：宋達民、梁修治、王玨

劇情：

　　本片從 4 個新移民家庭的故事切入，敘述新移民女性感染愛滋病的倫理議題。戲中羅真真是一位單身女性，脾氣不好，因為未婚，所以和開修車廠的弟弟羅鎮東和弟弟的朋友蕭耀華同住一起。

　　羅鎮東和蕭耀華從小一起長大，也都遲遲不婚，真真的觀念很傳統，一直希望他們可以結婚，完成傳宗接代的任務，兩個男人因為受不了真真給的壓力，和另外兩位朋友相偕到越南找老婆。但是，鎮東在婚後偶然發現自己染上愛滋病，整天借酒澆愁，而鎮東的老婆－秀珠，也發現自己被傳染了愛滋病，除了擔心自己，更加擔心的是腹中胎兒。秀珠在生產後，又面臨醫療照護治療問題及腹中的胎兒被傳染了愛滋病的命運，鎮東也因為罹患愛滋病的事被社區居民知曉，而被鄰居排擠。

　　依現行人類免疫缺乏病毒傳染防治及感染者權益保障條例，有關外籍人士染患愛滋病的部分，如果是經由臺灣配偶或在臺醫療過程中被感染愛滋，只要能夠提出證明，是得以留在臺灣居住，且依現行人類免疫缺乏病毒感染者治療費用補助辦法，就能得到應有的醫療照護。戲中鎮東感染了愛滋，傳染給越南妻子「秀珠」，有別於南風的悲情下場，戲裡的秀珠處境和現行的條例互相呼應，她思慮該如何做才能避免傳染給下一代？她才不必和病夫幼兒生離死別，自己也才更有機會活下來。「秀珠」代表的是一種希望，也是法律更靠近人情的體現。

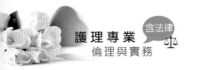

討論提綱：

1. 若您是照顧秀珠生產時的醫護人員，您會擔心嗎？您可以拒絕照護這位產婦嗎？

2. 若只有秀珠被診斷出愛滋病，而秀珠要求不要告知家屬（尤其是配偶）時，您認為應如何處理？

3. 若秀珠被診斷出愛滋病，而秀珠想要讓腹中胎兒在沒有感染人類免疫缺乏病毒的情況下，能夠順利平安生產，您認為應如何解釋？現行的醫療處理原則為何？

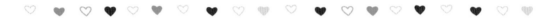

一、愛滋病概述

（一）流行病學

後天免疫缺乏症候群(acquired immunodeficiency syndrome)，又稱為愛滋病(AIDS)，是感染人類免疫缺乏病毒(human immunodeficiency virus, HIV)所引發的傳染病；其主要傳染途徑，包括性行為、血液及體液接觸暴露（如共用針頭、輸血等），以及母子垂直感染。HIV 透過破壞免疫系統，引起各種 HIV 感染相關的伺機性感染(opportunistic infections)，包含病毒、原蟲、細菌或黴菌等與罹患特殊惡性腫瘤，最後造成死亡。

我國愛滋病流行至今，在政府與民間團體、國內醫藥衛生專家全力投入防治工作下，累積至 2024 年 2 月底，已通報 46,063 名感染者（本國籍 44,420 名，占 96.43%），其中 8,576 位感染者死亡。依通報病例之危險因子分析，藉由男男間不安全性行為者，占 67.33%、異性間不安全行為占 15.06%，另外，注射藥癮者則占 16.17%，總計不安全性行為感染比率超過 9 成。分析其中問題，可能原因為社會氛圍仍存在對於性傳染病之不友善或歧視，進而使有風險行為的民眾，怯於接受篩檢或預防性投藥（暴露後預防性投藥(post-exposure prophylaxis, PEP)和暴露前預防性投藥(pre-exposure prophylaxis, PrEP)），同時藥物濫用造成不安全性行為(chemosex)感染人數增加等。因此，顯示我國愛滋病從預防與治療兩個面向的挑戰，一定要隨多元社會演變的角度去做規劃與應對。

（二）治療

高效能抗愛滋病毒治療(highly active antiretroviral therapy, HAART; combination antiretroviral therapy, cART)，俗稱「雞尾酒療法」，其組合至少三種抗愛滋病毒藥物，以達到有效控制 HIV 感染者的血漿病毒量(plasma HIV RNA load, PVL)、提高 CD4 淋巴球數，大幅降低病人發生 HIV 感染相關的伺機性感染、腫瘤與死亡風險，並且減少 HIV 的傳播。臺灣是全世界少數給予愛滋病感染者實施健保免部分負擔醫療費用的國家，其沿革見表 10-1。

▶表 10-1 我國愛滋病治療沿革

年份與日期	內容
1988 年	政府以預算提供感染者免費藥物治療
1997 年 4 月	正式在臺灣免費提供感染者使用雞尾酒療法
1998 年	由健保署依重大傷病給付
2005 年 2 月	修訂《後天免疫缺乏症候群防治條例》，愛滋相關醫療費用轉由公務預算支應
2012 年 6 月 1 日	實施「抗人類免疫缺乏病毒藥品處方使用規範」方案，使用規範也隨著新的藥物引進，參考國際幾個重要的治療指引和國內預算及藥價調整情形，逐年更新
2017 年 2 月 4 日	• 依現行《人類免疫缺乏病毒感染者治療費用補助辦法》於感染者服藥 2 年後，醫療費用回歸健保給付，保障有戶籍國民。另也對受我國籍配偶感染和醫療過程中感染之外籍（含大陸地區、香港、澳門）配偶、含在臺灣地區合法居留之我國無戶籍國民，提供相關感染治療及定期檢查、檢驗必要醫療給付。 • 倘若不符合補助辦法之對象（如在臺工作之外籍人士），其開始服藥 2 年內應自費就醫，2 年後若符合健保給付資格，則由健保基金支付（部分負擔應自行支付）
2019 年 10 月 1 日	為兼顧感染者醫療品質及撙節醫療費用，修正《抗人類免疫缺乏病毒藥品處方使用規範》，調降處方前專業審查界限為 13,200 元／月

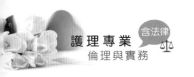
如今隨著各類新型抗 HIV 藥物相繼問世，HIV 感染者的存活率大為提升，已不再被視為 20 世紀的黑死病，目前多數個案平均有 20 年以上的存活時間，愛滋病儼然轉變為一慢性疾病。當前愛滋病防治需要全新思維，尤其感染者的安全性行為與醫療照護是必須正視的問題。為增加 HIV 感染者之醫療可近性，指定醫院家數自 2016 年 62 家，增加至 2024 年 87 家；指定藥局由 1 家增加至 108 家，並新增 3 家指定診所，提供感染者免費醫療與完整照護，同時加強伴侶服務，以期早期發現、早期治療。

（三）防治

依據美國疾病管制中心(CDC)分析，透過感染者診斷後立即連結至醫療體系就醫(Linkage to HIVcare)，縮短個案預約就診時間，尤其是能立即在 7 天內讓感染者開始接受愛滋藥物治療，是有效降低愛滋傳染風險的重要關鍵。目前 HIV 感染如同其他慢性病，如糖尿病、高血壓般可服藥控制，若維持良好的免疫力，可減少發病及死亡風險，且感染者如穩定服藥，使體內達到血液中測不到病毒量(<200 copies/ml)之狀態，即不會藉由性行為傳播 HIV (undetectable = untransmittable)，因此，好的預防策略即為建立個案管理服務計畫及個案管理師角色，公衛人員應與指定醫事機構個案管理師合作，使病人於醫療體系中持續就醫、穩定服藥，維持病毒量測不到之狀態。

目前我國的愛滋防治工作，首重愛滋病的防治教育，應落實往下紮根策略，透過醫療人員的觀念再認知與更新、廣大民眾自身的覺醒與同儕團體的影響力，我國 HIV 感染才能進一步有效地控制。服務 HIV 感染者或進行重點族群愛滋防治工作，若僅仰賴政府單位或醫療機構將難以達成，且可能因為服務時間固定、服務人員的文化敏感度受限，常常未能達成預期成果。

國內共計約有 19 家愛滋民間團體，服務範圍包括愛滋與性傳染病預防宣導、篩檢諮詢服務、個案輔導、權益保障、處遇服務等。其中，中華民國臺灣懷愛協會、中華民國愛滋感染者權益促進會、臺灣關愛之家協會、臺灣露德協會、臺灣紅絲帶基金會等團體組成修法聯盟，提供國內愛滋相關民間團體長期介入協助服務 HIV 感染者。

協助 HIV 感染者、HIV 陽性帶原者與愛滋病個案，涉及了複雜的醫療法律及醫學倫理的議題，從公共衛生角度，乃至於個案個人之就業、就醫時的權利與醫療保險給付等問題，都考驗著我國政府與人民的應對方式。

二、愛滋病人之隱私和倫理問題

（一）愛滋零歧視

　　愛滋病突顯出了一般大眾對於理想人權（平等、尊重、反歧視）和現實的人權狀況間的拉鋸。我國於民間團體提出的需求與支持，鬆綁 HIV 感染者互捐器官之規定，於 2018 年 6 月 13 日公布修正條文：「鑑於醫療科技進步，感染者之生存年限大幅延長，與一般民眾一樣都可能發生需接受器官移植的時機，為顧及 HIV 感染者接受器官移植之需要，在不增加國內感染者人數，且間接減少一般等待器官移植需求者等候時間，同時兼顧公平、倫理及人權之原則下，病毒控制穩定之 HIV 感染者，得以書面同意接受使用人類免疫缺乏病毒陽性之器官，並配合免除該陽性器官捐贈者相關罰責」。此規定領先東亞，在兼顧公平、倫理以及人權原則之下，開放愛滋器官互捐，為我國愛滋防治寫下重要里程碑。

　　社會大眾對 HIV 感染認知仍不足，疾病汙名化(stigmatization)及歧視之問題仍存在，當前臺灣社會的 HIV 感染者和其家人、朋友可能因此遭受著不同程度的歧視和社會上的排斥，生活處處受到影響，許多人失去工作，並且被拒絕居住、受教育，甚至醫療照顧。根據臺灣露德協會公布 2021 年臺灣HIV 感染者生活現況調查，發現 54.7%擔心身分曝光被差別對待、39.0%不敢告知醫護感染身分、25.7%因為表明疾病身分而被醫護人員拒絕服務（臺灣露德協會，2022），遂造成感染者就醫的心病。由上述資料來解讀，「隱私」是感染者最關心的課題。依據世界衛生組織針對愛滋防治為減少愛滋疫情之傳播，聯合國愛滋規劃署(UNAIDS)於 2014 年提出「Fast Track:Endingthe AIDS epidemicby 2030」報告，以於 2030 年前終結愛滋疫情為努力目標，設定了 2 階段的里程碑，第一階段為於 2020 年前達成「90-90-90」目標，包括提高感染者知道自己感染狀態之比率達 90%、感染者有服藥比率達 90%及服藥之感染者病毒量檢測不到之比率 90%，減少新增感染 HIV 人數至 50 萬人及達成零歧視目標；第二階段為於 2030 年前，將上述 3 個目標提升至 95%，即「95-95-95」目標，減少新增感染 HIV 人數至 20 萬人及維持零歧視目標。

　　依據臺灣愛滋病學會及臺灣愛滋病護理學會於 2020 年「愛滋認知網路調查」結果顯示，有多達 5 成民眾對於愛滋仍存有負面印象，有 4 成民眾對感染者有錯誤的認知或負面想法，顯見社會大眾對於愛滋的歧視與汙名仍然存

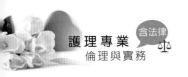

在。UNAIDS 指出，外界對於 HIV 感染者的歧視與疾病的污名，仍是目前愛滋防治工作中最關鍵的阻礙，可能導致 HIV 感染者不願意出來接受篩檢或接受治療，進而影響防疫成效。此外，民眾對於 HIV 感染認知仍不足，且風險知覺偏低，進而導致沒有動機或沒有意識到自己有愛滋篩檢之需要，延遲就醫，影響健康狀況。希望醫護同仁與社會大眾給予感染者友善對待，正視感染者的困擾心理，才能排除順從就醫的阻礙。

（二）愛滋病人隱私之保護

臨床上醫護同仁針對病人隱私之保護，應依照一定步驟進行告知程序：

1. 告知前的評估與準備：首先針對家屬的背景與接受愛滋病的意願進行瞭解，同時評估家屬慣用的語言（母語）及平常溝通的方式、其所處之社經背景、包容接受程度、對於疾病與死亡的看法或感受；盡可能提供足夠的資訊及充分對談，盡量於適切安靜、又具隱私之會談環境下進行告知。

2. 與家屬進行溝通時要運用同理心，以詳細、誠懇的關懷態度去回應家屬，一方面協助家屬處理可能伴隨的負面情緒並接受其行為反應，同時建立醫護人員與家屬間的共識與互信基礎。

3. 告知過程的內容，應包括目前所提供的醫療處置及後續的治療協助轉介管道。

4. 告知後要確認家屬及個案對所提供資訊的瞭解程度，並記錄會談內容，持續追蹤。

（三）反思與實踐

依據現行《人類免疫缺乏病毒傳染防治及感染者權益保障條例》及其相關規定，其中重點需要醫護同仁重視：

1. 醫事人員或警消遭意外針扎、體液及血液暴露或咬傷時，可不需對方同意，立即採樣進行 HIV 檢測。此條例是考量醫療的必要性或急迫性，有感染疑慮時，無需取得對方同意，可立即採集檢體進行 HIV 檢測；有利於醫事人員、警消等因執行業務，意外暴露 HIV 時的預防性投藥(occupational post exposure prophylaxis, oPEP)及後續治療等相關醫療處置。意即當發生意外暴露事件時，應盡快協助暴露者在 24 小時內就醫，使得有需要者能在暴露後 72 小時內給予預防性投藥。

但實務上恐怕很容易產生倫理與法律的衝突與爭議；針對此臨床倫理情境，譬如是哪類人不需要告知即可強制檢測 HIV？是無行為能力的昏迷個案？還是醫護、警消人員自行認定的「疑似」感染者？引用條例規範，對受檢查人意識不清無法表達意願、新生兒之生母不詳，以及未成年人未能取得法定代理人之即時同意，經本人同意，因醫療之必要性或急迫性，醫事人員得採集檢體進行人類免疫缺乏病毒感染檢測。從防疫觀點與個人醫療人權之衝突點去論述，相當值得醫護同仁從不同臨床情境去反思探討。

2. 為預防母子垂直感染發生，孕產婦及早獲得醫療照護，且降低胎兒暴露於感染 HIV 之風險，在 HIV 感染之通報定義，將愛滋初篩陽性孕婦，列入疑似法定傳染病通報及追蹤管理對象，及早介入防治。我國自 2005 年開始推展愛滋母子垂直感染防治策略，以篩檢、醫療及照護等三方面，建構母子垂直感染防疫網，以杜絕愛滋母子垂直感染。每年約提供 20 萬名孕婦免費愛滋篩檢服務，接受篩檢比例達 99%以上，母子垂直感染防治成效良好，近 4 年僅 2017 年及 2019 年各有 1 例母子垂直感染個案，符合世界衛生組織對於消除愛滋母子垂直感染之結果指標，包括每十萬名活產新生兒小於 50 位感染個案（我國為 0.5 位）、母乳哺餵族群中母子垂直感染率低於 5%，或是非母乳哺餵族群中，母子垂直感染率低於 2%（我國為0.0005%）。

　　2008 年起，針對疑似感染新生兒於出生後一定時程內，提供預防性抗病毒藥物治療及母乳替代品以減少感染風險，且由各縣市衛生局定期追蹤採檢及監控服藥，以確保感染 HIV 孕婦所生之嬰幼兒免於母子垂直感染，獲得適當之醫療照護。

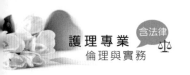
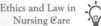
▶ 問題討論

1. 可能器官捐贈者的知情同意與拒絕捐贈之權利，醫護人員如何協助確保？其倫理考量為何？

2. 器官可否買賣？捐贈者或家屬可否接受某種程度經濟或財務上的補償？

3. 如何選擇器官接受者？排隊或是抽籤？醫療的急迫程度、移植的成功率、接受者的身分地位等因素是否可列入考量？

4. 醫護人員是否有權利拒絕對愛滋病毒感染者提供醫療服務？其專業倫理考量為何？

5. 醫護人員的守密義務與法律規範有牴觸時，如何應對？

6. 法定代理人執行同意 DNR 簽署於愛滋個案的實務工作上，可能會遭逢哪些倫理困境？

7. 「醫事人員意外遭針扎、體液及血液暴露或咬傷時，可不經對方同意，逕行採樣檢體進行愛滋病毒檢測」，您是否同意？有何倫理法律上的考量？

▶ 參考資料

Ethics and Law in
Nursing Care

中華民國器官捐贈協會（無日期）・*認識器捐*。http://www.organ.org.tw/obook/owhatis.htm

台灣露德協會（2022，1 月 25 日）・*2021 年台灣愛滋感染者生活品質暨生活現況調查初步結果*。https://www.lourdes.org.tw/OnePage_List.aspx?tid=297&id=5115

台灣愛滋病學會(2020)・*愛滋病檢驗及治療指引第六版*。
　　http://www.aids-care.org.tw/journal/treatment.php

蔡甫昌(2005)・器官移植的倫理議題（一）移植醫學的發展・*健康世界*，350。

蔡甫昌(2005)・器官移植的倫理議題（二）世界醫學會「人體器官組織捐贈及移植聲明」・*健康世界*，351。

衛生福利部疾病管制署(2021)・*2030 年消除愛滋第一期計畫*。
　　https://www.cdc.gov.tw/File/Get/8GbdoTI8KM0XEd0pLRoZyg

衛生福利部疾病管制署(2021)・*愛滋病防治工作手冊*。
　　https://www.cdc.gov.tw/InfectionReport/Info/SVtdjRgESOT_EwbAhjIJ4g?infoId=gsYxKbLQ8k4f1q2qIS55BQ

Gateau, V. (2010). Don d'organe, un casse-tête éthique. *Sciences Humaines, 216*(6), 10-10.

World Medical Association. (2000).*WMA statementon human organ donationand transplantation*. http://www.wma.net/en/ 30publications/10policies/t7/

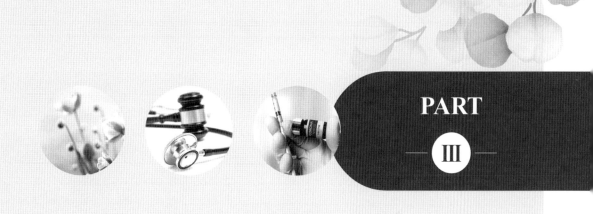

PART

III

護理執業的法律
相關問題

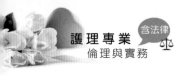

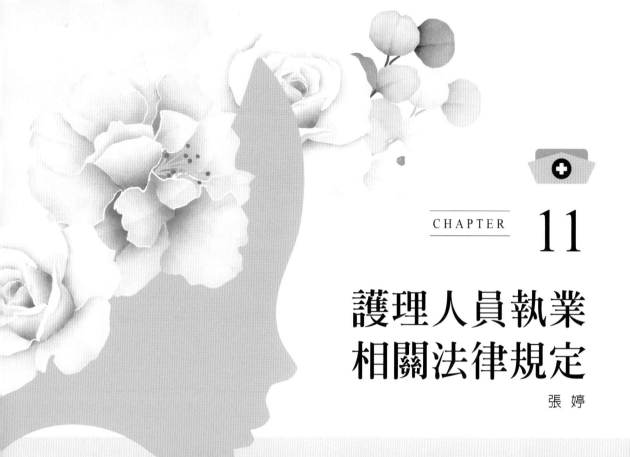

CHAPTER 11

護理人員執業
相關法律規定

張 婷

本章大綱

11-1　護理助產人員的資格與業務
11-2　護理人員的法定權利與義務
11-3　設置護理機構的法律規定

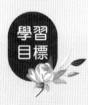
學習目標

- 瞭解護理人員執業法律規定，包含資格與業務
- 探討護理人員任職場域之多元性，包含醫療機構、護理機構、精神復健機構、各級學校與長期照顧服務機構等
- 瞭解護理人員之法定權利與義務
- 瞭解護理人員面對高科技與高齡化之衝擊與挑戰

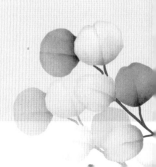

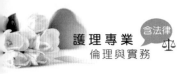
前 言

　　本章論述對象為醫事人員中之護理人員，內容涉及護理人員執業的法律規定，包含其資格與業務。再者，護理人員之任職場域趨向多元，包含醫療機構、護理機構、精神復健機構、各級學校與長期照顧服務機構等。本章亦針對護理人員之法定權利與義務加以說明，在因應高科技與高齡化的外在環境變遷下，本章期許與勉勵護理人員勇於面對衝擊與挑戰。

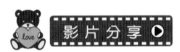

♥ ♡ ♥ ♡ ♥ ♡ ♥ ♥ ♥ ♡ ♥ ♡ ♥

▶ 影片名稱：Florence Nightingale

導演：Daryl Duke

劇情：

　　弗羅倫斯‧南丁格爾(Florence Nightingale)有提燈女士(the lady with the lamp)之稱，出生名門望族。本影片敘述弗羅倫斯‧南丁格爾不平凡的一生，生為女性在當時選擇與其他女性不同的人生道路，義無反顧地從事護理工作並親赴戰爭前線照顧病人。在 19~20 世紀期間，奠定現今護理理論教育之基礎，為護理學科之鼻祖，影響後世深遠。後世並以她的生日 5 月 12 日作為國際護師節，以茲紀念。

倫理議題討論分析：

　　本影片倫理議題為：人性尊嚴、自主意識、生涯抉擇、人道主義關懷、行善誠信。

討論提綱：

　　請就影片內容，討論如何找尋人生價值與定位、如何堅毅與不放棄地追尋人生目標、如何折衝平衡取捨之藝術、如何犧牲小我並完成大我，以及如何造福人類永續發展。

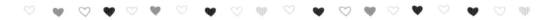

♡ ♥ ♡ ♥ ♡ ♥ ♥ ♡ ♥ ♥ ♡ ♥ ♡ ♥ ♥ ♡ ♥ ♡ ♥

11-1　護理助產人員的資格與業務

一、一般護理人員

　　以資格而言，依據「護理人員法」第 2 條規定，護理人員包含護理師與護士，並且皆屬於「醫療法」第 10 條所指之醫事人員。至於專科護理師，前提為護理師，係指完成專科護理師訓練，經衛生福利部甄審合格，請領專科護理師證書者而言（「護理人員法」第 7-1 條）。護理人員之積極資格為：為中華民國人民，經護理人員考試及格（或以檢覈方式進行），繳納證書費後領有經衛生福利部審核之護理人員證書（「護理人員法」第 1、3、4、5 條；「護理人員法施行細則」第 2 條），並向執業所在地直轄市、縣（市）主管機關申請執業登記，限於在 1 處醫療機構、護理機構或其他經衛生福利部認可之機構，領有執業執照，且每 6 年繼續教育後須將執業執照更新（「護理人員法」第 8、12、13 條），並加入所在地護理人員公會（「護理人員法」第 10 條）；護理人員之消極資格為：曾犯「肅清煙毒條例」、「麻醉藥品管理條例」、「毒品危害防制條例」之罪，經判刑確定或依「護理人員法」受廢止護理人員證書處分（「護理人員法」第 6 條）。

　　以業務而言，「護理人員法」第 24 條予以明定。共包含 4 類，分別為：健康問題之護理評估、預防保健之護理措施、護理指導及諮詢、醫療輔助行為。其中僅醫療輔助行為須在醫師指示下為之。所謂醫療輔助行為係指：「(1)輔助施行侵入性檢查；(2)輔助施行侵入性治療、處置；(3)輔助各項手術；(4)輔助分娩；(5)輔助施行放射線檢查、治療；(6)輔助施行化學治療；(7)輔助施行氧氣療法（含吸入療法）、光線療法；(8)輔助藥物之投與；(9)輔助心理、行為相關治療；(10)病人生命徵象之監測與評估；(11)其他經中央衛生主管機關認定之醫療輔助行為。」[1]。

　　專科護理師或接受專科護理師訓練之護理師，尚可在醫師監督下執行醫療業務。所謂醫師監督下執行醫療業務的範圍係指：

---

[1] 衛生福利部衛生福利法規檢索系統，行政院衛生署衛署醫字第 0900017655 號，https://mohwlaw.mohw.gov.tw/FINT/FINTQRY04.aspx?starDate=00000000&endDate=99991231&no=&n1=&n2=&kt=&kw=%E9%86%AB%E7%99%82%E8%BC%94%E5%8A%A9%E8%A1%8C%E7%82%BA&kw2=&kw3=&kw4=&valid=&type=etype_&RowNo=8，最後瀏覽日：2018 年 8 月 7 日。

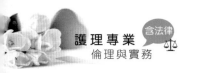

1. 涉及侵入人體者：(1)傷口處置；(2)管路處置；(3)檢查處置；(4)其他處置。

2. 未涉及侵入人體者：(1)預立特定醫療流程所需表單之代為開立；(2)檢驗、檢查之初步綜合判斷；(3)非侵入性醫療處置；(4)相關醫療諮詢[2]。

至於醫師監督下執行醫療業務的具體項目，包含有：

1. 涉及侵入人體者
   (1) 傷口處置：鼻部、口腔傷口填塞止血；表淺傷口清創；未及於肌肉及肌腱之表層傷口縫合；拆線。
   (2) 管路處置：初次胃管置入；nelaton 導管更換、灌洗或拔除；非初次胃造瘻(gastrostomy)管更換；非初次腸造瘻(enterostomy)管更換；非初次恥骨上膀胱造瘻(suprapublic cystostomy)管更換；胃造瘻(gastrostomy)管拔除；腸造瘻(enterostomy)管拔除；動靜脈雙腔導管拔除；penrose導管拔除；真空引流管(hemovac)拔除；真空球形引流管(vacuum ball)拔除；胸管(chest tube)拔除；肋膜腔、腹腔引流管拔除；周邊靜脈置入中央導管(PICC、PCVC)拔除；經皮腎造瘻術(percutaneous nephrostomy)引流管拔除；膀胱固定引流管(cystofix)拔除；周邊動脈導管(arterial line)置入及拔除。
   (3) 檢查處置：陰道擴張器（鴨嘴器）置入採集檢體。
   (4) 其他處置：心臟整流術(cardioversion)。

2. 未涉及侵入人體者
   (1) 預立特定醫療流程所需表單之代為開立：下列預立特定醫療流程表單之代為開立：入院許可單、治療處置醫囑、檢驗醫囑（含實驗室及影像）、藥物處方醫囑、會診單。
   (2) 檢驗、檢查之初步綜合判斷。
   (3) 非侵入性醫療處置：石膏固定、石膏拆除。
   (4) 相關醫療諮詢[3]。

---

[2] 「專科護理師於醫師監督下執行醫療業務辦法」第 3 條。
[3] 「專科護理師於醫師監督下執行醫療業務辦法」附表：專科護理師及訓練期間專科護理師執行監督下之醫療業務範圍及項目。

可見，無論係護理人員在醫師指示下所為之醫療輔助行為或專科護理師在醫師監督下所執行之醫療業務，目前皆採取正面表列方式予以明定，以茲依循。

二、社區衛生護理人員

目前，臺灣無社區衛生護理相關法令。臺灣護理學會作為臺灣專業護理學術團體，依據其「章程」第 6 條關於臺灣護理學會之任務之一即不排除訂定各科護理標準[4]。有鑒於此，臺灣護理學會於 2014 年 4 月 12 日第 30 屆第 11 次理監事聯席會議修訂「臺灣護理學會社區衛生護理師認證辦法」，以提升社區衛生照護能力，呼應該辦法第 1 條之宗旨[5]。

以資格而言，該辦法第 2、4、6 條規定，凡領有護理師證書，報名社區衛生護理師認證筆試前，具社區衛生護理臨床、教學或行政實務經驗 3 年（含）以上者且為臺灣護理學會活動會員（已繳交當年度會費），即具報考資格，筆試為 100 題選擇題，60 分（含）以上為及格，由臺灣護理學會主動寄發社區衛生護理師證書。

以業務而言，觀察「護理、社區專業團體共同聲明」護理人員於社區衛生護理之立場聲明，所提及的五點努力目標（1.全面提升具備學士學位及護理師資格；2.強化社區衛生護理各場域之民眾健康，承擔教育、研究以及管理的責任；3.推動社區衛生護理為進階的護理專業；4.加強學校教育、在職教育和專業認證，落實社區進階專業人才培育；5.倡議社區衛生護理相關法規，保障合理的職級、薪資與相關權益），可知其業務職掌與社區各場域之民眾的健康不無關係[6]。未來，隨著臺灣高齡化加劇，身心失能者長期照顧之需求迫切，無論選擇何種長照服務提供方式（「長期照顧服務法」第 9 條：居家式、社區式、機構住宿式等），社區衛生護理師之重要性已日益凸顯。

---

[4] 臺灣護理學會，臺灣護理學會章程（中華民國 109 年 9 月 5 日第 31 次修訂，內政部備查日期及文號：109.9.25 臺內團字第 1090052840 號），https://www.twna.org.tw/WebPad/WebPad.aspx?1x8jyHnXeNRbdvn5ROCf2g%3d%3d#mainContent，最後瀏覽日：2024 年 2 月 26 日。

[5] 臺灣護理學會，臺灣護理學會社區衛生護理師認證辦法，http://www.act.e-twna.org.tw/ExamWeb/ExamData/Exam_Law.aspx?t1d5unVxBcrKoXv131NB2M0qLdRAb5FBrJYzsMNB03M%3d，最後瀏覽日：2018 年 8 月 7 日。

[6] 臺灣社區衛生護理學會，【護理、社區專業團體共同聲明】護理人員於社區衛生護理之立場聲明，http://www.tchna.org/news-2.aspx?sn=55，最後瀏覽日：2018 年 8 月 7 日。

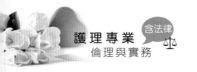
三、精神衛生護理人員

針對精神衛生領域，臺灣相關法令包含有：「精神衛生法」、「精神衛生法施行細則」與「精神衛生機構團體獎勵辦法」。中華民國精神衛生護理學會於2023年4月8日第11屆第6次理事會暨監事會聯席會議修訂「精神衛生護理師認證辦法」，以提升精神衛生照護能力，此為該辦法第1條之訂定目的[7]。

以資格而言，須領有護理師證書，目前從事精神衛生護理工作，報名精神衛生護理師認證前，具精神科臨床實務經驗3年（含）以上，同時為臺灣護理學會與中華民國精神衛生護理學會活動會員（已繳交當年度兩會常年會費），且具備以下條件之一：精神衛生護理碩士、通過臺灣護理學會個案報告、具醫院護理專業能力進階N2以上認證，認證方式為筆試考試，精神衛生護理師證書由兩學會（臺灣護理學會、中華民國精神衛生護理學會）聯名認證（「精神衛生護理師認證辦法」第2、4、6條）。

以業務而言，「精神衛生法」作為精神衛生領域之具法律位階的母法依據，精神衛生護理師之職掌難與「精神衛生法」第一條立法目的扞格。

易言之，精神衛生護理師之業務內容係圍繞以下四點進行：促進國民心理健康、預防及治療精神疾病、保障病人權益與支持、協助病人在社區生活。現代人身處身心壓力巨大之21世紀，自身精神狀態長期處於高度緊繃模式且自身難以察覺異樣，面對外表難以察覺之精神疾病，考驗精神衛生護理師之專業能力，此任務之艱鉅程度可想而知。

四、學校護理人員

護理人員除任職於醫療機構、護理機構外，在各級學校服務就讀與任職之師生，亦屬護理人員可選擇的就業機會之一。規範學校場域之衛生法令，包含有：「學校衛生法」與「學校衛生法施行細則」。依據「學校衛生法」第7條第1項規定，高級中等以下學校班級數未達40班者，應置護理人員1人，若40班以上，應置護理人員2人；同法第7條第2項規定，專科以上學校比照之。中華民國學校衛生護理學會（以下簡稱學會）與中華民國學校護理人員協進會（以下簡稱協進會）於2011年9月24~25日經理監事會通過並

---

7 社團法人中華民國精神衛生護理學會，精神衛生護理師認證辦法，https://www.psynurse.org.tw/license11.aspx，最後瀏覽日：2024年2月26日。

於 2012 年 12 月 12 日、2016 年 3 月 19 日修訂「學校護理人員認證辦法」，其宗旨為學生健康照護之品質提升與深化學校護理之專業分科發展[8]。依據「學校護理人員認證辦法」第 3 條，學校護理人員認證區分為三個階段：學校基礎護士／護理師（以下簡稱基礎）、學校進階護士／護理師（以下簡稱進階）與學校專科護士／護理師（以下簡稱專科）。

以資格而言，依據「學校護理人員認證辦法」第 4 條，基礎之資格為：本國護士或護理師、學校護理服務現職證明、學校護理人員基礎訓練 40 小時、學會或協進會會員。進階之資格為：基礎證明、從事學校護理相關工作至少 3 年、完成學校護理相關繼續教育 60 小時、學會及協進會會員。專科之資格為：進階證明、從事學校護理相關工作至少 5 年、完成學校衛生護理相關繼續教育 120 小時、學會及協進會會員、相關學校衛生護理專業之研究並發表、專業知能甄審。以業務而言，無論基礎、進階或專科，身為學校護理人員，其所提供之專業服務、關懷照護與學校師生的全人健康密切相關[9]。

易言之，學校護理人員對於學校師生之健康保護、健康維護與健康促進扮演關鍵角色[10]。學校護理人員所選擇之工作場域雖非醫療機構或護理機構，但不影響其專業能力之發揮，相反地，身處教育前線現場，其所肩負之衛生健康教育使命不容小覷。

五、助產人員

臺灣助產相關法令，包含有：「助產人員法」、「助產人員法施行細則」。依據「助產人員法」第 2 條，助產人員涵蓋助產師與助產士。以助產師而言，其積極考試資格係依據「助產人員法」第 3 條[11]，一旦考試及格，經請領後，由衛生福利部核發證書（「助產人員法」第 4、5、6 條）。

---

[8] 中華民國學校衛生護理學會，中華民國學校衛生護理學會暨中華民國學校護理人員協進會聯合學校護理人員認證辦法，https://www.schoolnurses.org.tw/bulletin/?sid=968，最後瀏覽日：2024 年 2 月 27 日。

[9] 楊靜昀 蔡國瑞 陳政友 劉秀枝 牛玉珍（2018 年 1 月），學校護理人員「織」於健康促進學校哲理與行動，學校衛生護理雜誌，第 26 期，頁 77-97。

[10] 中華民國學校衛生護理學會，學會簡介，http://www.acshn.org.tw/about.asp，最後瀏覽日：2018 年 8 月 8 日。

[11] 「助產人員法」第 3 條：「具有下列資格之一者，得應助產師考試：一、公立或立案之私立專科學校護理助產合訓科、大學或獨立學院助產學系或符合教育部採認規定之國外大學、獨立學院助產學系、組畢業，並經實習期滿成績及格，領有畢業證書者。二、領有護理師、護士或助產士證書，於公立或立案之私立大學、獨立學院助產研究所或符合教育部採認規定之國外大學、獨立學院助產研究所畢業，並經實習期滿成績及格，領有畢業證書者。公立或立案之私立高級醫事職業以上學校助產科、助產特科、護理助產合訓科畢業，並經實習期滿成績及格，領有畢業證書者，得應助產士考試。」

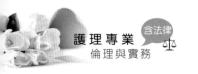
至於執業，則須向所在地直轄市、縣（市）主管機關申請在 1 處處所（所在地主管機關核准登記之助產機構、醫療機構、產後護理機構或其他經衛生福利部認可之機構）進行執業登記，領有執業執照，且每 6 年須辦理更新，並加入所在地助產人員公會（「助產人員法」第 9、11、12 條）。

至於助產人員之消極資格則係規定在「助產人員法」第 7 條[12]。以業務而言，係規定在「助產人員法」第 25 條，共包含有：接生、產前檢查及保健指導、產後檢查及保健指導、嬰兒保健指導、生育指導與其他經衛生福利部認定之項目。此外，當助產人員執行助產業務時，發現產婦、胎兒或新生兒有危急狀況，應立即聯絡醫師，並進行必要之急救（「助產人員法」第 26 條）。可見，助產人員執行業務時，與醫師之關係互動密切。

臺灣近年來，作為「五大皆空」之一的婦產科，面臨人力不足，但懷孕婦女仍較少選擇助產人員而係直接選擇婦產科醫師，其考慮因素不外乎為：陪產與接生之專業技術、設備、照護品質的刻板印象、全民健康保險制度、實施剖腹產機率偏高等[13]。故，面對此實況，助產人員與醫師之合作模式、助產人員融入社區之機制等，有待社會共同努力形成共識以進一步推展實施[14]。易言之，新時代下，助產人員專業功能發揮與跨域整合之思考脈絡，著實有其結合之必要性。

六、專科護理師

承前述，專科護理師之資格前提為護理師，須完成專科護理師訓練，並經衛生福利部甄審合格。甄審之依據為「專科護理師分科及甄審辦法」，該辦法第 2 條提及專科護理師之分科為內科、精神科、兒科、外科、婦產科、麻醉科或家庭科。一位完成專科護理師訓練且具備一定臨床護理師工作年資（該辦法第 3 條）者，即得參加甄審。該辦法第 11、15、16 條規定，甄審包

---

[12] 「助產人員法」第 7 條：「有下列情事之一者，不得充助產人員；其已充助產人員者，撤銷或廢止其助產人員證書：一、曾犯墮胎罪，經判刑確定。二、曾犯肅清煙毒條例或麻醉藥品管理條例之罪，經判刑確定。三、曾犯毒品危害防制條例之罪，經判刑確定。四、受撤銷或廢止助產人員考試及格。五、依本法受撤銷或廢止助產人員證書處分。」

[13] 吳思萱（2017 年 4 月），呼叫助產士：從臺灣醫療使用者角度探看助產士接生，婦研縱橫，第 106 期，頁 36-51；朱麗子（1997 年 12 月），助產士之角色功能與發展，助產雜誌，第 41 期，頁 5-14；邱明秀（1996 年 12 月），臺灣的助產士真是要步入歷史名詞嗎？，助產雜誌，第 40 期，頁 31-32。

[14] 郭素珍（2009 年 4 月），臺灣護理－助產業務的變革，護理雜誌，第 56 卷第 2 期，頁 75-80；邱宜令 周汎澔（2006 年 4 月），談臺灣助產專業及教育之沿革與未來展望，志為護理-慈濟護理雜誌，第 5 卷第 2 期，頁 65-70；邱明秀（1996 年 12 月），全民健保後助產業發展的回顧及展望，助產雜誌，第 40 期，頁 22-30。

括筆試、口試二階段，合格後，經向衛生福利部申請，由其發給專科護理師證書，並每 6 年進行更新[15]。

以業務而言，係規定在前述「專科護理師於醫師監督下執行醫療業務辦法」中。縱使當初採行專科護理師所考量的因素之一係鑒於臺灣醫師人力吃緊，已有研究指出除醫師需求外，專科護理師之職業發展亦不容忽視[16]。故，專科護理師之職場前景、業務職掌與責任劃分皆應獲得臺灣社會高度重視。

11-2　護理人員的法定權利與義務

一、護理人員的權利

護理人員任職於高風險場域，日日夜夜接觸生、老、病、死，以護理人員權利之一的工作權而言，護理人員係屬於醫療保健服務業，自 1998 年 7 月 1 日起適用「勞動基準法」，迄今已超過 20 年[17]。依據「勞動基準法」第 8 條規定，雇主應預防勞工職業災害，並應建立適當的工作環境。可見，雇主被賦予法定義務，提供安全無虞的工作環境；相反地，勞工亦有權利向雇主主張之[18]。

觀察臨床實務，曾進行以下案例討論，如：使護理人員曝光在感染、傳染人類免疫缺乏病毒未知之工作情境中[19]、護理人員身處急診室、洗腎室等使心生暴力危險、恐嚇、騷擾之恐懼中[20]、護理人員工時過長、輪班間隔過短或

[15] 黃淑芸　莊漢一　李詩應（2011 年 6 月），我國與日本護理人員法律之比較，醫事法學，第 18 卷第 1 期，頁 77-88。
[16] 李欣慈　胡文郁（2011 年 7 月），全球進階護理人員的發展：實施現況與瓶頸，臺灣醫學，第 15 卷第 4 期，頁 421-428。
[17] 勞動部勞動法令查詢系統，行政院勞工委員會（86）臺勞動一字第 037287 號公告，https://laws.mol.gov.tw/FLAW/FLAWDOC03.aspx?searchmode=global&datatype=etype&keyword=%E9%86%AB%E7%99%82%E4%BF%9D%E5%81%A5%E6%9C%8D%E5%8B%99%E6%A5%AD&cnt=15&recordno=9，最後瀏覽日：2018 年 8 月 9 日。
[18] 邱慧洳　鄭夙芬　李雅玲（2015 年 2 月），女性護理人員勞動權益之保護－淺談相關法規與挑戰，護理雜誌，第 62 卷第 1 期，頁 5-9。
[19] ETtoday 新聞雲，病患隱匿愛滋病史！醫開完刀才知…痛批：醫療人員都活該？，https://health.ettoday.net/news/1202678，最後瀏覽日：2018 年 7 月 24 日。
[20] 中時電子報，護理師被打被恐嚇被迫離家　洗腎室暴力求助無門，http://www.chinatimes.com/realtimenews/20180506001410-260405，最後瀏覽日：2018 年 7 月 24 日。

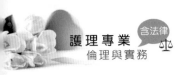
流動率偏高[21]、護病比標準[22]等與安全工作環境有關之案例。而法制因應上有制定「人類免疫缺乏病毒傳染防治及感染者權益保障條例」[23]、「職業安全衛生法」[24]、修正「醫療法」[25]、「勞動基準法」[26]、由衛生福利部建置「護理職場爭議通報平臺」[27]或增訂「醫療機構設置標準」[28]等。至於醫療保健服務業中的醫師是否比照護理人員，亦適用「勞動基準法」，則為目前產、官、學熱

[21] 康春梅 李作英 何雪華 高靖秋（2014 年 12 月），護理人員對權益了解及諮詢管理之探討，源遠護理，第 8 卷第 3 期，頁 30-39；中時電子報，輪班護理師受勞基法影響？衛福部：維持現狀、禁資方立但書，http://www.chinatimes.com/realtimenews/20180123002869-260405，最後瀏覽日：2018 年 7 月 24 日。

[22] 聯合新聞網，民團：護理師爆肝 每年被 A 走 37 億元加班費，https://udn.com/news/story/7269/3136691，最後瀏覽日：2018 年 7 月 24 日；聯合新聞網，太多病人照護太累？護病比新制下半年上路，https://udn.com/news/story/7266/3216163，最後瀏覽日：2018 年 7 月 24 日。

[23] 「人類免疫缺乏病毒傳染防治及感染者權益保障條例」第 12 條：「感染者有提供其感染源或接觸者之義務；就醫時，應向醫事人員告知其已感染人類免疫缺乏病毒。但處於緊急情況或身處隱私未受保障之環境者，不在此限。主管機關得對感染者及其感染源或接觸者實施調查。但實施調查時不得侵害感染者之人格及隱私。感染者提供其感染事實後，醫事機構及醫事人員不得拒絕提供服務。」

[24] 「職業安全衛生法」第 22 條：「事業單位勞工人數在五十人以上者，應僱用或特約醫護人員，辦理健康管理、職業病預防及健康促進等勞工健康保護事項。前項職業病預防事項應配合第 23 條之安全衛生人員辦理之。第一項事業單位之適用日期，中央主管機關得依規模、性質分階段公告。第一項有關從事勞工健康服務之醫護人員資格、勞工健康保護及其他應遵行事項之規則，由中央主管機關定之。」；聯合新聞網，時薪喊到 3500 元找不到職護 企業好慌，https://udn.com/news/story/11316/3206394，最後瀏覽日：2018 年 7 月 24 日。

[25] 「醫療法」第 24 條：「醫療機構應保持環境整潔、秩序安寧，不得妨礙公共衛生及安全。為保障就醫安全，任何人不得以強暴、脅迫、恐嚇、公然侮辱或其他非法之方法，妨礙醫療業務之執行。醫療機構應採必要措施，以確保醫事人員執行醫療業務時之安全。違反第二項規定者，警察機關應排除或制止之；如涉及刑事責任者，應移送司法機關偵辦。中央主管機關應建立通報機制，定期公告醫療機構受有第二項情事之內容及最終結果。」

[26] 「勞動基準法」第 34 條：「勞工工作採輪班制者，其工作班次，每週更換一次。但經勞工同意者不在此限。依前項更換班次時，至少應有連續十一小時之休息時間。但因工作特性或特殊原因，經中央目的事業主管機關商請中央主管機關公告者，得變更休息時間不少於連續八小時。雇主依前項但書規定變更休息時間者，應經工會同意，如事業單位無工會者，經勞資會議同意後，始得為之。雇主僱用勞工人數在三十人以上者，應報當地主管機關備查。」

[27] 衛生福利部，護理職場爭議通報平臺，https://nhplatform.mohw.gov.tw/nhplatform/DeclarationForm，最後瀏覽日：2018 年 8 月 9 日；聯合新聞網，副總統：改善環境 讓護理成職場最佳選擇，https://udn.com/news/story/7314/3135085，最後瀏覽日：2018 年 7 月 24 日；聯合新聞網，獨/護理師吹哨!衛福部查到醫院院所打假卡、聘密護，https://udn.com/news/story/7266/3115946，最後瀏覽日：2018 年 7 月 24 日。

[28] 「醫療機構設置標準」第 12-1 條：「第三條醫院及第五條精神科醫院，應依住院病人人數，配置適當之護產人員；其急性一般病床之全日平均配置比例（以下簡稱護病比），按每一護產人員照護之病人人數，規定如下：一、醫學中心：九人以下。二、區域醫院及精神科教學醫院：十二人以下。三、地區醫院及精神科醫院：十五人以下。醫院因護產人員離職、育嬰或其他原因異動，致不符前項護病比規定者，應自事實發生之日起三十日內補正；屆期未補正者，依本法第一百零二條規定處理。但因突發事故或其他不可抗力事件致不符合護病比者，不在此限。醫院應每月定期公告其前一月份之護病比。」關鍵評論，衛福部首次將「護病比」入法，卻遭醫改團體批評「形同虛設」，https://www.thenewslens.com/article/96501，最後瀏覽日：2018 年 7 月 24 日。

議的話題之一[29]。綜上所述，護理人員工作權之落實與保障，考驗護理人員法制意識與醫療機構實踐安全無虞工作環境之提供的決心。

二、護理人員的義務

　　承上述，護理人員之業務範圍除規定在「護理人員法」第 24 條外，「護理人員法」第四章業務與責任中，亦揭示護理人員有製作紀錄的義務[30]、病人危急時有立即聯絡醫師的義務[31]、被有關機關詢問時有據實陳述的義務[32]與保密的義務[33]。惟實務上礙於人力短缺或定位不明，護理人員從事非法定義務者所在多有，如：清理換藥車與急救車等儀器與設備、換床單與收垃圾等[34]。故，持續教育訓練、落實評鑑機制與強化對醫療機構之監督，著實刻不容緩。

　　再者，針對注意義務之違反，「護理人員法」第 35 條規範有護理人員業務上違法或不當行為之處罰；作為醫事人員一員之護理師或護士，「醫療法」第 82 條亦規定有損害賠償之法律責任等[35]。有研究指出，除系統因素（儀器老舊、設備不足、流程跳躍、人力短缺、宣導太少等）外，人為因素（知識未更新、能力未熟練、態度不嚴謹、習慣未養成等）部分，護理人員最常因為給藥錯誤或針扎事件被質疑違法或不當[36]。故，為確保護理人員妥善履行義務，護理人員核心能力（如：知識、技能、態度與責任等）之具備與多重角

---

[29] 民報，揭醫界畸形綁約　學者控訴：醫院只享權利不盡義務，http://www.peoplenews.tw/news/9ab3e606-5ede-43c5-ba2b-38888a485f77，最後瀏覽日：2018 年 7 月 24 日。

[30] 「護理人員法」第 25 條：「護理人員執行業務時，應製作紀錄。前項紀錄應由該護理人員執業之機構依醫療法第七十條辦理。」

[31] 「護理人員法」第 26 條：「護理人員執行業務時，遇有病人危急，應立即聯絡醫師。但必要時，得先行給予緊急救護處理。」

[32] 「護理人員法」第 27 條：「護理人員受有關機關詢問時，不得為虛偽之陳述或報告。」

[33] 「護理人員法」第 28 條：「除依前條規定外，護理人員或護理機構及其人員對於因業務而知悉或持有他人秘密，非依法、或經當事人或其法定代理人之書面同意者，不得洩漏。」

[34] 中時電子報，護理師什麼都要做？一張日常照背後心酸又無奈，http://www.chinatimes.com/realtimenews/20171226004070-260405，最後瀏覽日：2018 年 7 月 24 日。

[35] 黃惠滿 廖娸鈞（2013 年 8 月），護理人員注意義務之個案研究，護理雜誌，第 60 卷第 4 期，頁 76-85。

[36] 林淑娟 郭俐伶 朱怡勳 陳靜儀 孫妙鶯 魏淑平（2014 年 7 月），降低護理人員針扎事件之改善專業，馬偕護理雜誌，第 8 卷第 2 期，頁 16-25；伍麗珠 王瑞霞（2014 年 3 月），護理人員給藥錯誤之歷程分析，榮總護理，第 31 卷第 1 期，頁 62-72；雍海鵬 唐福瑩（2014 年 2 月），影響護理人員給藥錯誤通報障礙之文獻探討，健康與建築雜誌，第 1 卷第 2 期，頁 76-81；藍雅慧 唐福瑩（2011 年 9 月），給藥錯誤－護理人員之角色與責任，長庚護理，第 22 卷第 3 期，頁 334-340。

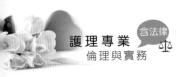
色之扮演（如：病人安全照護提供者、教育者／倡導者、協調者、維護者／代言人、諮詢者、管理者、研究者與學習者），須被高度重視與實踐[37]。

綜上所述，一旦護理人員充實核心能力，且融入不同角色，則善盡義務要求，營造友善、和諧之工作氛圍與條件將不再是空談。

11-3 設置護理機構的法律規定

一、護理機構

為減少醫療資源的浪費、滿足連續性醫療照護之需求，並發揮護理人員執業的功能，依據「護理人員法」第 14 條，得設置護理機構以因應連續性醫療照護之需求，並發揮護理人員之執業功能。此外，「護理人員法」第 16、17 條與「護理人員法施行細則」第 6、8 條規定，護理機構之設置或擴充，應得到主管機關之許可，而開業須向所在地直轄市或縣（市）主管機關申請核准登記並發給開業執照。

針對護理機構之名稱、編制與服務內容，說明如下：首先，無論護理機構名稱之使用或變更，須經主管機關核准，且不得違反禁止規定（「護理人員法」第 18、18-2 條；「護理人員法施行細則」第 7 條）。其次，護理機構編制上，規範有負責資深護理人員、負責護理人員與代理機制（「護理人員法」第 19、19-1 條；「護理人員法施行細則」第 9 條）。再者，護理機構服務內容，除廣告內容限制外（「護理人員法」第 18-1 條），包含須與鄰近醫院訂定轉介契約，內容包含有：緊急醫療、轉診、出診等（「護理人員法」第 20 條；「護理人員法施行細則」第 10 條），並遵守經核定之收費標準，不得超額收費（「護理人員法」第 21 條），且應提出報告以供檢查（「護理人員法」第 23 條；「護理人員法施行細則」第 14 條）及接受評鑑與督導考核（「護理人員法」第 23-1、23-2 條；「護理人員法施行細則」第 15 條）。

---

[37] 盧美秀 林秋芬 徐美玲（2012 年 7 月），護理人員在病人安全和通報的角色與功能 兼談相關倫理責任，澄清醫護管理雜誌，第 8 卷第 3 期，頁 4-8；陳玉枝（2010 年 10 月），護理人員應具備的專業核心能力，護理雜誌，第 57 卷第 5 期，頁 12-17。

可見，除醫療機構外，護理機構亦成為護理人員工作場域選擇之一，開創更多元之專業服務立基。

二、精神復健機構

除醫療機構與前述護理機構外，護理人員尚可選擇在精神復健機構工作。精神復健機構之法令依據為「精神衛生法」與「精神復健機構設置及管理辦法」。依據「精神復健機構設置及管理辦法」第 2 條，精神復健機構之服務對象為經專科醫師診斷須精神復健之病人而言。精神復健機構區分為日間型與住宿型二類，且須向所在地主管機關申請核准登記與開業，始發給開業執照（「精神復健機構設置及管理辦法」第 3、4、5、6 條）。

針對精神復健機構之編制與服務內容，說明如下：首先，須符合一定資格者方得擔任精神復健機構之專任負責人，並規範代理機制，且無論專任負責人或精神復健機構相關人員每年皆須接受繼續教育訓練（「精神復健機構設置及管理辦法」第 8、9、10 條）。其次，精神復健機構之服務內容，除廣告內容限制外（「精神復健機構設置及管理辦法」第 16 條），包含有：精神復健機構相關人員執行業務時的製作與保存紀錄的義務、保密的義務、按核定標準收費的義務、揭示執照、證書、收費標準等的義務與提出相關業務報告的義務（「精神復健機構設置及管理辦法」第 11、12、14、15、18 條）。此外，精神復健機構亦須接受評鑑與督導考核，若成果佳尚有獎勵機制以茲鼓勵（「精神復健機構設置及管理辦法」第 17、18、19、20 條）。

可見，無論護理人員選擇在護理機構抑或精神復健機構執業，相應規範之遵循皆不容忽視，以確保病人安全與護理人員之工作環境品質獲得保障。

三、護理機構的相關法律問題

護理業務涉及人與人之密切互動，即便自動化科技發達與人工智慧盛行，其仍具一定程度之不可取代性，甚至產生人力缺口，如：以美國而言，有研究指出，其護理人員嚴重缺乏[38]。有鑑於此，護理人員作為有強烈社會需求之一的職業選擇，觀察其所身處工作場域之風險並進行風險管理著實為未入行者或已身經百戰者不可免除之功課。

---

[38] 科技新報，不怕人工智慧，2026 年美國最缺醫療護理人員，http://technews.tw/2017/10/26/healthcare-job-demand-will-surge-in-2026/，最後瀏覽日：2018 年 7 月 24 日。

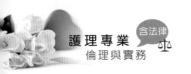
　　本章以護理人員所選擇工作地點之一的護理機構為例，以曾發生之案例說明相關法律問題。在臺灣，曾發生一則新聞，某護理之家（依據「護理機構分類設置標準」第 2 條，護理機構可區分為二類：居家護理所與護理之家）因看護拍攝病人私密臀部部位且上傳網路，並由衛生局追蹤之案例[39]。承前述，護理人員義務之一為「護理人員法」第 28 條所指的保密義務。而本案例之看護縱使非護理人員亦屬「護理人員法」第 28 條所言護理機構及其人員之範疇，仍受保密義務之管轄。故，無論護理人員或護理機構，不僅須確保自身義務之履行，亦須承擔監督與管理之責。

結論

　　本章依序說明護理助產人員的資格與業務（包含：一般護理人員、社區衛生護理人員、精神衛生護理人員、學校護理人員、助產人員、專科護理師）、護理人員的法定權利與義務及設置護理機構的法律規定。護理人員可選擇之工作場域日趨多元，除醫療機構外，包含有護理機構、精神復健機構、各級學校與長期照顧服務機構等，此考驗著護理人員專業能力的不斷精進、長期經驗的持續累積與科技智慧的因應調適。

　　本章呼籲身處 21 世紀的護理人員，須提升法令權益認知、充實專業能力積累與實踐全人關懷落實，尤其面臨銀髮浪潮與少子化時代，跨域整合與科技結合亦須與時俱進，方可促進專業發揮與造福病人安全，打造臺灣為一個健康促進、衛生安全之友善樂土。

---

[39] 聯合新聞網，護理之家爆看護拍病患裸臀遭轟　衛生局：會做必要懲處，https://udn.com/news/story/7320/3182974，最後瀏覽日：2018 年 7 月 24 日。

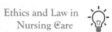

問題討論

1. 本章提及護理人員之工作權與保密義務等，請問您認為護理人員在工作條件嚴峻之現實考量下，如何兼顧病人安全與自身工作風險？

2. 本章提及護理業務之不可取代性，請問您認為自動化科技與人工智慧對護理專業之衝擊與影響為何？

3. 本章提及護理機構的相關法律問題，請問您認為護理人員在其他工作場域中，尚須面臨何種法律問題？

參考資料

伍麗珠、王瑞霞(2014)・護理人員給藥錯誤之歷程分析・*榮總護理，31*(1)，62-72。

朱麗子(1997)・助產士之角色功能與發展・*助產雜誌*，41，5-14。

吳思萱(2017)・呼叫助產士：從臺灣醫療使用者角度探看助產士接生・*婦研縱橫*，16，36-51。

李欣慈、胡文郁(2011)・全球進階護理人員的發展：實施現況與瓶頸・*臺灣醫學，15*(4)，421-428。

林淑娟、郭俐伶、朱怡勳、陳靜儀、孫妙鶯、魏淑平(2014)・降低護理人員針扎事件之改善專業・*馬偕護理雜誌，8*(2)，16-25。

邱宜令、周汎澔(2006)・談臺灣助產專業及教育之沿革與未來展望・*志為護理－慈濟護理雜誌，5*(2)，65-70。

邱明秀(1996)・全民健保後助產業發展的回顧及展望・*助產雜誌*，40，22-30。

邱明秀(1996)・臺灣的助產士真是要步入歷史名詞嗎？・*助產雜誌*，40，31-32。

邱慧泗、鄭夙芬、李雅玲(2015)・女性護理人員勞動權益之保護－淺談相關法規與挑戰・*護理雜誌，62*(1)，5-9。

康春梅、李作英、何雪華、高靖秋(2014)・護理人員對權益了解及諮詢管理之探討・*源遠護理，8*(3)，30-39。

郭素珍(2009)・臺灣護理－助產業務的變革・*護理雜誌，56*(2)，75-80。

陳玉枝(2010)・護理人員應具備的專業核心能力・*護理雜誌，57*(5)，12-17。

黃淑芸、莊漢一、李詩應(2011)・我國與日本護理人員法律之比較・*醫事法學，18*(1)，77-88。

黃惠滿、廖娸鈞(2013)・護理人員注意義務之個案研究・*護理雜誌，60*(4)，76-85。

楊靜昀、蔡國瑞、陳政友、劉秀枝、牛玉珍(2018)・學校護理人員「織」於健康促進學校哲理與行動・*學校衛生護理雜誌*，26，77-97。

雍海鵬、唐福瑩(2014)・影響護理人員給藥錯誤通報障礙之文獻探討・*健康與建築雜誌，1*(2)，76-81。

盧美秀、林秋芬、徐美玲(2012)・護理人員在病人安全和通報的角色與功能兼談相關倫理責任・*澄清醫護管理雜誌，8*(3)，4-8。

藍雅慧、唐福瑩(2011)・給藥錯誤－護理人員之角色與責任・*長庚護理，22*(3)，334-340。

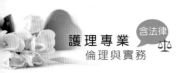

ETtoday 新聞雲（2018，7 月 24 日）・*病患隱匿愛滋病史！醫開完刀才知……痛批：醫療人員都活該？*。https://health.ettoday.net/news/1202678

中時電子報（2018，7 月 24 日）・*輪班護理師受勞基法影響？衛福部：維持現狀、禁資方立但書*。http://www.chinatimes.com/realtimenews/20180123002869-260405

中時電子報（2018，7 月 24 日）・*護理師什麼都要做？一張日常照背後心酸又無奈*。
http://www.chinatimes.com/realtimenews/20171226004070-260405

中時電子報（2018，7 月 24 日）・*護理師被打被恐嚇被迫離家 洗腎室暴力求助無門*。
http://www.chinatimes.com/realtimenews/20180506001410-260405

中華民國學校衛生護理學會（2018，8 月 8 日）・*學會簡介*。
http://www.acshn.org.tw/about.asp

中華民國學校衛生護理學會（2024，2 月 27 日）・*中華民國學校衛生護理學會暨中華民國學校護理人員協進會聯合學校護理人員認證辦法*。
https://www.schoolnurses.org.tw/bulletin/?sid=968

民報（2018，7 月 24 日）・*揭醫界畸形綁約 學者控訴：醫院只享權利不盡義務*。
http://www.peoplenews.tw/news/9ab3e606-5ede-43c5-ba2b-38888a485f77

社團法人中華民國精神衛生護理學會（2024，2 月 26 日）・*精神衛生護理師認證辦法*。
https://www.psynurse.org.tw/license11.aspx

科技新報（2018，7 月 24 日）・*不怕人工智慧，2026 年美國最缺醫療護理人員*。
http://technews.tw/2017/10/26/healthcare-job-demand-will-surge-in-2026/

勞動部勞動法令查詢系統（2018，8 月 9 日）・*行政院勞工委員會（86）臺勞動一字第 037287 號公告*。
https://laws.mol.gov.tw/FLAW/FLAWDOC03.aspx?searchmode=global&datatype=etype&keyword=%E9%86%AB%E7%99%82%E4%BF%9D%E5%81%A5%6%9C%8D%E5%8B%99%E6%A5%AD&cnt=15&recordno=9

臺灣社區衛生護理學會（2018，8 月 7 日）・*【護理、社區專業團體共同聲明】護理人員於社區衛生護理之立場聲明*。http://www.tchna.org/news-2.aspx?sn=55

臺灣護理學會（2024，2 月 26 日）・*臺灣護理學會章程*（中華民國 109 年 9 月 5 日第 31 次修訂，內政部備查日期及文號：109.9.25 臺內團字第 1090052840 號）。
https://www.twna.org.tw/WebPad/WebPad.aspx?1x8jyHnXeNRbdvn5ROCf2g%3d%3d#mainContent

臺灣護理學會（2018，8 月 7 日）・*臺灣護理學會社區衛生護理師認證辦法*。
http://www.act.etwna.org.tw/ExamWeb/ExamData/Exam_Law.aspx?t1d5unVxBcrKoXv131NB2M0qLdRAb5FBrJYzsMNB03M%3d

衛生福利部衛生福利法規檢索系統（2018，8 月 7 日）・*行政院衛生署衛署醫字第 0900017655 號*。
https://mohwlaw.mohw.gov.tw/FINT/FINTQRY04.aspx?starDate=00000000&endDate=99991231&no=&n1=&n2=&kt=&kw=%E9%86%AB%E7%99%82%E8%BC%94%E5%8A%A9%E8%A1%8C%E7%82%BA&kw2=&kw3=&kw4=&valid=&type=etype_&RowNo=8

衛生福利部（2018，8 月 9 日）・*護理職場爭議通報平臺*。
https://nhplatform.mohw.gov.tw/nhplatform/DeclarationForm

聯合新聞網（2018，7 月 24 日）・*太多病人照護太累？護病比新制下半年上路*。

https://udn.com/news/story/7266/3216163

聯合新聞網（2018，7月24日）‧*民團：護理師爆肝　每年被 A 走 37 億元加班費*。
　　https://udn.com/news/story/7269/3136691

聯合新聞網（2018，7月24日）‧*時薪喊到 3500 元　找不到職護　企業好慌*。
　　https://udn.com/news/story/11316/3206394

聯合新聞網（2018，7月24日）‧*副總統：改善環境　讓護理成職場最佳選擇*。
　　https://udn.com/news/story/7314/3135085

聯合新聞網（2018，7月24日）‧*獨／護理師吹哨！衛福部查到醫療院所打假卡、聘密護*。
　　https://udn.com/news/story/7266/3115946

聯合新聞網（2018，7月24日）‧*護理之家爆看護拍病患裸臀遭轟　衛生局：會做必要懲處*。
　　https://udn.com/news/story/7320/3182974

關鍵評論（2018，7月24日）‧*衛福部首次將「護病比」入法，卻遭醫改團體批評「形同虛設」*。
　　https://www.thenewslens.com/article/96501

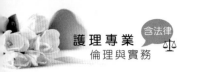
—— MEMO ——

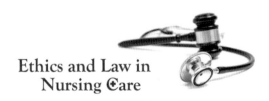
Ethics and Law in
Nursing Care

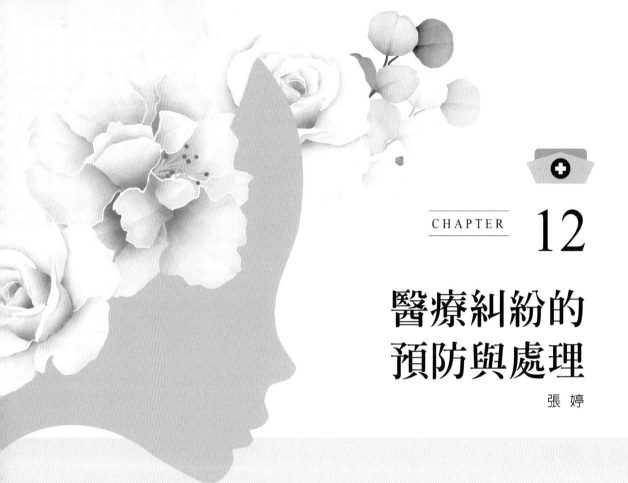

CHAPTER 12

醫療糾紛的
預防與處理

張 婷

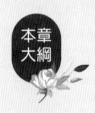
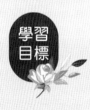
學習
目標

- 瞭解「醫療事故預防及爭議處理法」
- 瞭解「醫療事故」與「醫療爭議」
- 瞭解「醫療事故預防及爭議處理法」之規範方向:「及早」、「快速」與「釐清事實」
- 瞭解常見的醫療糾紛,並以護理人員舉例說明其法定責任
- 瞭解醫療糾紛的預防及處理原則,包含:系統上進行「資源整合」、心態上進行「溝通同理」與行動上進行「主動通報」

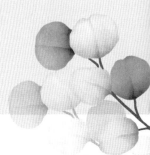

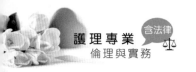

前　言

　　本章主要論述內容為「醫療事故預防及爭議處理法」，並針對「醫療事故」與「醫療爭議」加以說明。本章分析「醫療事故預防及爭議處理法」之規範方向為：「及早」、「快速」與「釐清事實」。此外，本章論述常見的醫療糾紛，並以護理人員舉例說明其法定責任。最後，針對醫療糾紛的預防及處理原則，本章總結為：系統上進行「資源整合」、心態上進行「溝通同理」與行動上進行「主動通報」。

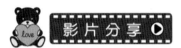　❤ ♡ ❤ ♡ ❤ ♡ ❤ ♡ ❤ ♡ ❤ ♡ ❤

▶ 影片名稱：The Children Act

導演：Richard Eyre

劇情：

　　菲歐娜‧梅伊(Fiona Maye)為英國法院法官，處理一件醫療糾紛訴訟。當事人未滿 18 歲，罹患血癌，須輸血方可延長生命，而當事人與其家庭因宗教信仰因素反對輸血。此棘手醫療糾紛案件擺盪在當事人生命權與自主權之兩難間，且涉及尊重宗教信仰自由、未成年人拒絕醫療權、病人的最大利益等議題。

　　菲歐娜‧梅伊為該矚目案件之受理法官，其親臨醫院與當事人對話，最終做出給當事人輸血之判決。而在該案審理期間，菲歐娜‧梅伊不僅肩負巨大工作壓力，家庭生活夫妻關係亦面臨嚴峻考驗。

倫理議題討論分析：

　　本影片倫理議題為：生命權、自主權、宗教信仰自由、未成年人拒絕醫療權、病人的最大利益。

討論提綱：

　　請就影片內容，討論如何衡量生命品質與生命長短、如何劃出自主權與生命權之界線、如何在新時代解讀理解教義、如何拿捏年齡大小與自主決定，以及如何評價病人的最大利益。

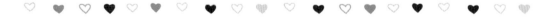

12-1　醫療糾紛簡介

　　近年來，臺灣無論報章雜誌或調解、訴訟，時有耳聞關於醫療糾紛之實例，如：有家屬質疑醫師手術時機，指控醫師醫療疏失[1]、有因洗腎管線錯置疑似致人於死[2]、有發生急診室暴力行為[3]等。臺灣面對一年約五百件進行衛生福利部醫事審議委員會鑑定的醫療糾紛案件數量，且因醫療糾紛涉及醫學專業，訴訟須長時間等成本投入，醫病之間的信任關係正逐步流失，甚至醫師被形容為高犯罪嫌疑職業，防禦性醫療似成為無奈之舉[4]。

　　先前針對醫療糾紛處理，除「生產事故救濟條例」外，臺灣尚未完成全面專法立法，而係以既有民事、刑事與行政法令作為依循標準。繼「醫療糾紛處理及醫療事故補償法（草案）」後[5]，「醫療事故預防及爭議處理法」（以下簡稱本法）已於 2022 年 5 月 30 日經立法院三讀通過，之後於 2022 年 6 月22 日經總統制定公布，並自 2024 年起施行[6]。本法共 6 章（第一章總則、第二章說明、溝通及關懷、第三章醫療爭議調解、第四章醫療事故預防、第五章罰則、第六章附則）45 條，其中第 3 條規定「醫療事故」與「醫療爭議」的用詞定義[7]。

[1] 奇摩新聞，動刀時機失當？臺大名醫梁金銅遭控醫療疏失，https://tw.news.yahoo.com/%E5%8B%95%E5%88%80%E6%99%82%E6%A9%9F%E5%A4%B1%E7%95%B6-%E5%8F%B0%E5%A4%A7%E5%90%8D%E9%86%AB%E6%A2%81%E9%87%91%E9%8A%85%E9%81%AD%E6%8E%A7%E9%86%AB%E7%99%82%E7%96%8F%E5%A4%B1-123444898.html，最後瀏覽日：2018 年 7 月 23 日。

[2] 聯合新聞網，臺大洗腎接錯管　醫界：難以置信的疏失，https://udn.com/news/story/7266/3214397，最後瀏覽日：2018 年 7 月 23 日；TVBS 新聞，檯面上醫糾僅冰山一角　洗腎環境面臨挑戰，https://news.tvbs.com.tw/life/946502，最後瀏覽日：2018 年 7 月 23 日。

[3] TVBS 新聞，外科醫療糾紛多　急診暴力頻傳，https://news.tvbs.com.tw/life/931094，最後瀏覽日：2018 年 7 月 23 日。

[4] TVBS 新聞，每年醫療糾紛 5 百件　臺灣醫病關係緊張，https://news.tvbs.com.tw/fun/778303，最後瀏覽日：2018 年 7 月 23 日；自由時報，民事纏訟民怨》討公道大不易　工程、醫療糾紛最耗時，http://news.ltn.com.tw/news/society/paper/1172496，最後瀏覽日：2018 年 7 月 23 日；關鍵評論，醫療糾紛裡的「濫訴」：當救人的志業成為犯罪率最高的行業，https://www.thenewslens.com/article/85214，最後瀏覽日：2018 年 7 月 23 日。

[5] 張哲瑞（2015 年 8 月），醫療安全暨品質研討系列《75》醫界最終戰－不可不知的醫療糾紛處理及醫療事故補償辦法，臺灣醫界，第 58 卷第 8 期，頁 30-32。

[6] 行政院公報資訊網，行政院民國 112 年 12 月 12 日院臺衛字第 1121043912 號，111 年 6 月 22 日制定公布之「醫療事故預防及爭議處理法」，自 113 年 1 月 1 日施行，https://gazette.nat.gov.tw/egFront/detail.do?metaid=145697&log=detailLog，最後瀏覽日：2024 年 3 月 1 日。

[7] 全國法規資料庫，醫療事故預防及爭議處理法，https://law.moj.gov.tw/LawClass/LawAll.aspx?pcode=L0020227，最後瀏覽日：2024 年 3 月 4 日。

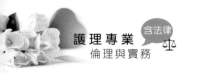

　　可見，依據本法，即已三讀通過成為正式法律條文，法定用語為「醫療事故」與「醫療爭議」，而非口語習慣之醫療糾紛。所謂「醫療事故」係：「指病人接受醫事機構之醫事服務，發生重大傷害或死亡之結果。但不包括因疾病本身或醫療處置不能避免之結果。」[8]；所謂「醫療爭議」係：「指病人方之當事人認為醫療不良結果應由醫事人員、醫事機構負責所生之爭議。」[9]。本章分別針對「醫療事故」與「醫療爭議」的要件綜理、比較特徵如下：首先，依據本法構成「醫療事故」之三要件為：第一，結果為病人發生重大傷害或死亡；第二，原因為病人接受醫事機構之醫事服務；第三，因果關係排除。其次，依據本法構成「醫療爭議」之三要件為：第一，結果為病人發生醫療不良結果；第二，原因為病人接受醫療專業服務；第三，因果關係為病人方當事人認為應由醫事人員、醫事機構負責。再者，「醫療事故」與「醫療爭議」的比較特徵為以下三點：第一，「醫療事故」偏重屬於客觀「結果」陳述；第二，「醫療爭議」偏重屬於主觀「爭議」認知；第三，「醫療事故」結果「限縮」為重大傷害或死亡，而「醫療爭議」因果關係認定主體「放寬」為病人方之當事人，如：本法第 3 條第 5 款所指其他依法得提起訴訟之人。綜上所述，為便於論述及符合口語習慣，本章以下仍以醫療糾紛稱之，作為法定用語「醫療事故」與「醫療爭議」的統稱。

　　本法重點內容，本章分析如下：首先，設置醫療事故關懷小組，目的為強化院內即時溝通機制。但相較於「生產事故救濟條例」第 4 條，各醫院皆應設置生產事故關懷小組，本法第 6 條設置醫療事故關懷小組的門檻放寬，僅 100 床以上的醫院方才賦予醫療事故關懷小組此說明、溝通、提供協助、關懷服務義務；若屬 99 床以下之醫療機構，則由專業人員或委由專業機構、團體進行說明、溝通、協助及關懷服務[10]。其次，強制 3 個月內完成醫療爭議之調解，目的為盡速定紛止爭、疏解訟源。本法第 12、14 條規定，原則上隸屬於直轄市、縣（市）主管機關之醫療爭議調解會應於受理日起 3 個月內完成醫療爭議之調解，例外必要時得延長 3 個月，若當事人合意，得再延長一次[11]。再者，設置第三方鑑定單位，目的為提供及早釐清事實之機會。本法第

---

[8] 同註 7，「醫療事故預防及爭議處理法」第 3 條第 1 款。
[9] 同註 7，「醫療事故預防及爭議處理法」第 3 條第 2 款。
[10] 信傳媒，沒有真相的調解？ 政院版《醫爭法》草案挨批倒退三大步，https://www.cmmedia.com.tw/home/articles/10030，最後瀏覽日：2018 年 7 月 23 日。
[11] TVBS 新聞，降低醫療糾紛 推草案強制 3 個月調解，https://news.tvbs.com.tw/life/895504，最後瀏覽日：2018 年 7 月 23 日；中時電子報，醫療糾紛增爭議調解 賴揆：保障醫事人員、促進醫病關係，http://www.chinatimes.com/realtimenews/20180329004802-260407，最後瀏覽日：2018 年 7 月 23 日。

4 條規定，衛生福利部應委託財團法人或成立財團法人辦理醫事專業諮詢及醫療爭議評析[12]。

　　綜上所述，本法強調院內盡早介入溝通與關懷、限期強制進行行政調解、由第三方鑑定機構提供意見評析，本法賦予醫療機構、直轄市、縣（市）主管機關與財團法人相應之法定義務與職掌，以因應醫療糾紛之「及早」、「快速」與「釐清事實」之處理方向。

12-2　常見的醫療糾紛

一、醫療糾紛常見的原因

　　醫療糾紛依據發生原因進行分類的方式多元，如：有以涵蓋範圍區分為廣義醫療服務或狹義醫療處置[13]、有以因果關係認定與否區分為醫療爭議(medical dispute)或醫療疏失(medical error)[14]等。隨著臺灣已步入高齡社會，老人、身心失能者與日俱增，已依據「老人福利法」與「長期照顧服務法」加以保障與規範。且隨著「安寧緩和醫療條例」與「病人自主權利法」之施行，生死善終主題映入眼簾，醫師與病人之間，除須救生亦須顧死。

　　易言之，隨著社會人口結構改變，伴隨病人自主意識提升，藉由自主意識、臨終照護，使病人享有尊嚴與舒緩痛苦，何嘗非人權保障與人性尊嚴之重要環節。故，新興醫療糾紛樣態之一恐為家屬針對善終主題予以異議[15]。此外，高科技醫療運用與人工智慧頻繁導入，恐亦增加醫療糾紛之多樣性可能，挑戰著臺灣法制之因應能力。

　　至於醫療糾紛之處理，大抵而言，可區分為訴訟或裁判外紛爭解決模式(alternative dispute resolution)，如：非對抗性程序之調處、調解（鄉鎮市調解

---

[12] ETtoday 新聞雲，解決醫療糾紛！衛福部再拋《醫爭法》立法　補償爭議放一邊，https://health.ettoday.net/news/1014555，最後瀏覽日：2018 年 7 月 23 日。

[13] 張純誠　林高章　錢才瑋（2016 年 12 月），急診設置專責一般醫療主治醫師，可以減少醫療糾紛的發生，醫院雙月刊，第 49 卷第 6 期，頁 12-19。

[14] 林子忻（2015 年 11 月），從風險管理概念談醫療糾紛之預防與處理－從參訪哈佛風險管理基金會（RMF）談起，醫療品質雜誌，第 9 卷第 6 期，頁 9-14。

[15] 陳榮基（2015 年 1 月），以安寧緩和醫療維護善終並減少末期病人的醫療糾紛，澄清醫護管理雜誌，第 11 卷第 1 期，頁 4-9。

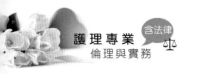

委員會、法院）、和解或對抗性程序之仲裁[16]。以調處而言，以臺中市為例，2017 年調處成功率達三成以上[17]。可見，臺灣社會對於以裁判外紛爭解決模式作為處理醫療糾紛之手段，已逐漸開始比較其與訴訟之差異，進而做出選擇。

二、護理業務過失與責任

當探討醫療糾紛之責任時，有從倫理角度檢視者，如：有無違反不傷害原則、有無違反自主原則、有無違反正義原則、有無違反行善原則、有無違反保密原則或有無違反尊嚴原則等。亦有從法律角度檢視者，如：是否違反契約、是否侵害權利、是否違反注意義務、是否構成法益侵害[18]。本章以護理人員舉例說其明法定責任。

以法律面而言，依據「醫療法」第 10 條，護理師與護士皆屬醫事人員，且依據「護理人員法」第 2 條，二者可以護理人員加以統稱。至於專科護理師係指護理師完成專科護理師訓練，並經衛生福利部甄審合格者而言（「護理人員法」第 7-1 條）。依據「護理人員法」第 24 條，其業務職掌有四類，分別為：健康問題之護理評估、預防保健之護理措施、護理指導及諮詢與醫療輔助行為。其中僅醫療輔助行為須在醫師指示下為之。

前述專科護理師除上述四類業務職掌外，尚可在醫師監督下執行醫療業務。首先，護理人員從事業務之刑事責任而言，依據「刑法」，樣態由輕至重，分別為業務過失致人於「傷」（「刑法」第 284 條前段，1 年以下有期徒刑、拘役或 10 萬元以下罰金）、業務過失致人於「重傷」（「刑法」第 284 條後段，3 年以下有期徒刑、拘役或 30 萬元以下罰金）、業務過失致人於「死」（「刑法」第 276 條，5 年以下有期徒刑、拘役或 50 萬元以下罰金）。「醫療

---

[16] 李鳳翱（2015 年 9 月），談醫療糾紛調處之實務，醫療品質雜誌，第 9 卷第 5 期，頁 48-51；吳振吉 洪冠予（2015 年 6 月），由醫院管理者觀點談醫療糾紛處理及醫療事故補償法系列（二）：醫療糾紛處理及醫療事故補償法對於醫院管理之可能影響－兼論臺大醫院之實務經驗，醫院雙月刊，第 48 卷第 3 期，頁 2-13。

[17] 奇摩新聞，協助調解醫療糾紛 中市府頒獎肯定調處委員用心投入，https://tw.news.yahoo.com/%E5%8D%94%E5%8A%A9%E8%AA%BF%E8%A7%A3%E9%86%AB%E7%99%82%E7%B3%BE%E7%B4%9B-%E4%B8%AD%E5%B8%82%E5%BA%9C%E9%A0%92%E7%8D%8E%E8%82%AF%E5%AE%9A%E8%AA%BF%E8%99%95%E5%A7%94%E5%93%A1%E7%94%A8%E5%BF%83%E6%8A%95%E5%85%A5-041606708.html，最後瀏覽日：2018 年 7 月 23 日。

[18] 徐金雲（2015 年 9 月），醫療糾紛的倫理反思，臺灣醫學人文學刊，第 15&16 卷，頁 161-181。

法」第 82 條第 3 項規定：「醫事人員執行醫療業務因過失致病人死傷，以違反醫療上必要之注意義務且逾越合理臨床專業裁量所致者為限，負刑事責任。」；同法第 82 條第 4 項規定：「前二項注意義務之違反及臨床專業裁量之範圍，應以該醫療領域當時當地之醫療常規、醫療水準、醫療設施、工作條件及緊急迫切等客觀情況為斷。」。其次，針對民事責任，不外乎為違約或侵權，「民法」第 220 條第 1 項規定：「債務人就其故意或過失之行為，應負責任。」；另外，「民法」第 184 條規定：「因故意或過失，不法侵害他人之權利者，負損害賠償責任。故意以背於善良風俗之方法，加損害於他人者亦同。違反保護他人之法律，致生損害於他人者，負賠償責任。但能證明其行為無過失者，不在此限。」可見，以民事責任而言，主觀要件須具備故意或過失。「醫療法」第 82 條第 2 項規定：「醫事人員因執行醫療業務致生損害於病人，以故意或違反醫療上必要之注意義務且逾越合理臨床專業裁量所致者為限，負損害賠償責任。」亦再予以補充呼應。

以損害賠償而言，依據「民法」第 192-195 條，又可再區分為財產上損害與非財產上損害（慰撫金），其中慰撫金根據研究指出亦具有調整補充機能，即填補無法充分受償之財產上損害[19]。再者，針對行政責任，「護理人員法」第 35 條規定：「護理人員於業務上有違法或不正當行為者，處一個月以上一年以下之停業處分；其情節重大者，得廢止其執業執照；其涉及刑事責任者，並應移送該管檢察機關依法辦理。」可見，護理人員之行政責任主要為停業、廢止執業執照。

綜上所述，護理人員醫療糾紛之法定刑事、民事、行政責任，除本法外，係規定在「刑法」、「民法」、「醫療法」與「護理人員法」中。

---

[19] 張永健 李宗憲（2015 年 12 月），身體健康侵害慰撫金之實證研究：2008 年至 2012 年地方法院醫療糾紛與車禍案件，臺大法學論叢，第 44 卷第 4 期，頁 1785-1843。

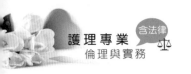

12-3　醫療糾紛的預防及處理

一、預防與處理原則

　　針對醫療糾紛，究竟應依何種方式加以預防與處理？本章觀察臺灣臨床實際因應之道，歸納其原則如下：首先，系統上強調「資源整合」，如：不再切割醫療為數階段或會診數科室，有建議成立不同背景跨科別之整合照護團隊或設置一個職稱為全人整合協調師的職務，進行整合性照護[20]。亦有建議設置監控系統，如：設置智慧藥物標籤管理系統以預防藥物錯投[21]。其次，心態上重視「溝通同理」[22]，如：有建議以不究責為前提之開放式揭露或稱開放性溝通(open disclosure)，一切出發點為非對立，醫病主要目標為解決問題[23]。亦有推廣須提供「有溫度的」醫療服務，倡議回歸以人為本，即不僅是「看病」，亦在「看人」[24]。亦有輔導醫院設置醫療糾紛關懷小組，邀請病人、家屬參與全方位關懷調解會議[25]。再者，行動上提倡「主動通報」，如：有建議設置匿名通報資訊系統，不僅以匿名保護方式增加主動通報意願，系統設計上亦追求快速、簡易、方便操作，使醫療糾紛抑制在發端開始處[26]。亦有研究將醫療糾紛之發生區分為四個階段：平靜期、醞釀期、爆發期與善後期，呼籲由反應式衝突管理藉由早期偵測、即早因應走向預應式風險管理之重要性，稱之為醫療糾紛全週期風險管理制度[27]。

---

[20] 陳奇祥 郭雅薇 吳美珍 許建清 蔡麗淑 林勤益（2016 年 5 月），從「心」出發－建立醫療糾紛警訊偵測、預防及處理機制，醫療品質雜誌，第 10 卷第 3 期，頁 53-57。

[21] 自由時報，手術室用錯藥機率高 彰基引進監控系統預防，http://news.ltn.com.tw/news/life/breakingnews/2473226，最後瀏覽日：2018 年 7 月 23 日。

[22] 元氣網，減少醫療糾紛的解決之道？靠這個方法，https://health.udn.com/health/story/6008/3021320，最後瀏覽日：2018 年 7 月 23 日。

[23] 李毅 劉宜芳（2016 年 5 月），全週期醫療糾紛管理制度－花蓮慈濟醫院經驗，醫療品質雜誌，第 10 卷第 3 期，頁 47-52；林宏榮（2016 年 5 月），醫糾預防針第二劑：以開放性溝通建立醫療糾紛時的醫病互信關係，醫療品質雜誌，第 10 卷第 3 期，頁 24-27。

[24] 聯合新聞網，智慧經營/蕭勝煌 推廣有溫度的醫療服務，https://udn.com/news/story/7241/3220213，最後瀏覽日：2018 年 7 月 23 日。

[25] 鳴人堂，周恬弘/坐下來，好好談－醫療糾紛可以不再兩敗俱傷，https://opinion.udn.com/opinion/story/6785/2714099，最後瀏覽日：2018 年 7 月 23 日。

[26] 鄭貴麟 翁國益 林美延 詹雨璇 姜禮鴻（2016 年 5 月），建構預防醫療糾紛模式經驗分享－以護理人員自主通報機制為例，醫療品質雜誌，第 10 卷第 3 期，頁 38-41。

[27] 林宏榮（2016 年 5 月），醫糾預防針第一劑：跨越醫療糾紛與病人安全的鴻溝－談預應式醫糾處理（Proactive Dispute Resolution, PDR），醫療品質雜誌，第 10 卷第 3 期，頁 18-23；林宏榮（2015 年 7 月），建構醫療糾紛全週期風險管理－防範於未然，消弭於無形，澄清醫護管理雜誌，第 11 卷第 3 期，頁 4-9。

　　總結而言，針對醫療糾紛之預防與處理原則，可從系統上、心態上與行動上尋找立基點，在「資源整合」、「溝通同理」與「主動通報」層面上多所著墨。

二、醫療糾紛之案例討論

　　本章茲舉一件醫療糾紛案例並分析如下：案例事實為原告 A 赴被告 B 診所，由被告 C 醫師為其進行腰部抽脂體雕手術，手術費用為新臺幣 20 萬元。該手術採取全身麻醉進行，原告 A 於麻醉清醒後，感覺未實施抽脂手術之右小腿外側近腳踝處劇烈疼痛，且被繃帶包紮。隔日原告 A 回診，被告 C 醫師拆開繃帶，原告 A 始親見 10~15 公分水泡。被告 C 醫師說明因原告 A 手術中發冷顫抖，故由被告 D 護理師使用烘被機為原告 A 保暖，燙傷係因溫度過高所致。被告 C 醫師向原告 A 說明係屬 2 度燙傷，須配合醫囑治療。之後陸續回診，即便傷口已出現潰爛、發膿，被告 C 醫師醫囑仍為勤於換藥、待傷口痊癒。原告 A 之後前往 E 醫院就診，方知病情為 3 度燙傷，須立即進行傷口清創手術，傷口方可癒合。原告 A 考量被告 B 診所與被告 C 醫師對其傷勢最為熟悉，故仍選擇在被告 B 診所由 F 醫師為其進行傷口清創手術。之後傷口仍未見好轉，原告 A 求診多位整形外科醫師，始知已傷及真皮層，無法復原。

　　第一審原告主張為：被告 D 護理師未即時報告，有延誤過失、被告 C 醫師治療錯誤且隱瞞病情屬侵權行為、被告 B 診所屬債務不履行，原告 A 主張被告應連帶賠償新臺幣 360 餘萬元，明細包含醫療費用、交通費用、預計未來疤痕修補手術費用、工作收入損失與慰撫金；第一審被告主張為：被告 B 診所已向原告 A 為新臺幣 40 萬元之給付，兩造已和解並簽署協議書，故主張原告 A 訴訟請求實屬無據、被告 C 醫師主張被告 D 護理師使用烘被機失當，在手術中無預見可能性，故無過失，且在原告 A 回診治療過程中，已盡相當必要之注意，無任何過失，且主張原告 A 傷口發膿係因原告 A 未依循醫囑，抽菸與使用暖器之術後照護不佳所致、被告 D 護理師主張依據協議書，和解效力及於被告 D 護理師，故主張原告 A 訴訟請求實屬無據，且被告 D 護理師係在被告 C 醫師之指示下且依據「保暖儀器操作 SOP」進行操作，烘被機溫度過熱可能係因突發故障致溫度驟升，與被告 D 護理師之行為無關；第一審法院判決認為：依據鑑定書與 F 醫師到庭證稱，認為手術過程所致之燒燙傷程度應僅止於 2 度，尚未達到 3 度燙傷，且認為兩造已達成和解，駁回

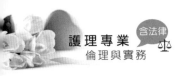

原告 A 之訴[28]。第一審原告 A 為第二審、第三審之上訴人 A，第一審被告 B 診所、被告 C 醫師與被告 D 護理師為第二審、第三審之被上訴人 B 診所、被上訴人 C 醫師與被上訴人 D 護理師。

第二審法院判決認為：保溫行為為醫療輔助行為，烘被機非屬衛生福利部審核通過保暖之醫療用器材，該設備無嚴密監控溫度變化之功能，故以烘被機作為手術中病人低體溫之保暖用途，不符合醫療常規，故上訴人 A 主張被上訴人 C 醫師不當指示被上訴人 D 護理師，2 人疏失注意監督或監控烘被機之使用狀況，自屬有據。然，觀察病情轉折變化，上訴人 A 一開始為 2 度燙傷無訛，傷口惡化應與居家照護不佳有關，且協議內容已經兩造意思表示一致，屬和解契約無訛，故仍駁回上訴人 A 之訴[29]。

第三審法院判決認為：上訴理由狀所載內容，係就原審取捨證據、認定事實之職權行使，未表明訴訟資料合於違背法令之具體事實，難認已合法表明上訴理由，故以上訴不合法駁回上訴人 A 之訴[30]。

近年來，隨著選擇進行醫學美容醫療服務之人數增加，醫療糾紛亦頻傳，有鑑於此，考慮醫學美容手術發生醫療糾紛常與麻醉不當有關，衛生福利部日前已針對進行醫學美容手術時，是否須有麻醉科專科醫師或受麻醉相關訓練之醫師在場進行討論，以確保病人安全[31]。之後，衛生福利部已於 2021 年 2 月 9 日修正「特定醫療技術檢查檢驗醫療儀器施行或使用管理辦法」[32]，第 29[33]、25[34] 條，已規範特定美容醫學手術，視麻醉範圍與程度，分別要求麻醉科專科醫師或受麻醉相關訓練之醫師在場執行。

---

[28] 臺灣新北地方法院民事判決 105 年度醫字第 9 號。

[29] 臺灣高等法院民事判決 106 年度醫上字第 18 號。

[30] 最高法院民事裁定 107 年度上字第 698 號。

[31] TVBS 新聞，醫美「麻醉」糾紛多 未來「八大手術」需雙醫師，https://news.tvbs.com.tw/health/959856，最後瀏覽日：2018 年 7 月 23 日。

[32] 110 年 2 月 9 日衛部字第 1101660674 號令。

[33] 「特定醫療技術檢查檢驗醫療儀器施行或使用管理辦法」第 29 條：「醫療機構施行第二十五條手術時，其屬全身麻醉或非全身麻醉之靜脈注射麻醉特定美容醫學手術者，應有專任或兼任之麻醉科專科醫師全程在場，且應於手術時親自執行麻醉業務。前項非全身麻醉之靜脈注射麻醉屬中度、輕度鎮靜者，得由手術醫師以外之其他受麻醉相關訓練之醫師執行，不受前項應有麻醉科專科醫師規定之限制。前項從事麻醉相關訓練之訓練機構，應向中央主管機關申請認可；受訓練之醫師應完成全部課程，並取得證明文件。」

[34] 「特定醫療技術檢查檢驗醫療儀器施行或使用管理辦法」第 25 條：「施行下列特定美容醫學手術之醫師，應為專科醫師分科及甄審辦法之專科醫師，且每三年應接受美容醫學手術繼續教育課程至少二十四小時：一、削骨。二、中臉部、全臉部拉皮（full face lift）。三、單次脂肪抽出量達一千五百毫升或單次脂肪及體液總抽出量達五千毫升。四、腹部整形（abdominoplasty）。五、鼻整形。六、義乳植入之乳房整形。七、全身拉皮手術。」

本案例爭點雖與麻醉無直接關連性，但全身麻醉時，原告（上訴人）A
已喪失意識，確實無法反應、判斷烘被機溫度是否過高，最終導致燙傷事
實。可見，醫學美容手術作為醫療糾紛發生樣態之一，而麻醉造成病人意識
全無之高風險，除規定麻醉科專科醫師或受麻醉相關訓練之醫師在場外，醫
護之間關於醫療輔助行為與醫療業務之指示、監督，亦涉及責任有無之判
斷，如本案例被告（被上訴人）C醫師與被告（被上訴人）D護理師之間。

結論

本章依序分析醫療糾紛簡介、常見的醫療糾紛與醫療糾紛的預防及處
理。值此本法剛施行之際，本章茲舉醫學美容手術一案例，事實發生於 2014
年，第一審判決為 2016 年，第二審判決為 2017 年，第三審判決為 2018 年，
耗時 4~5 年，最終原告所得為敗訴判決書。

醫療糾紛涉及高度專業性，及便由醫事專業法庭進行審理，高比例仍由
司法或檢察機關委託衛生福利部醫事審議委員會進行鑑定，如本案例。可
見，對於醫療糾紛之處理，本法規範強化院內即時溝通機制之「醫療事故關
懷小組」、節省成本耗費之「裁判外紛爭解決模式」與設置及早釐清事實之
「第三方鑑定單位」，係著眼於醫病雙方對於「及早」、「快速」與「釐清事
實」之需求迫切。

本章呼籲臺灣進行不斷地凝聚社會共識之時，可藉由廣泛蒐集、討論各
法域針對醫療糾紛處理之經驗，作為本法施行後之重要學習借鏡。

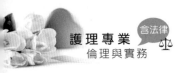

1. 本章提及「醫療事故預防及爭議處理法」之規範方向，請問您認為除「及早」、「快速」與「釐清事實」之特色外，尚有何特徵？

2. 本章提及訴訟或裁判外紛爭解決模式，皆為可選擇作為解決醫療糾紛之手段，請問您認為其優缺點為何？

3. 本章提及醫療糾紛之預防與處理原則，請問您認為尚須注意何原則？

吳振吉、洪冠予(2015)・由醫院管理者觀點談醫療糾紛處理及醫療事故補償法系列（二）：醫療糾紛處理及醫療事故補償法對於醫院管理之可能影響－兼論臺大醫院之實務經驗・*醫院雙月刊*，*48*(3)，2-13。

李鳳翔(2015)・談醫療糾紛調處之實務・*醫療品質雜誌*，*9*(5)，48-51。

李毅、劉宜芳(2016)・全週期醫療糾紛管理制度－花蓮慈濟醫院經驗・*醫療品質雜誌*，*10*(3)，47-52。

林子忻(2015)・從風險管理概念談醫療糾紛之預防與處理－從參訪哈佛風險管理基金會（RMF）談起・*醫療品質雜誌*，*9*(6)，9-14。

林宏榮(2015)・建構醫療糾紛全週期風險管理－防範於未然，消弭於無形・*澄清醫護管理雜誌*，*11*(3)，4-9。

林宏榮(2016)・醫糾預防針第一劑：跨越醫療糾紛與病人安全的鴻溝－談預應式醫糾處理(Proactive Dispute Resolution, PDR)・*醫療品質雜誌*，*103*，18-23。

林宏榮(2016)・醫糾預防針第二劑：以開放性溝通建立醫療糾紛時的醫病互信關係・*醫療品質雜誌*，*10*(3)，24-27。

徐金雲(2015)・醫療糾紛的倫理反思・*臺灣醫學人文學刊*，*15-16*，161-181。

張永健、李宗憲(2015)・身體健康侵害慰撫金之實證研究：2008 年至 2012 年地方法院醫療糾紛與車禍案件・*臺大法學論叢*，*44*(4)，1785-1843。

張哲瑞(2015)・醫療安全暨品質研討系列《75》醫界最終戰－不可不知的醫療糾紛處理及醫療事故補償辦法・*臺灣醫界*，*58*(8)，30-32。

張純誠、林高章、錢才瑋(2016)・急診設置專責一般醫療主治醫師，可以減少醫療糾紛的發生・*醫院雙月刊*，*49*(6)，12-19。

陳奇祥、郭雅薇、吳美珍、許建清、蔡麗淑、林勤益(2016)・從「心」出發－建立醫療糾紛警訊偵測、預防及處理機制・*醫療品質雜誌*，*10*(3)，53-57。

陳榮基(2015)・以安寧緩和醫療維護善終並減少末期病人的醫療糾紛・*澄清醫護管理雜誌*，*11*(1)，4-9。

鄭貴麟、翁國益、林美延、詹雨璇、姜禮鴻(2016)‧建構預防醫療糾紛模式經驗分享－以護理人員自主通報機制為例‧*醫療品質雜誌，10*(3)，38-41。

ETtoday 新聞雲（2018，7 月 23 日）‧*解決醫療糾紛！衛福部再拋《醫爭法》立法 補償爭議放一邊*。https://health.ettoday.net/news/1014555

TVBS 新聞（2018，7 月 23 日）‧*外科醫療糾紛多 急診暴力頻傳*。
　　https://news.tvbs.com.tw/life/931094

TVBS 新聞（2018，7 月 23 日）‧*每年醫療糾紛 5 百件 臺灣醫病關係緊張*。
　　https://news.tvbs.com.tw/fun/778303

TVBS 新聞（2018，7 月 23 日）‧*降低醫療糾紛 推草案強制 3 個月調解*。
　　https://news.tvbs.com.tw/life/895504

TVBS 新聞（2018，7 月 23 日）‧*檯面上醫糾僅冰山一角 洗腎環境面臨挑戰*。
　　https://news.tvbs.com.tw/life/946502

TVBS 新聞（2018，7 月 23 日）‧*醫美「麻醉」糾紛多 未來「八大手術」需雙醫師*。
　　https://news.tvbs.com.tw/health/959856

中時電子報（2018，7 月 23 日）‧*醫療糾紛增爭議調解 賴揆：保障醫事人員、促進醫病關係*。
　　http://www.chinatimes.com/realtimenews/20180329004802-260407

元氣網（2018，7 月 23 日）‧*減少醫療糾紛的解決之道？靠這個方法*。
　　https://health.udn.com/health/story/6008/3021320

全國法規資料庫（2024，3 月 4 日）‧*醫療事故預防及爭議處理法*。
　　https://law.moj.gov.tw/LawClass/LawAll.aspx?pcode=L0020227

行政院公報資訊網（2024，3 月 1 日）‧*行政院民國 112 年 12 月 12 日院臺衛字第 1121043912 號，111 年 6 月 22 日制定公布之「醫療事故預防及爭議處理法」，自 113 年 1 月 1 日施行*。
　　https://gazette.nat.gov.tw/egFront/detail.do?metaid=145697&log=detailLog

自由時報（2018，7 月 23 日）‧*手術室用錯藥機率高 彰基引進監控系統預防*。
　　http://news.ltn.com.tw/news/life/breakingnews/2473226

自由時報（2018，7 月 23 日）‧*民事纏訟民怨 討公道大不易 工程、醫療糾紛最耗時*。
　　http://news.ltn.com.tw/news/society/paper/1172496

奇摩新聞（2018，7 月 23 日）‧*協助調解醫療糾紛 中市府頒獎肯定調處委員用心投入*。
　　https://tw.news.yahoo.com/%E5%8D%94%E5%8A%A9%E8%AA%BF%E8%A7%A3%E9%86%AB%E7%99%82%E7%B3%BE%E7%B4%9B%E4%B8%AD%E5%B8%82%E5%BA%9C%E9%A0%92%E7%8D%8E%E8%82%AF%E5%AE%9A%E8%AA%BF%E99%95%E5%A7%94%E5%93%A1%E7%94%A8%E5%BF%83%E6%8A%95%E5%85%A5-041606708.html

奇摩新聞（2018，7 月 23 日）‧*動刀時機失當？臺大名醫梁金銅遭控醫療疏失*。
　　https://tw.news.yahoo.com/%E5%8B%95%E5%88%80%E6%99%82%E6%A9%9F%E5%A4%B1%E7%95%B6%E5%8F%B0%E5%A4%A7%E5%90%8D%E9%86%AB%E6%A2%81%E9%87%91%E9%8A%85%E9%81%AD%E6%8E%A7%E9%86%AB%E7%99%82%E7%96%8F%E5%A4%B1-123444898.html

信傳媒（2018，7 月 23 日）‧*沒有真相的調解？政院版《醫爭法》草案挨批倒退三大步*。
　　https://www.cmmedia.com.tw/home/articles/10030

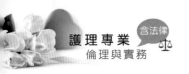
鳴人堂（2018，7 月 23 日）．*周恬弘／坐下來，好好談－醫療糾紛可以不再兩敗俱傷。*
　　https://opinion.udn.com/opinion/story/6785/2714099

聯合新聞網（2018，7 月 23 日）．*臺大洗腎接錯管　醫界：難以置信的疏失。*
　　https://udn.com/news/story/7266/3214397

聯合新聞網（2018，7 月 23 日）．*智慧經營／蕭勝煌　推廣有溫度的醫療服務。*
　　https://udn.com/news/story/7241/3220213

關鍵評論（2018，7 月 23 日）．*醫療糾紛裡的「濫訴」：當救人的志業成為犯罪率最高的行業。*
　　https://www.thenewslens.com/article/85214

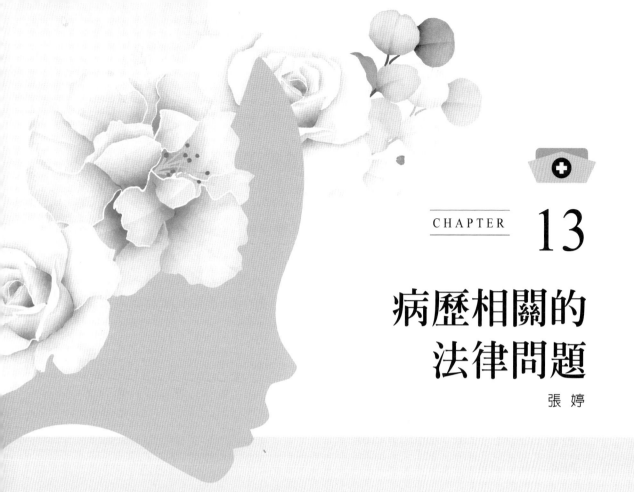

CHAPTER 13

病歷相關的
法律問題

張婷

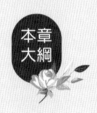
本章
大綱

13-1 關於病歷的法律規定
13-2 電子病歷的隱私保護原則
13-3 偽造與竄改病歷的法律問題
13-4 「個人資料保護法」對個人隱私資料的規範

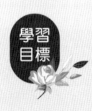
學習
目標

- 瞭解一般病歷與電子病歷之法律規定
- 瞭解臺灣「醫療資訊安全與隱私保護指導綱領（草案）」
- 瞭解美國 "Health Insurance Portability and Accountability Act"（「健康保險可攜性與責任法案」）
- 探討病歷竄改與外洩之法律問題，包含真實性確保（「醫療法」、「醫師法」與「刑法」）與保密性確保（「個人資料保護法」、「人類免疫缺乏病毒傳染防治及感染者權益保障條例」與「傳染病防治法」）角度
- 探討為因應科技發展與國際趨勢而施行電子病歷，其涉及病人安全與隱私的相關問題

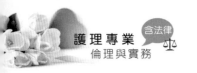

前　言

　　本章論述一般病歷與電子病歷之法律規定。而且針對臺灣「醫療資訊安全與隱私保護指導綱領（草案）」與美國 "Health Insurance Portability and Accountability Act"（「健康保險可攜性與責任法案」）加以說明。再者，本章論述病歷竄改與外洩之法律問題，包含真實性確保（「醫療法」、「醫師法」與「刑法」）與保密性確保（「個人資料保護法」、「人類免疫缺乏病毒傳染防治及感染者權益保障條例」與「傳染病防治法」）角度。最後，為因應科技發展與國際趨勢，晚近大多數施行電子病歷，而電子病歷高度涉及病人安全與隱私問題，本章呼籲須予以密切關注。

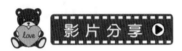 ♥ ♡ ♥ ♡ ♥ ♡ ♥ ♥ ♡ ♥ ♡ ♥

▶影片名稱：The Good Doctor

導演：Lance Daly

劇情：

　　男主角為年輕醫師，努力在白色巨塔中積極奮鬥，以爭取同儕肯定與病人尊重，但常力不從心。一天，一名女病人因病住院，由男主角全力醫治，獲得女病人感謝與敬重，女病人對男主角依賴感日深，男主角從此自信心、成就感大增，亦對女病人產生超出醫病關係之情感。為延續此關係，男主角不顧女病人健康，不惜調整藥物劑量，竄改病歷，意圖延長女病人在醫院的時間好與之相處，疏不料最終導致女病人不治之結果，後果已失控，完全超出男主角的預期。

倫理議題討論分析：

　　本影片倫理議題為：醫病關係、專業操守、不傷害原則、正義原則、行善誠信。

討論提綱：

　　請就影片內容，討論如何掌握醫病相處之界線、如何秉持理性專業判斷不受私人情感羈絆、如何以造福人類福祉作為畢生職志，以及如何落實病人利益最大化，不傷害病人權益，且不因一時得失，堅持公平與正義。

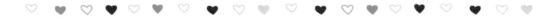 ♡ ♥ ♡ ♥ ♡ ♥ ♡ ♥ ♡ ♥ ♡ ♥ ♡ ♥ ♡ ♥ ♡ ♥ ♡ ♥

13-1　關於病歷的法律規定

一、一般病歷的法律規定

　　當病人有病痛，赴醫療機構就診時，記載醫療過程之紀錄即為病歷。針對病歷之法令依據，以下分述之：首先，根據「醫療法」規定，賦予醫療機構建立清晰、詳實與完整病歷之義務（「醫療法」第 67 條第 1 項）。至於病歷之資料範圍，涵蓋醫師製作部分、檢查與檢驗部分與其他各類醫事人員製作紀錄部分（「醫療法」第 67 條第 2 項）。

　　為達病歷清晰、詳實與完整之目標，醫療機構被賦予監督之責，須確保病歷係由醫事人員親自所載，並簽章與記載時間，增刪亦同（「醫療法」第 68 條第 1、2 項）。且病歷之保管，無論場所或人員，由醫療機構衡酌適當性予以指定（「醫療法」第 70 條第 1 項）。在病人自費前提下，醫療機構不可拖延或拒絕，應提供病人病歷複製本或中文病歷摘要（「醫療法」第 71 條）。「醫療法」並未限制醫師須以中文書寫病歷，僅規定於必要時醫療機構有提供中文病歷摘要之義務，故無論病人係以國語、臺語、客語、原住民語或外語進行主訴，醫師聽取後所記載於病歷之文字選擇，「醫療法」並未設限，賦予醫師自主彈性[1]。其次，根據「醫師法」規定，要求醫師執行業務有製作病歷之義務，並須簽章與記載時間（「醫師法」第 12 條第 1 項）。

　　針對病歷內容，除病人基本資料外，尚須載明以下事項：就診日期、主訴、檢查項目及結果、診斷或病名、治療、處置或用藥等情形、其他應記載事項（「醫師法」第 12 條第 2 項）。再者，根據「病人自主權利法」第 17 條規定，當變更預立醫療決定、執行預立醫療決定或確認預立醫療決定之內容及範圍時，須在病歷中詳細記載；同意書、病人的書面意思表示與預立醫療決定應與病歷一起保存。

　　綜上所述，無論主要規範主體為醫療機構、醫師或病人，針對病歷之內容、提供與保存等，皆有法源依據（「醫療法」、「醫師法」、「病人自主權利法」）作為依循準則。至於病歷之呈現方式，依據「醫療法」第 69 條，除書面方式外，尚有電子文件方式。在臺灣，目前隨著科技與資訊進步、病人自

---

[1] 聯合新聞網，病歷中文化助醫病溝通？醫界看法不一，https://udn.com/news/story/7266/2835113，最後瀏覽日：2018 年 7 月 24 日。

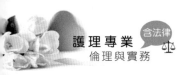
主、環保無紙與珍惜有限醫療資源之意識逐漸覺醒，網際網路與雲端技術對於病歷之跨院傳輸與病人獲取病歷之便利性皆有所改變，如：健康存摺線上查詢系統（全民健保行動快易通 APP）、雲端病歷、健康雲基礎建設、健保醫療資訊雲端查詢系統等[2]。

　　總而言之，病歷作為記載醫療過程之紀錄，無論立基於醫病權利保障（醫療糾紛時之證據）或行政管理角度（申報醫療費用），病歷對於落實病人安全、提升醫療品質皆有其關鍵角色須扮演[3]。以下探討電子文件方式之病歷。

二、電子病歷的法律規定

　　關於電子病歷之法令規定，說明如下：首先，「醫療法」第 69 條賦予電子病歷的法源依據。當醫療機構以電子文件方式製作、貯存病歷，書面方式之病歷得免製作。其次，於 2005 年，依據「醫療法」第 69 條所授權訂定之法規命令即「醫療機構電子病歷製作及管理辦法」（以下簡稱辦法）在臺灣施行，共 23 條，至今經歷 2008 年、2009 年、2022 年 3 次修正。根據辦法第 3 條，規範醫療機構電子病歷資訊系統所須具備之管理機制，包含：標準作業機制、權限管控機制、緊急應變機制、系統安全機制、傳輸加密機制、安全事故處理機制。依據辦法第 9 條，規定醫療機構實施電子病歷之報請備查與敘明義務。再者，「醫療法」第 68 條與辦法第 11 條所提及電子病歷製作後 24 小時內完成之電子簽章，係依據 2001 年所制定之「電子簽章法」進行，共 17 條。針對電子病歷之優點，大抵可歸納為：可跨院傳輸電子病歷（電子病歷交換中心）[4]，以節省空間、時間[5]、紙張[6]、碳粉、金錢、

---

[2] 董信煌 陸曉曦（2017 年 6 月），雲端電子病歷使用意圖之探討，Electronic Commerce Studies，第 15 卷第 2 期，頁 167-208；青年日報，雲端醫療影像分享平臺 有效整合病歷資訊，https://www.ydn.com.tw/News/273774，最後瀏覽日：2018 年 7 月 24 日；商周財富網，投保前必知》想查病歷，不需特地跑一趟醫院或診所…用「手機」就可以!，https://wealth.businessweekly.com.tw/GArticle.aspx?id=ARTL000115347，最後瀏覽日：2018 年 7 月 24 日。

[3] 管敏秀 林俊榮 劉致良 卓宗勳 林政彥（2017 年 9 月），從個人資料保護法談病歷與類病歷銷毀作業之實務分享，病歷資訊管理，第 15 卷第 2 期，頁 1-18。

[4] ETtoday 新聞雲，「電子病歷」沒上傳民眾看病調不到？北市聯醫澄清!，https://health.ettoday.net/news/1170798，最後瀏覽日：2018 年 7 月 24 日。

[5] TVBS 新聞，病歷找 2 小時沒送到! 看診等到抓狂，https://news.tvbs.com.tw/life/890852，最後瀏覽日：2018 年 7 月 24 日。

[6] 李玲美（2018 年 4 月），北部某區域教學醫院實施病歷無紙化過程之探討，病歷資訊管理，第 16 卷第 2 期，頁 1-13。

人力等有限醫療資源支出，做好流程品質管控與效率提升，以確保病人安全[7]、便利病人閱覽與查詢[8]、提升醫師進行醫療決策時之正確性與效率性[9]、增進醫療品質以減少醫療糾紛[10]。故，根據研究指出，電子病歷之實施獲得臨床實務肯定與滿意，如：新進住院醫師[11]或藉由電子病歷資訊系統進行傳染病通報[12]。

綜上所述，臺灣醫療機構已落實電子病歷多年，電子病歷的優點不勝枚舉，惟病歷屬個人資料（「個人資料保護法」第 2 條），涉及病人身心靈健康之隱私資料，一旦洩密後果難以估量，故電子病歷之安全與隱私保護，堪稱實施電子病歷之重要基石[13]。以下則探討電子病歷之隱私保護。

13-2　電子病歷的隱私保護原則

以下特別針對電子病歷之隱私保護，加以討論：首先，「醫療法」第 70 條第 4 項規定銷燬病歷時，在方式上應確保無洩漏病歷內容之虞。其次，為維護電子病歷之安全與病人隱私，衛生署（衛生福利部舊稱）於 2004 年曾訂定「醫療機構實施電子病歷作業要點」（以下簡稱前要點），共 10 點，後於 2007 年停止適用前要點。依據前要點第 7 點規定，為確保安全與隱私，電子病歷系統中完善的作業程序與稽核管制措施必不可少；且依據前要點第 10 點，為保障病人權益，醫療機構應確實執行電子病歷之存取、備份等作業。再者，衛生署（衛生福利部舊稱）亦於 2004 年參考美國於 1996 年所制定之 "Health Insurance Portability and Accountability Act"（「健康保險可攜性與

---

[7] 林思廷　王帝皓　蕭正英　劉裕明　陳曾基　胡育文（2018 年 3 月），整合多套放射腫瘤與醫療資訊系統以實現病歷電子化，放射治療與腫瘤學，第 25 卷第 1 期，頁 21-32。

[8] 薛德興（2018 年 4 月），北部某醫學中心電子病歷創新應用及無紙化推展探討，病歷資訊管理，第 16 卷第 2 期，頁 30-49。

[9] 郭靜燕　鄭舜平　張舒婷　賴雪鈴　詹前隆（2018 年 3 月），應用「結合科技接受模式與計畫行為理論」的概念架構推動電子病歷之經驗－以某區域教學醫院為例，醫學與健康期刊，第 7 卷第 1 期，頁 65-75。

[10] 賴淑芬　林芷彤　孫茂勝（2018 年 1 月），中部某醫學中心電子病歷閱覽整合平臺之規劃，病歷資訊管理，第 16 卷第 1 期，頁 40-51。

[11] 莊秋華　郭律成　楊銘欽（2018 年 6 月），新進住院醫師對電子病歷的看法－以科技持續理論探討，臺灣公共衛生雜誌，第 37 卷第 3 期，頁 254-264。

[12] 胡毓萍　李佳琳　劉宇倫　張啟明　莊人祥（2016 年 3 月），運用醫院電子病歷進行傳染病通報之效益評估，醫療資訊雜誌，第 25 卷第 1 期，頁 23-31。

[13] 楊漢湶（2012 年 1 月），電子病歷與病人隱私權保護，澄清醫護管理雜誌，第 8 卷第 1 期，頁 4-8。

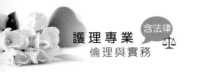
責任法案」)精神,訂定「醫療資訊安全與隱私保護指導綱領(草案)」,共揭示 9 個原則,分別為:最小需求原則、直接取得原則、尊重及告知原則、公平正義原則、符合現行法規原則、合理範圍內之最大安全原則、病人權利保障原則、不可揭露原則與生命權及公共利益保障原則[14]。

綜上所述,針對電子病歷的安全與隱私保護,臺灣不僅有法令可以依循,亦隨時借鏡參考其他法域的因應之道,使臺灣多年累積經驗亦可提供作為國際趨勢之重要參考。

以下列舉近年來,臺灣各醫療機構為確保病歷的提供效率、安全保障與隱私維護所展現之具體成果,如:有醫療機構簡化病歷申請作業流程,即在網際網路上申請,至單一窗口即可拿到病歷[15]、病人病歷立即上傳至雲端系統,以便醫師跨院查詢,病人亦不用重複進行檢查[16]、有醫療機構進行資訊轉型,以成為智慧醫院為目標,除電子病歷外,尚包含導入護理資訊系統、行動護理推車結合標籤讀取器、行動巡房系統、急診護理系統、門診報到系統等[17]、進行人機介面之設計與改良,以降低病歷錯誤提供之風險[18]、有醫療機構為確保病人隱私,試行指紋病歷系統[19]與串聯全臺灣醫療機構病歷庫,打造健康醫療區塊鏈平臺,延伸可攜式病人病歷管理至醫療保險理賠,同時亦確保資料安全性與全球互通性[20]等。

---

[14] 陳怡如 梁芷瑄,從 HIPAA 經驗看臺灣醫療資訊安全管理,https://portal.stpi.narl.org.tw/index/download/915,最後瀏覽日:2018 年 8 月 24 日。

[15] 奇摩新聞,影/提升申請病歷效率 彰化縣內醫院均設標準化窗口服務,https://tw.news.yahoo.com/%E5%BD%B1-%E6%8F%90%E5%8D%87%E7%94%B3%E8%AB%8B%E7%97%85%E6%AD%B7%E6%95%88%E7%8E%87-%E5%BD%B0%E5%8C%96%E7%B8%A3%E5%85%A7%E9%99%A2%E5%9D%87%E8%A8%AD%E6%A8%99%E6%BA%96%E5%8C%96%E7%AA%97%E5%8F%A3%E6%9C%8D%E5%8B%99-133532243.html,最後瀏覽日:2018 年 7 月 24 日。

[16] TVBS 新聞,跨院免帶病歷!報告上「雲端」醫生直接調,https://news.tvbs.com.tw/health/854746,最後瀏覽日:2018 年 7 月 24 日。

[17] iThome,從電子病歷無紙化改造做起,桃園醫院 IT 跨出資訊轉型第一步,https://www.ithome.com.tw/people/123507,最後瀏覽日:2018 年 7 月 24 日。

[18] 林秀燕 侯紹敏 陳雅惠 王拔群 黃立德 (2016 年 12 月),利用人機介面模擬電子病歷資料以增加病人安全,臺灣擬真醫學教育期刊,第 3 卷第 2 期,頁 42-47。

[19] 中時電子報,指紋病歷 雙和醫院明年試行,http://www.chinatimes.com/newspapers/20171208000451-260110,最後瀏覽日:2018 年 7 月 24 日。

[20] iThome,個人病歷將可帶著走!北醫攜手區塊鏈新創 DTCO,要串聯全臺醫院病歷庫,https://www.ithome.com.tw/news/118176,最後瀏覽日:2018 年 7 月 24 日;中央通訊社,醫療區塊鏈興起 綠委:病歷所有權應交病患,http://www.cna.com.tw/news/aipl/201806260079-1.aspx,最後瀏覽日:2018 年 7 月 24 日;數位時代,分享病歷資料就給健康幣,區塊鏈登上白色巨塔激盪新商機,https://www.bnext.com.tw/article/49892/dtco-phros-data-privacy,最後瀏覽日:2018 年 7 月 23 日。

　　以國際趨勢而言，針對電子病歷之應用角度，已有技術可運用電子病歷分析及預測病人未來住院之相關訊息[21]或運用人工智慧分析電子病歷後預測病人相關致命感染、併發症之機率，以提早對高風險病人進行預防性治療[22]。

　　總結而言，電子病歷作為臺灣現今多數醫療機構，因應科技發展與國際趨勢，所選擇進行之製作病歷方式，病人安全與隱私問題之重視與突破成為重點工作。

13-3　偽造與竄改病歷的法律問題

　　針對病歷之法律探討，不外乎病歷本身之真實性與病歷應用之保密性，以下針對真實性確保與保密性確保加以分析：首先，無論偽造或竄改病歷皆涉及病歷記載不實，係對於病歷真實性確保之違反，以臨床案例而言，曾發生病歷真實性違反之案例，如：醫師出境不在臺灣，而有開刀手術之病歷記載[23]、收集健保卡偽造病歷以詐領健保費[24]、病歷記載與病人主訴不一致[25]、病歷隱匿病人主訴[26]等。

　　承前述，根據「醫療法」第 67 條第 1 項與第 68 條第 2 項，明定醫療機構之義務在於清晰、詳實與完整之病歷建立，且針對病歷之增刪亦有明確規定。而違反之罰則係規定在「醫療法」第 102 條，即處罰醫療機構新臺幣

[21] iThome，Google 用深度學習分析電子病歷，預測病患住院天數和死亡率，https://www.ithome.com.tw/news/123081，最後瀏覽日：2018 年 7 月 24 日。

[22] DIGITIMES，人工智慧分析病歷 可預警致命併發症，https://www.digitimes.com.tw/iot/article.asp?cat=158&id=0000535934_8YYLFULY2W7EB25GPD18I，最後瀏覽日：2018 年 7 月 24 日。

[23] 自由時報，長庚醫師真出國假開刀 涉病歷造假，http://news.ltn.com.tw/news/focus/paper/1136252，最後瀏覽日：2018 年 7 月 24 日。

[24] 奇摩新聞，收員工健保卡偽造病歷 名醫江守山詐健保 12 萬起訴，https://tw.news.yahoo.com/%E6%94%B6%E5%93%A1%E5%B7%A5%E5%81%A5%E4%BF%9D%E5%8D%A1%E5%81%BD%E9%80%A0%E7%97%85%E6%AD%B7-%E5%90%8D%E9%86%AB%E6%B1%9F%E5%AE%88%E5%B1%B1%E8%A9%90%E5%81%A5%E4%BF%9D12%E8%90%AC%E8%B5%B7%E8%A8%B4-031342416.html，最後瀏覽日：2018 年 7 月 24 日。

[25] 元氣網，臺灣醫界之痛 當病歷變成天書，https://health.udn.com/health/story/5999/2617660，最後瀏覽日：2018 年 7 月 24 日。

[26] 聯合新聞網，健康名人堂/病歷書寫 仍有改善空間，https://udn.com/news/story/7266/2602175，最後瀏覽日：2018 年 7 月 24 日。

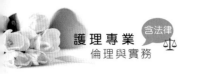

1~5 萬罰鍰，並令限期改善，若屆期未改善，按次連續處罰；另外，依據「醫療法」第 108 條，若醫療機構明知與事實不符而記載病歷，處罰醫療機構新臺幣 5~50 萬罰鍰，或 1 個月~1 年的停業處分、廢止開業執照。

除處罰醫療機構外，依據「醫療法」第 107 條，若醫師違反病歷增刪之規定，亦處罰罰鍰，且移送司法機關辦理違反刑事法律部分（「刑法」第 15 章偽造文書印文罪、第 32 章詐欺背信及重利罪）；「醫師法」第 28-4 條規定，若醫師出具與事實不符之診斷書，處罰醫師新臺幣 10~50 萬罰鍰，得併處限制執業範圍、1 個月至 1 年的停業處分、廢止執業執照，若情節重大，得廢止醫師證書。綜上所述，病歷須以清晰、詳實與完整作為真實性之確保，若發生偽造或竄改病歷等情事，「醫療法」、「醫師法」與「刑法」皆有規範處罰之法源。

13-4 「個人資料保護法」對個人隱私資料的規範

其次，針對病歷保密性的確保，臺灣於 2010 年制定之「個人資料保護法」（前身為於 1995 年制定之「電腦處理個人資料保護法」）可作為規範依據。觀察國際間曾發生關於病歷內容外洩的案例，如：新加坡曾發生病歷資料庫被駭客入侵並竊取就醫病歷[27]、美國臉書公司(Facebook)亦被質疑曾要求醫院與之簽訂病人資料共享協議，擬共享病人的就醫病歷[28]等，顯示病歷保密性之重要，因不僅涉及「憲法」位階隱私權之權利保障，以維護人性尊嚴與尊重人格自由發展（大法官解釋釋字第 603 號[29]），亦涉及「法律」、「命令」

---

[27] 自由時報，新加坡 150 萬人病歷遇駭 李顯龍也受害，http://news.ltn.com.tw/news/world/paper/1218314，最後瀏覽日：2018 年 7 月 24 日。

[28] 自由時報，臉書再爆隱私危機 竟想跟醫院共享病歷，http://news.ltn.com.tw/news/world/breakingnews/2387938，最後瀏覽日：2018 年 7 月 24 日。

[29] 大法官解釋釋字第 603 號解釋文：「維護人性尊嚴與尊重人格自由發展，乃自由民主憲政秩序之核心價值。隱私權雖非憲法明文列舉之權利，惟基於人性尊嚴與個人主體性之維護及人格發展之完整，並為保障個人生活私密領域免於他人侵擾及個人資料之自主控制，**隱私權乃為不可或缺之基本權利，而受憲法第 22 條所保障**（本院釋字第五八五號解釋參照）。其中就個人自主控制個人資料之資訊隱私權而言，乃保障人民決定是否揭露其個人資料、及在何種範圍內、於何時、以何種方式、向何人揭露之決定權，並保障人民對其個人資料之使用有知悉與控制權及資料記載錯誤之更正權。惟憲法對資訊隱私權之保障並非絕對，國家得於符合憲法第 23 條規定意旨之範圍內，以法律明確規定對之予以適當之限制。指紋乃重要之個人資訊，個人對其指紋資訊之自主控制，受資

位階之隱私權保障，如：「醫療法」第 8 條[30]、「通訊保障及監察法」第 1 條[31]、「女性勞工母性健康保護實施辦法」第 14 條[32]與「勞工健康保護規則」第 23 條[33]等。以下針對病歷資料之保護，說明「個人資料保護法」、「個人資料保護法施行細則」等法令之重點內容。

　　首先，依據「個人資料保護法」第 2 條規定，病歷屬於個人資料，即可以直接或間接方式識別個人之資料而言。鑒於病歷屬於個人資料，屬於隱私權保障範疇，依據「個人資料保護法」第 6 條第 1 項，原則上不得蒐集、處理或利用，但若符合以下 6 種情形，例外得予以蒐集、處理或利用：法律明文規定、公務機關執行法定職務或非公務機關履行法定義務之必要範圍內，且事前或事後有適當安全維護措施、當事人自行公開或其他已合法公開之個人資料、公務機關或學術研究機構基於醫療、衛生或犯罪預防之目的，為統計或學術研究而有必要，且資料經過提供者處理後或經蒐集者依其揭露方式

訊隱私權之保障。而國民身分證發給與否，則直接影響人民基本權利之行使。戶籍法第 8 條第二項規定：依前項請領國民身分證，應捺指紋並錄存。但未滿十四歲請領者，不予捺指紋，俟年滿十四歲時，應補捺指紋並錄存。第三項規定：請領國民身分證，不依前項規定捺指紋者，不予發給。對於未依規定捺指紋者，拒絕發給國民身分證，形同強制按捺並錄存指紋，以作為核發國民身分證之要件，其目的為何，戶籍法未設明文規定，於憲法保障人民資訊隱私權之意旨已有未合。縱用以達到國民身分證之防偽、防止冒領、冒用、辨識路倒病人、迷途失智者、無名屍體等目的而言，亦屬損益失衡、手段過當，不符比例原則之要求。戶籍法第 8 條第二項、第三項強制人民按捺指紋並予錄存否則不予發給國民身分證之規定，與憲法第 22 條、第 23 條規定之意旨不符，應自本解釋公布之日起不再適用。至依據戶籍法其他相關規定換發國民身分證之作業，仍得繼續進行，自不待言。國家基於特定重大公益之目的而有大規模蒐集、錄存人民指紋、並有建立資料庫儲存之必要者，則應以法律明定其蒐集之目的，其蒐集應與重大公益目的之達成，具有密切之必要性與關聯性，並應明文禁止法定目的外之使用。主管機關尤應配合當代科技發展，運用足以確保資訊正確及安全之方式為之，並對所蒐集之指紋檔案採取組織上與程序上必要之防護措施，以符憲法保障人民資訊隱私權之本旨。」

[30] 「醫療法」第 8 條：「本法所稱人體試驗，係指醫療機構依醫學理論於人體施行新醫療技術、新藥品、新醫療器材及學名藥生體可用率、生體相等性之試驗研究。人體試驗之施行應尊重接受試驗者之自主意願，並**保障其健康權益與隱私權**。」

[31] 「通訊保障及監察法」第 1 條：「為**保障**人民秘密通訊自由及**隱私權**不受非法侵害，並確保國家安全，維護社會秩序，特制定本法。」

[32] 「女性勞工母性健康保護實施辦法」第 14 條：「雇主依本辦法採取之危害評估、控制方法、面談指導、適性評估及相關採行措施之執行情形，均應予記錄，並將相關文件及紀錄至少保存三年。前項文件或紀錄等勞工個人資料之保存及管理，**應保障**勞工**隱私權**。」

[33] 「勞工健康保護規則」第 23 條：「雇主於勞工經體格檢查、健康檢查或健康追蹤檢查後，應採取下列措施：一、參採醫師依附表十二規定之建議，告知勞工，並適當配置勞工於工作場所作業。二、對檢查結果異常之勞工，應由醫護人員提供其健康指導；其經醫師健康評估結果，不能適應原有工作者，應參採醫師之建議，變更其作業場所、更換工作或縮短工作時間，並採取健康管理措施。三、將檢查結果發給受檢勞工。四、彙整受檢勞工之歷年健康檢查紀錄。前項第二款規定之健康指導及評估建議，應由第三條、第四條或第十三條規定之醫護人員為之。但依規定免僱用或特約醫護人員者，得由辦理勞工體格及健康檢查之醫護人員為之。第一項規定之勞工體格及健康檢查紀錄、健康指導與評估等勞工醫療資料之保存及管理，**應保障**勞工**隱私權**。」

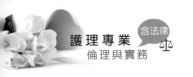

無從識別特定之當事人、為協助公務機關執行法定職務或非公務機關履行法定義務之必要範圍內,且事前或事後有適當安全維護措施、經當事人書面同意。若有違反,依據「個人資料保護法」第 41 條,係意圖為自己或第三人不法之利益或損害他人之利益,處 5 年以下有期徒刑,得併科新臺幣 100 萬元以下罰金;若非公務機關違反「個人資料保護法」第 6 條第 1 項,依據「個人資料保護法」第 47 條,由中央目的事業主管機關或直轄市、縣(市)政府處新臺幣 5~50 萬元罰鍰,並令限期改正,屆期未改正,按次處罰。

其次,依據「個人資料保護法施行細則」第 4 條第 1 項,係針對「個人資料保護法」第 2 條所指病歷予以解釋,即前述「醫療法」第 67 條第 2 項而言。再者,其他法令涉及病歷保密性規範,如:「人類免疫缺乏病毒傳染防治及感染者權益保障條例」第 14 條規定,除依法律規定或基於防治需要,主管機關、醫事機構、醫事人員及其他因業務知悉感染者病歷等資料者,不得洩漏;若有違反,依據「人類免疫缺乏病毒傳染防治及感染者權益保障條例」第 23 條第 1、4、5 項規定,處新臺幣 3~15 萬元罰鍰,主管機關於必要時,得限期令其改善,屆期未改善,按次處罰,醫事人員情節重大,移付中央主管機關懲戒。又如:「傳染病防治法」第 10 條規定,政府機關、醫事機構、醫事人員及其他因業務知悉傳染病或疑似傳染病病人之病歷等有關資料者,不得洩漏;若醫事人員及其他因業務知悉傳染病或疑似傳染病病人之病歷等有關資料者有違反,依據「傳染病防治法」第 64 條規定,處新臺幣 9~45 萬元罰鍰;醫事機構依據「傳染病防治法」第 65 條規定,得併處新臺幣 30~200 萬元罰鍰。

可見,關於病歷保密性的要求,除規範在「個人資料保護法」外,在「人類免疫缺乏病毒傳染防治及感染者權益保障條例」、「傳染病防治法」亦有規範病歷洩漏禁止與處罰之明文,且醫事人員、醫事機構皆須承擔法律責任。故,醫事機構須履行監督之責,增加對於醫事人員之教育訓練與定期培訓使醫事人員了解法令要求,著實刻不容緩。

結論

　　本章依序說明病歷的法律規定、電子病歷的隱私保護原則、偽造與竄改病歷的法律問題與「個人資料保護法」對個人隱私資料的規範。本文認為病歷作為病人醫療過程之紀錄，涉及病人身心靈切身生命、健康，影響層面甚巨，尤其伴隨高科技發展之下，電子病歷作為大多數醫療機構所選擇之病歷製作方式，無論真實性確保與保密性確保，皆須立基於病人安全與隱私保護作為出發點，以捍衛人性尊嚴與尊重人格權。

　　隨著科技發展日新月異，便利性要求固然重要，但病人安全與隱私保障不容絲毫懈怠。且醫療機構與醫事人員面對病人自主意識覺醒之際，其對於病歷之真實性確保與保密性確保著實責無旁貸。

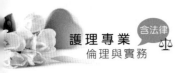

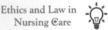

問題討論

Ethics and Law in Nursing Care

1. 本章提及「醫療資訊安全與隱私保護指導綱領（草案）」所揭示之 9 個原則，請問您認為 9 個原則的具體內容為何？

2. 本章提及病歷之真實性確保與保密性確保，請問您認為在法律面上，病歷尚有何面向之確保須注意？

3. 本章提及隱私權之「憲法」位階，請問您認為除大法官解釋釋字第 603 號外，尚有何大法官解釋釋字予以揭示？

參考資料

Ethics and Law in Nursing Care

李玲美(2018)・北部某區域教學醫院實施病歷無紙化過程之探討・*病歷資訊管理*，*16*(2)，1-13。

林秀燕、侯紹敏、陳雅惠、王拔群、黃立德(2016)・利用人機介面模擬電子病歷資料以增加病人安全・*臺灣擬真醫學教育期刊*，*3*(2)，42-47。

林思廷、王帝皓、蕭正英、劉裕明、陳曾基、胡育文(2018)・整合多套放射腫瘤與醫療資訊系統以實現病歷電子化・*放射治療與腫瘤學*，*25*(1)，21-32。

胡毓萍、李佳琳、劉宇倫、張啟明、莊人祥(2016)・運用醫院電子病歷進行傳染病通報之效益評估・*醫療資訊雜誌*，*25*(1)，23-31。

莊秋華、郭律成、楊銘欽(2018)・新進住院醫師對電子病歷的看法－以科技持續理論探討・*臺灣公共衛生雜誌*，*37*(3)，254-264。

郭靜燕、鄭舜平、張舒婷、賴雪鈴、詹前隆(2018)・應用「結合科技接受模式與計畫行為理論」的概念架構推動電子病歷之經驗－以某區域教學醫院為例・*醫學與健康期刊*，*7*(1)，65-75。

董信煌、陸曉曦(2017)・雲端電子病歷使用意圖之探討・*Electronic Commerce Studies*，*15*(2)，167-208。

楊漢淙(2012)・電子病歷與病人隱私權保護・*澄清醫護管理雜誌*，*8*(1)，4-8。

管敏秀、林俊榮、劉致良、卓宗勳、林政彥(2017)・從個人資料保護法談病歷與類病歷銷毀作業之實務分享・*病歷資訊管理*，*15*(2)，1-18。

賴淑芬、林芷彤、孫茂勝(2018)・中部某醫學中心電子病歷閱覽整合平臺之規劃・*病歷資訊管理*，*16*(1)，40-51。

薛德興(2018)・北部某醫學中心電子病歷創新應用及無紙化推展探討・*病歷資訊管理*，*16*(2)，30-49。

DIGITIMES（2018，7 月 24 日）・*人工智慧分析病歷 可預警致命併發症*。https://www.digitimes.com.tw/iot/article.asp?cat=158&id=0000535934_8YYLFULY2W7EB25GPD18I

ETtoday 新聞雲（2018，7 月 24 日）・*「電子病歷」沒上傳民眾看病調不到？北市聯醫澄清！*。https://health.ettoday.net/news/1170798

iThome（2018，7 月 24 日）。*Google 用深度學習分析電子病歷，預測病患住院天數和死亡率。*
https://www.ithome.com.tw/news/123081

iThome（2018，7 月 24 日）。*個人病歷將可帶著走！北醫攜手區塊鏈新創 DTCO，要串聯全臺醫院病歷庫。* https://www.ithome.com.tw/news/118176

iThome（2018，7 月 24 日）。*從電子病歷無紙化改造做起，桃園醫院 IT 跨出資訊轉型第一步。*
https://www.ithome.com.tw/people/123507

TVBS 新聞（2018，7 月 24 日）。*病歷找 2 小時沒送到！看診等到抓狂。*
https://news.tvbs.com.tw/life/890852

TVBS 新聞（2018，7 月 24 日）。*跨院免帶病歷！報告上「雲端」 醫生直接調。*
https://news.tvbs.com.tw/health/854746

中央通訊社（2018，7 月 24 日）。*醫療區塊鏈興起 綠委：病歷所有權應交病患。*
http://www.cna.com.tw/news/aipl/201806260079-1.aspx

中時電子報（2018，7 月 24 日）。*指紋病歷 雙和醫院明年試行。*
http://www.chinatimes.com/newspapers/20171208000451-260110

元氣網（2018，7 月 24 日）。*臺灣醫界之痛 當病歷變成天書。*
https://health.udn.com/health/story/5999/2617660

自由時報（2018，7 月 24 日）。*長庚醫師真出國假開刀 涉病歷造假。*
http://news.ltn.com.tw/news/focus/paper/1136252

自由時報（2018，7 月 24 日）。*新加坡 150 萬人病歷遭駭 李顯龍也受害。*
http://news.ltn.com.tw/news/world/paper/1218314

自由時報（2018，7 月 24 日）。*臉書再爆隱私危機 竟想跟醫院共享病歷。*
http://news.ltn.com.tw/news/world/breakingnews/2387938

奇摩新聞（2018，7 月 24 日）。*收員工健保卡偽造病歷 名醫江守山詐健保 12 萬起訴。*
https://tw.news.yahoo.com/%E6%94%B6%E5%93%A1%E5%B7%A5%E5%81%A5%E4%BF%9D%E5%8D%A1%E5%81%BD%E9%80%A0%E7%97%85%E6%AD%B7-%E5%90%8D%E9%86%AB%E6%B1%9F%E5%AE%88%E5%B1%B1%E8%A9%90%E5%81%A5%E4%BF%9D12%E8%90%AC%E8%B5%B7%E8%A8%B4-031342416.html

奇摩新聞（2018，7 月 24 日）。*提升申請病歷效率 彰化縣內醫院均設標準化窗口服務。*
https://tw.news.yahoo.com/%E5%BD%B1%E6%8F%90%E5%8D%87%E7%94%B3%E8%AB%8B%E7%97%85%E6%AD%B7%E6%95%88%E7%8E%87%E5%BD%B0%E5%8C%96%E7%B8%A3%E5%85%A7%E9%86%AB%E9%99%A2%E5%9D%87%E8%A8%AD%E6%A8%99%E6%BA%96%E5%8C%96%E7%AA%97%E5%8F%A3%E6%9C%8D%E5%8B%99-133532243.html

青年日報（2018，7 月 24 日）。*雲端醫療影像分享平臺 有效整合病歷資訊。*
https://www.ydn.com.tw/News/273774

陳怡如、梁芷瑄（2018，8 月 24 日）。*從 HIPAA 經驗看臺灣醫療資訊安全管理。*
https://portal.stpi.narl.org.tw/index/download/915

商周財富網（2018，7 月 24 日）。*投保前必知 想查病歷，不需特地跑一趟醫院或診所……用「手機」就可以！。* https://wealth.businessweekly.com.tw/GArticle.aspx?id=ARTL000115347

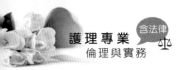

數位時代（2018，7月23日）。*分享病歷資料就給健康幣，區塊鏈登上白色巨塔激盪新商機*。
https://www.bnext.com.tw/article/49892/dtco-phros-data-privacy
聯合新聞網（2018，7月24日）。*病歷中文化助醫病溝通？醫界看法不一*。
https://udn.com/news/story/7266/2835113
聯合新聞網（2018，7月24日）。*健康名人堂／病歷書寫 仍有改善空間*。
https://udn.com/news/story/7266/2602175

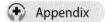 Appendix　**附錄一**

護理人員法

民國 80 年 5 月 17 日公布
民國 112 年 6 月 21 日修正

第一章　總　則

第 1 條　中華民國人民經護理人員考試及格，並依本法領有護理人員證書者，得充護理人員。

前項考試得以檢覈行之；其檢覈辦法，由考試院會同行政院定之。

第 2 條　本法所稱護理人員，指護理師及護士。

第 3 條　經護理人員考試及格者，得請領護理人員證書。

第 4 條　請領護理人員證書，應具申請書及資格證明文件，送請中央主管機關審核後發給之。

第 5 條　本法所稱主管機關：在中央為衛生福利部；在直轄市為直轄市政府；在縣（市）為縣（市）政府。

第 6 條　有下列情形之一者，不得充護理人員；其已充護理人員者，撤銷或廢止其護理人員證書：

一、　曾犯肅清煙毒條例或麻醉藥品管理條例之罪，經判刑確定。

二、　曾犯毒品危害防制條例之罪，經判刑確定。

三、　依本法受廢止護理人員證書處分。

第 7 條　非領有護理師或護士證書者，不得使用護理師或護士名稱。

非領有專科護理師證書者，不得使用專科護理師名稱。

第 7-1 條　護理師經完成專科護理師訓練，並經中央主管機關甄審合格者，得請領專科護理師證書。

前項專科護理師之甄審，中央主管機關得委託各相關專科護理學會辦理初審工作。領有護理師證書並完成相關專科護理師訓練者，均得參加各該專科護理師之甄審。

專科護理師之分科及甄審辦法，由中央主管機關定之。

第二章　執　業

第 8 條　護理人員應向執業所在地直轄市、縣（市）主管機關申請執業登記，領有執業執照，始得執業。

護理人員執業，應每六年接受一定時數繼續教育，始得辦理執業執照更新。但有特殊理由，未能於執業執照有效期限屆至前申請更新，經檢具書面理由及證明文件，向原發執業執照機關申請延期更新並經核准者，得於有效期限屆至之日起六個月內，補行申請。

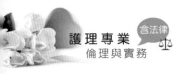

第一項申請執業登記之資格、條件、應檢附文件、執業執照發給、換發、補發、更新與前項繼續教育之課程內容、積分、實施方式、完成繼續教育之認定及其他應遵行事項之辦法，由中央主管機關定之。

第 9 條　有下列情形之一者，不得發給執業執照；已領者，撤銷或廢止之：
一、經撤銷或廢止護理人員證書。
二、經廢止護理人員執業執照未滿一年。
三、有客觀事實認不能執行業務，經直轄市、縣（市）主管機關邀請相關專科醫師、護理人員及學者專家組成小組認定。
前項第三款原因消失後，仍得依本法規定申請執業執照。

第 10 條　護理人員非加入所在地護理人員公會，不得執業。
護理人員公會不得拒絕具有會員資格者入會。

第 11 條　護理人員停業或歇業時，應自事實發生之日起三十日內，報請原發執業執照機關備查。
前項停業之期間，以一年為限；逾一年者，應辦理歇業。
護理人員變更執業處所或復業者，準用關於執業之規定。
護理人員死亡者，由原發執業執照機關註銷其執業執照。

第 12 條　護理人員執業，應在所在地主管機關核准登記之醫療機構、護理機構或其他經中央主管機關認可之機構為之。但急救、執業機構間之支援或經事先報准者，不在此限。

第 13 條　護理人員執業，其登記執業之處所，以一處為限。

第三章　護理機構之設置及管理

第 14 條　為減少醫療資源浪費，因應連續性醫療照護之需求，並發揮護理人員之執業功能，得設置護理機構。

第 15 條　（刪除）

第 16 條　護理機構之設置或擴充，應先經主管機關許可；其申請人之資格、審查程序與基準、撤銷、廢止及其他應遵行事項之辦法，由中央主管機關定之。
護理機構之分類及設置標準，由中央主管機關定之。

第 17 條　護理機構之開業，應依左列規定，向所在地直轄市或縣（市）主管機關申請核准登記，發給開業執照：
一、公立護理機構：由其代表人為申請人。
二、財團法人護理機構：由該法人為申請人。
三、私立護理機構：由個人設置者，以資深護理人員為申請人；由其他法人依有關法律規定附設者，以該法人為申請人。

第 18 條　護理機構名稱之使用或變更，應以主管機關核准者為限。
非護理機構不得使用護理機構或類似護理機構之名稱。

第 18-1 條　護理機構廣告，其內容以左列事項為限：
一、護理機構之名稱、開業執照字號、地址、電話及交通路線。
二、負責護理人員之姓名、性別、學歷、經歷、護理人員證書及執業執照字號。

三、 業務項目及執業時間。

四、 開業、歇業、停業、復業、遷移及其年、月、日。

五、 其他經中央主管機關公告容許事項。

非護理機構，不得為護理業務之廣告。

第 18-2 條　護理機構不得使用下列名稱：

一、 在同一直轄市或縣（市）區域內，他人已登記使用之護理機構名稱。

二、 在同一直轄市或縣（市）區域內，與被廢止開業執照未滿一年或受停業處分之護理機構相同或類似之名稱。

三、 易使人誤認其與政府機關、公益團體有關或有妨害公共秩序或善良風俗之名稱。

第 19 條　護理機構應置負責資深護理人員一人，對其機構護理業務，負督導責任，其資格條件由中央主管機關定之。

私立護理機構由前項資深護理人員設置者，以其申請人為負責人。

第 19-1 條　護理機構負責護理人員因故不能執行業務，應指定合於負責人資格者代理之。代理期間超過一個月者，應報請原發開業執照機關備查。

前項代理期間，最長不得逾一年。

第 20 條　護理機構應與鄰近醫院訂定轉介關係之契約。

前項醫院以經主管機關依法評鑑合格者為限。

第一項契約終止、解除或內容有變更時，應另訂新約，並於契約終止、解除或內容變更之日起十五日內，檢具新約，向原發開業執照機關報備。

第 21 條　護理機構之收費標準，由直轄市、縣（市）主管機關核定之。但公立護理機構之收費標準，由該管主管機關分別核定。

護理機構不得違反收費標準，超額收費。

第 22 條　護理機構停業、歇業或其登記事項變更時，應於事實發生之日起三十日內，報請原發開業執照機關備查。

護理機構遷移或復業者，準用關於設立之規定。

第 23 條　護理機構應依法令規定或依主管機關之通知，提出報告，並接受主管機關對其人員配置、設備、收費、作業、衛生、安全、記錄等之檢查及資料蒐集。

第 23-1 條　中央主管機關應辦理護理機構評鑑。直轄市、縣（市）主管機關對轄區內護理機構業務，應定期實施督導考核。

護理機構對前項評鑑及督導考核，不得規避、妨礙或拒絕。

第一項之評鑑、督導考核，必要時，得委託相關機構或團體辦理。

第 23-2 條　中央主管機關辦理護理機構評鑑，應將各機構評鑑之結果、有效期間及類別等事項公告之。

護理機構於評鑑合格有效期間內，違反本法或依本法所發布之命令，經主管機關令其限期改善，屆期未改善或其違反情節重大者，中央主管機關得調降其評鑑合格類別或廢止其評鑑合格資格。

護理機構評鑑之標準，包括對象、項目、評等、方式等，與評鑑結果之撤銷、廢止及其他應遵行事項之辦法，由中央主管機關定之。

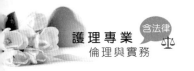

第四章　業務與責任

第 24 條　護理人員之業務如下：
　　　　　一、健康問題之護理評估。
　　　　　二、預防保健之護理措施。
　　　　　三、護理指導及諮詢。
　　　　　四、醫療輔助行為。
　　　　　前項第四款醫療輔助行為應在醫師之指示下行之。
　　　　　專科護理師及依第七條之一接受專科護理師訓練期間之護理師，除得執行第一項業務外，並得於醫師監督下執行醫療業務。
　　　　　前項所定於醫師監督下得執行醫療業務之辦法，由中央主管機關定之。
第 25 條　護理人員執行業務時，應製作記錄。
　　　　　前項記錄應由該護理人員執業之機構依醫療法第七十條辦理。
第 26 條　護理人員執行業務時，遇有個案危急，應立即聯絡醫師。但必要時，得先行給予緊急救護處理。
第 27 條　護理人員受有關機關詢問時，不得為虛偽之陳述或報告。
第 28 條　除依前條規定外，護理人員或護理機構及其人員對於因業務而知悉或持有他人秘密，非依法、或經當事人或其法定代理人之書面同意者，不得洩漏。

第五章　懲　處

第 29 條　護理機構有下列情形之一者，處新臺幣二萬元以上十萬元以下罰鍰；其情節重大者，並得廢止其開業執照：
　　　　　一、容留未具護理人員資格者擅自執行護理業務。
　　　　　二、從事有傷風化或危害人體健康等不正當業務。
　　　　　三、超收費用經查屬實，而未依限將超收部分退還。
　　　　　四、受停業處分而不停業。
第 30 條　護理人員受停業處分仍執行業務者，廢止其執業執照；受廢止執業執照處分仍執行業務者，廢止其護理人員證書。
第 30-1 條　護理人員將證照租借予不具護理人員資格者使用，廢止其護理人員證書；租借予前述以外之人使用者，處新臺幣二萬元以上十萬元以下罰鍰，得併處一個月以上一年以下之停業處分或廢止其執業執照。
　　　　　前項情形涉及刑事責任者，並應移送該管檢察機關依法辦理。
第 31 條　護理機構受廢止開業執照處分，仍繼續開業者，得由中央主管機關吊扣其負責護理人員證書二年。
第 31-1 條　違反依第十六條第二項所定設置標準者，應令其限期改善；屆期未改善者，處新臺幣六萬元以上三十萬元以下罰鍰，並再令其限期改善；屆期仍未改善者，得處一個月以上一年以下停業處分；停業期滿仍未改善者，得廢止其設置許可。

第 31-2 條　護理機構依第二十三條之一第一項規定接受評鑑，經評鑑不合格者，除違反依第十六條第二項所定設置標準，依前條規定處罰外，應令其限期改善；屆期未改善者，其屬收住式護理機構，處新臺幣六萬元以上三十萬元以下罰鍰，其他護理機構，處新臺幣六千元以上三萬元以下罰鍰，並得按次處罰；情節重大者，得處一個月以上一年以下停業處分，停業期滿仍未改善者，得廢止其設置許可。

第 32 條　違反第十六條第一項、第十七條、第十八條第一項、第十八條之一第一項、第二十條第三項、第二十二條或第二十三條規定者，處新臺幣一萬五千元以上十五萬元以下罰鍰，並得限期令其改善；屆期未改善或情節重大者，處一個月以上一年以下之停業處分或廢止其開業執照。

第 33 條　違反第八條第一項、第二項、第十條第一項、第十二條、第十九條之一第一項、第二十三條之一第二項或第二十五條至第二十八條規定者，處新臺幣六千元以上三萬元以下罰鍰，並令其限期改善；屆期未改善者，處一個月以上一年以下之停業處分。

　　　　護理人員公會違反第十條第二項規定者，由人民團體主管機關處新臺幣一萬元以上五萬元以下罰鍰。

第 34 條　護理機構受廢止開業執照處分者，其負責護理人員於一年內不得申請設置護理機構。

第 35 條　護理人員於業務上有違法或不正當行為者，處一個月以上一年以下之停業處分；其情節重大者，得廢止其執業執照；其涉及刑事責任者，並應移送該管檢察機關依法辦理。

第 36 條　違反第十八條第二項或第二十一條第二項規定者，處新台幣一萬五千元以上十五萬元以下罰鍰。

　　　　違反第二十一條第二項規定者，並應限期退還超額收費。

第 37 條　未取得護理人員資格，執行護理人員業務者，處三年以下有期徒刑，得併科新臺幣三萬元以上十五萬元以下罰金。但在護理人員指導下實習之高級護理職業以上學校之學生或畢業生，不在此限。

　　　　僱用前項未取得護理人員資格者，處新臺幣一萬五千元以上十五萬元以下罰鍰。

第 38 條　違反第七條或第十八條之一第二項規定者，處新臺幣一萬元以上六萬元以下罰鍰，並令限期改善；屆期未改善者，按次連續處罰。

第 39 條　違反第十一條第一項規定者，處新台幣三千元以上三萬元以下罰鍰。

第 40 條　護理人員受廢止執業執照之處分時，應自事實發生之日起三日內將執照繳銷；其受停業之處分者，應將執照送由主管機關將停業理由及期限記載於該執照背面，仍交由本人收執，期滿後方准復業。

第 41 條　本法所定之罰鍰、停業、撤銷或廢止執業執照、開業執照，除本法另有規定外，由直轄市、縣（市）主管機關處罰之；撤銷、廢止或吊扣護理人員證書，由中央主管機關處罰之。

第 42 條　（刪除）

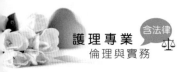

第六章　公　會

第 43 條　護理人員公會分直轄市及縣（市）公會，並得設護理人員公會全國聯合會。

第 44 條　護理人員公會之區域，依現有之行政區域，在同一區域內，同級之公會以一個為限。

但於行政區域調整變更前已成立者，不在此限。

第 45 條　直轄市及縣（市）護理人員公會，由該轄區域內護理人員九人以上發起組織之；未滿九人者，得加入鄰近區域之公會或共同組織之。

第 46 條　（刪除）

第 47 條　護理人員公會全國聯合會應由三分之一以上之直轄市、縣（市）護理人員公會完成組織後，始得發起組織。

前項護理人員公會聯合會成立後，本法四十五條之直轄市及縣（市）護理人員公會應加入之。

第 48 條　各級護理人員公會，由人民團體主管機關主管。但其目的事業，應受主管機關之指導、監督。

第 49 條　各級護理人員公會置理事、監事，均於召開會員（會員代表）大會時，由會員（會員代表）選舉之，並分別成立理事會、監事會，其名額如下：

一、直轄市、縣（市）護理人員公會之理事，不得超過二十七人。

二、護理人員公會全國聯合會之理事，不得超過三十五人。

三、各級護理人員公會之理事名額，不得超過全體會員（會員代表）人數二分之一。

四、各級護理人員公會之監事名額，不得超過各該公會理事名額三分之一。

各級護理人員公會得置候補理事、候補監事；其名額不得超過各該公會理事、監事名額三分之一。

理事、監事名額在三人以上者，得分別互選常務理事、常務監事，其名額不得超過理事或監事總額三分之一，並應由理事就常務理事中選舉一人為理事長；其不置常務理事者，就理事中互選之。常務監事在三人以上者，應互選一人為監事會召集人。

第 50 條　理、監事任期均為三年，連選連任者不得超過二分之一；理事長之連任，以一次為限。

第 50-1 條　上級護理人員公會理事、監事之當選，不限於下級護理人員公會選派參加之會員代表。

下級護理人員公會選派參加上級護理人員公會之會員代表，不限於該下級護理人員公會之理事、監事。

第 51 條　護理人員公會每年召開會員（會員代表）大會一次，必要時得召開臨時大會。護理人員公會會員人數超過三百人時，得依章程之規定，就會員分布狀況劃定區域，按其會員人數比率選定代表，召開會員代表大會，行使會員大會之職權。

第 52 條　護理人員公會應訂立章程，造具會員名冊及選任職員簡歷名冊，送請所在地人民團體主管機關立案，並分送中央及所在地主管機關備查。

第 53 條　各級護理人員公會之章程，應載明下列事項：
　　　　　一、名稱、區域及會所所在地。
　　　　　二、宗旨、組織、任務或事業。
　　　　　三、會員之入會及出會。
　　　　　四、會員應納之會費及繳納期限。
　　　　　五、會員代表之產生及其任期。
　　　　　六、理事、監事名額、權限、任期及其選任、解任。
　　　　　七、會員（會員代表）大會及理事會、監事會會議之規定。
　　　　　八、會員應遵守之公約。
　　　　　九、經費及會計。
　　　　　十、章程之修改。
　　　　　十一、其他依法令規定應載明或處理會務之必要事項。

第 54 條　護理人員公會違反法令或章程者，人民團體主管機關得為下列之處分：
　　　　　一、警告。
　　　　　二、撤銷其決議。
　　　　　三、撤免其理事、監事。
　　　　　四、限期整理。
　　　　　前項第一款、第二款處分，亦得由主管機關為之。

第 54-1 條　直轄市、縣（市）護理人員公會對護理人員公會全國聯合會之章程及決議，有遵守義務。

第 55 條　護理人員公會之會員有違反法令或章程之行為者，公會得依章程、理事會、監事會或會員（會員代表）大會之決議處分。

第 55-1 條　中央或直轄市、縣（市）主管機關依本法核發證書或執照時，得收取證書費或執照費；其費額，由中央主管機關定之。

第 55-2 條　本法中華民國九十六年一月九日修正之條文施行前已立案之護理人員公會全國聯合會，應自本法修正施行之日起四年內，依本法規定完成改組；已立案之省護理人員公會，應併辦理解散。

第 55-3 條　外國人得依中華民國法律，應護理人員考試。

　　　　　前項考試及格，領有護理人員證書之外國人，在中華民國執行護理業務，應經中央主管機關許可，並應遵守中華民國關於護理與醫療之相關法令及護理人員公會章程；其執業之許可及管理辦法，由中央主管機關定之。

　　　　　違反前項規定者，除依法處罰外，中央主管機關並得廢止其許可。

第七章　附　則

第 56 條　本法施行細則，由中央主管機關定之。

第 57 條　本法自公布日施行。

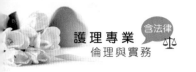
⊕ Appendix　附錄二

紐倫堡宣言(The Nuremberg Code)

一、　受試者的自願同意是絕對必要的。

二、　試驗的目的必須能為社會帶來福祉，且無法以試驗以外的方式獲得。試驗不可是隨機或不必要的。

三、　試驗的設計，必須基於動物實驗的結果，以及對疾病自然發展的知識，或是預期的結果將可證明試驗的合理性。

四、　試驗過程應避免所有不必要的身體或心智的痛苦和傷害。

五、　任何預知可能造成死亡或傷害的試驗，絕不可進行。唯一可能的例外，是進行試驗的醫師本身也是受試者。

六、　受試者的風險必須低於試驗可能帶來的益處。

七、　對受試者可能造成的傷害、失能或死亡都應提供適切的保護。

八、　試驗必須由適任的人員主導。試驗的所有階段都應以最高的技術進行，並提供受試者最好的照護。

九、　受試者可以在試驗的任何階段退出試驗。

十、　試驗進行期間，若發現有任何可能導致受試者傷害、失能或死亡的情況時，應立即停止試驗。

Appendix　**附錄三**

2013 年赫爾辛基宣言

序　文

第 1 條　世界醫學會已議定赫爾辛基宣言，此聲明應做為進行醫學研究時遵循之倫理原則。此醫學研究是指以人做為研究的對象，亦包括使用可辨識身分之人體組織或資料的研究。

　　　　- 研讀本宣言時應看全貌，不可斷章取義。應用本宣言作為倫理考量時，應同時參照各個條款、段落之相關內容、不可偏廢。

第 2 條　雖然本宣言是針對醫師為主，世界醫學會也鼓勵參與醫學研究的其他研究者，凡執行涉及人的研究時，皆應採循本宣言內的倫理原則。

一般原則

第 3 條　在其議定的日內瓦宣言，世界醫學會明確要求醫師：必須以個案之健康為首要考量；國際醫療倫理規章亦宣示：醫師應以其個案之最佳利益為考量，為其提供適切的醫療照護。

第 4 條　醫師之天職在於提升、維護個案（及參與其醫學研究中所有的研究對象）之健康、福樂、及權益。對此，醫師應本於其專業知識及良知，戮力以赴予以達成。

第 5 條　醫學之進步奠基於那些終須涉及以人作為對象的醫學研究。

第 6 條　以人做為實驗對象之醫學研究，其主要目的是要瞭解疾病的病因、病程、與影響，並改善預防、診斷、及醫治之各類介入（方法、步驟、療法）。即便對於目前已被證實為最佳之醫療介入，也應持續不斷地經由研究來評量其安全、效能、效率、就醫可近性、及品質。

第 7 條　醫學研究須依循倫理標準來進行，而這些標準足以提振及確保對所有身為研究對象的人之尊重，並維護其健康及權益。

第 8 條　雖然醫學研究的主要目的是欲產集新知，但絕不可藉此凌駕於研究對象個人權益之上。

第 9 條　參與醫學研究的醫師有責任保障其研究對象之生命、健康、尊嚴、身心健全、自決權、隱私、及個人資訊之保密。此種保護研究對象的天職，必然是參與研究的醫師及其他醫護人員責無旁貸的。即使事前已徵得其知情同意，也絕不能因此卸責而推給研究對象本人。

第 10 條　醫師於執行以人做為實驗對象的醫學研究之際，必須考量該國倫理、法律、管制之規範與標準，並考量國際上相關適用的規範與標準。任何國家或國際之倫理、法律、管制之要求，皆不應減損或排除本宣言內針對研究對象所闡述之保障。

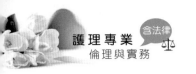
第 11 條　對於可能傷害自然環境之醫學研究，吾人都須存有戒心、謹慎為之，盡
　　　　　可能減低此傷害。

第 12 條　凡涉及以人做為實驗對象之醫學研究，皆須由接受過適當的倫理及科學
　　　　　教育、訓練及適格的人員執行。若以個案或健康自願者作為實驗對象之
　　　　　醫學研究，亦須在勝任且適格的醫師或其它醫療專業人員的監督下進
　　　　　行。

第 13 條　對於某些因故未能充分與醫學研究的族群，仍應提供其適當的參與機會
　　　　　與途徑。

第 14 條　醫師於醫療照護時，容許有限度地結合醫學研究於其個案身上，但此理
　　　　　由必須是充分合理。例如，此醫學研究須具潛在的預防、診斷或治療的
　　　　　價值，且醫師合理地相信其個案並不會因參與此研究而導致其健康上有
　　　　　不良的影響。

第 15 條　若研究對象因參與試驗而導致傷害，研究團隊必須確保研究對象能得到
　　　　　適當合理的補償與醫療。

風險、負擔、受益

第 16 條　在醫療行為及醫學研究過程中，大多數的介入手段都涉及風險與負擔。
　　　　　・ 凡涉及以人做為實驗對象的醫學研究，唯有在其研究目的之重要性遠
　　　　　　超過研究對象因此遭受的風險及負擔時，此研究方可為之。

第 17 條　凡是以人做為實驗對象的醫學研究，無論研究的對象是個人或是群體，
　　　　　此實驗可預計的風險與負擔都須事先加以審慎評估。如此的風險、負擔
　　　　　要與可預見的獲益相比，以較得失。無論是研究對象，或是那些未參與
　　　　　實驗但罹患相同病症、情境的人們，都可能因實驗結果而一同獲益。
　　　　　・ 實驗過程中，研究者必須採取種種措施以降低風險，且必須持續地監
　　　　　　測、評量及記載風險的發生。

第 18 條　凡涉及以人做為研究對象的醫學研究，除非參與研究的醫師自信對於實
　　　　　驗可能發生的風險已充分評估且能有效掌控，否則不准參與執行。
　　　　　・ 一旦發現研究對象遭受的風險已超過其可獲得的潛在效益，或已有確
　　　　　　實證據支持正面或有效益之結論時，研究醫師必須評量此實驗是否可
　　　　　　以繼續下去、是否需要修正、是否必須立即停止。

易受傷害的群體與個人

第 19 條　某些群體或個人特別脆弱，他們受到不當傷害的機率較高。既使在相同
　　　　　的情況下，這些易受傷害的族群比其他人更易遭致額外的傷害。
　　　　　・ 所有的易受傷害族群，無論是個人或是群體，若參與人體研究，都應
　　　　　　得到量身訂做般的特殊保護措施。

第 20 條　若醫學研究涉及易受傷害的族群，除非此研究能反映出這些族群的健康
　　　　　之需求或優先考量，或是研究主題是針對此特殊的族群而無法以其他族
　　　　　群取代之，且研究結果所產集的醫學知識、醫療行為、或醫療介入有可
　　　　　能讓這些族群獲益，否則此研究是缺乏倫理上的正當性。

科學要求與研究計畫方案

第 21 條　涉及以人做為研究對象之醫學研究，必須依循普遍被接受之科學原則，並奠基於對科學文獻及其它相關來源之資訊的完整理解。實驗室的基礎研究以及適當的動物實驗結果也都很重要。實驗動物之福祉也必須予以尊重。

第 22 條　凡涉及以人做為實驗對象之醫學研究，各個研究計畫書內必須載明研究設計與執行細節是否合理。此計畫書應納入相關倫理考量的說明，並應揭示如何服膺本宣言所揭櫫之倫理原則。研究計畫書中應包含相關資訊以說明此研究之經費來源、贊助者、服務單位機構、其它潛在利益衝突、給予研究對象的誘因、研究對象若因參與此研究而遭致傷害時可獲得的治療及／或補償。

- 若研究屬於臨床人體試驗，在計畫書中必須說明，當研究結束後，如何提供受試者適切的後續照護安排。

研究倫理委員會

第 23 條　執行醫學研究之前，研究者必須先送審研究計畫書，由相關的研究倫理委員會加以考量、評論、指導、及核准。此委員會的功能角色必須透明，必須能完全獨立運作，免於研究者、贊助者、及任何其它不當之影響。此委員會及委員必須適格，能有效執行其審查使命。委員會必須考慮該國或是研究進行所在國的法律、法規，以及相關適用的國際倫理規範與標準。但無論是遵從本國法律或是國際規範，皆不得藉此減損或排除本宣言所揭櫫之對於研究對象之保障。

- 委員會必須有權監測進行中的醫學研究。研究者必須向委員會提供監測資訊，特別是有關任何嚴重不良事件的資訊。除非事先經由委員會審查核可，研究計畫書的內容不得任意更動。研究結束後，研究者必須向委員會提交研究總結報告，內容應包括結果摘要與實驗結論。

隱私與保密

第 24 條　醫學研究過程中，必須極盡可能地採取防範措施，以保障研究對象之隱私及其個人資訊之機密。

知情同意

第 25 條　參與醫學研究的研究對象若屬於有行為能力之人，其參與必須是出於自願，且能完成知情同意的過程。雖然諮詢其家屬或社區領袖意見有時可能是適當的，但是無論如何，有行為能力之人必須能在自由意志下表達同意，方可讓其參與研究。

第 26 條　若研究對象是有行為能力之人，在知情同意的過程中，對於每一位有可能參與此醫學研究的潛在參與者，必須充分告知研究之目的、方法、經費來源、任何可能的利益衝突、研究者所屬單位機構、該研究可預見的

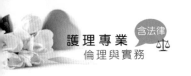
效益及可能伴隨的潛在風險與不適、研究結束後如何提供受試者適切的後續照護安排、及任何其它與研究相關的重要事項。此外，必須告知這些潛在參與者他們有權拒絕參與研究、未來亦可隨時撤回同意而不會遭受不利後果或報復。當個別的潛在參與者需要特定資訊時，研究者應當特別留意此種需求，並留意提供這些資訊的方法。

- 在確認潛在參與者已瞭解上述資訊之後，醫師或其他適格之研究者必須取得潛在參與者在自由意志下做出的知情同意，並最好採取書面型式。若知情同意無法以書面表達，非書面型式之同意必須被正式地予以記錄，並有證人加以見證。
- 所有參與醫學研究的研究對象，對於有關此研究的發現與總結，都應由其自由選擇要被告知與否。

第 27 條　在取得研究對象的知情同意以參加醫學研究的過程中，醫師應特別注意此研究對象是否有依賴醫師之關係，或可能因脅迫壓力而而同意。在此情況下，應改由另一適格而完全獨立於上述關係外之第三者向研究對象取得其知情同意。

第 28 條　若可能參與之潛在研究對象欠缺行為能力時，醫師必須取得該研究對象之法定代理人的知情同意。若醫學研究之結果無直接加惠於此研究對象之可能，原則上不准納入此欠缺行為能力之人，除非符合下列各項要求：
此研究是為了促進此類欠缺行為能力之人所代表的族群之健康而設計的；若以有行為能力人為研究對象則本研究無法執行；且此研究僅具極低風險及極輕負擔。

第 29 條　若潛在研究對象被認為是欠缺行為能力之人，但仍能表達參與醫學研究之意願時，醫師除了必須取得該研究對象之法定代理人的知情同意之外，亦必須取得研究對象本人之同意。若此研究對象表達反對參與研究之意，則應予以尊重。

第 30 條　若因研究對象有身心障礙而無法表達是否同意（例如：昏迷的個案），則只有在造成他們無法表達知情同意的身心狀態本身就是所研究之族群之必要特徵時，方可核准此項醫學研究。此時，醫師必須取得該研究對象之法定代理人的同意。若無法定代理人在場而此醫學研究於時效上不能延誤時，可在未取得知情同意下進行之；但前提是研究計畫書必須已載明為何要收納此類研究對象之具體事由，且須先經研究倫理委員會審議核可。研究開始後，仍應於狀況許可時儘速補取得研究對象本人或其法定代理人的知情同意，由其決定是否繼續參與研究。

第 31 條　醫師必須全盤告知其個案，醫療照護中哪些部分與醫學研究有關。若個案拒絕參與研究或決定中途退出此研究，絕不可因此而妨礙其與醫師之關係。

第 32 條　若使用可辨識身分之人體組織或個人資料進行醫學研究時，例如，涉及生物資料庫或是類似的檢體庫之研究，正常情況下，醫師必須取得研究對象的同意後，方可採集、儲存、和／或再利用前述之研究材料。某些特殊情況下，取得知情同意是無法達成的或是不切實際的，此類非免除知情同意不可之醫學研究，唯有經研究倫理委員會審議核可後，方可進行。

安慰劑的使用

第 33 條　試驗一個嶄新的介入療法時，必須就其效益、風險、負擔、及療效，與最佳且已經驗證有效的介入療法互相比較。但有下列特殊情況之一時，不在此限：
- 目前尚無驗證有效的介入療法，醫學研究容許使用安慰劑或不予治療作為對照比較之用；研究方法上有重大且科學上的良好理由，必須使用安慰劑以確認此介入療法之療效及安全性，且研究對象不會因為接受安慰劑或不予治療而遭受額外的嚴重或不可恢復的傷害之風險。
- 此選項必須被謹慎引用且避免濫用。

試驗結束後的安排

第 34 條　在臨床人體試驗開始之前，贊助者、研究者，與試驗所在國的政府三方應提出試驗結束後的安排計畫。例如，在試驗當中，若介入治療對受試者之病情顯有助益，且受試者仍然需要持續接受此介入治療，不宜停止，計畫書則應載明試驗結束後將如何提供受試者後續的治療。在取得受試者知情同意的過程中，研究者必須將此資訊向受試者揭露。研究登錄、發表、公開試驗結果

第 35 條　凡涉及以人做為實驗對象的醫學研究，在收案第一位受試者之前，必須先完成公共資料庫之登錄，以供公眾查閱。

第 36 條　研究者、作者、贊助者、主編、及出版社對於所刊登的研究成果報告皆負有倫理義務。其中，研究者有責任公開以人做為實驗對象之研究結果，並對報告內容的完整性和正確性負責。所有相關人等對於發表論文皆應遵守公認之倫理準則。無論研究結果是正面的結論、負面的結論、或是無法定論的，皆應予以發表，或讓他人可公開取得。在出版之報告中，必須載明研究經費來源、所屬單位機構、及相關人員之利益衝突。凡違反本宣言所揭櫫之倫理原則的研究報告，皆應予以拒絕刊登。

臨床治療使用為經驗證有效的介入

第 37 條　在治療個別個案的過程中，若不存在已驗證有效的介入療法、或嘗試該療法後仍然無效者，醫師在諮詢過專家意見，且取得個案本人或其法定代理人之知情同意後，醫師得使用以其專業判斷認為有希望挽救個案之生命、回復其健康、或減輕其痛苦之未經驗證的介入療法。若條件許可，應將此未經驗證之介入療法列為醫學研究的標的，藉以評量其安全性及效力。在所有情形下，新資訊皆應予以記錄，並於適當時公開分享。

資料來源：江承恩、陸翔寧、劉宏恩(2014)．赫爾辛基宣言 2013 年版．*臺灣醫界*，*57*(4)，54-57。

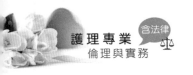

護理專業
倫理與實務（含法律）

⊕ Appendix　附錄四

病人自主權利法

民國 105 年 01 月 06 日公布
民國 110 年 01 月 20 日修正

第 1 條　為尊重病人醫療自主、保障其善終權益，促進醫病關係和諧，特制定本法。

第 2 條　本法所稱主管機關：在中央為衛生福利部；在直轄市為直轄市政府；在縣（市）為縣（市）政府。

第 3 條　本法名詞定義如下：
一、維持生命治療：指心肺復甦術、機械式維生系統、血液製品、為特定疾病而設之專門治療、重度感染時所給予之抗生素等任何有可能延長病人生命之必要醫療措施。
二、人工營養及流體餵養：指透過導管或其他侵入性措施餵養食物與水分。
三、預立醫療決定：指事先立下之書面意思表示，指明處於特定臨床條件時，希望接受或拒絕之維持生命治療、人工營養及流體餵養或其他與醫療照護、善終等相關意願之決定。
四、意願人：指以書面方式為預立醫療決定之人。
五、醫療委任代理人：指接受意願人書面委任，於意願人意識昏迷或無法清楚表達意願時，代理意願人表達意願之人。
六、預立醫療照護諮商：指病人與醫療服務提供者、親屬或其他相關人士所進行之溝通過程，商討當病人處於特定臨床條件、意識昏迷或無法清楚表達意願時，對病人應提供之適當照護方式以及病人得接受或拒絕之維持生命治療與人工營養及流體餵養。
七、緩和醫療：指為減輕或免除病人之生理、心理及靈性痛苦，施予緩解性、支持性之醫療照護，以增進其生活品質。

第 4 條　病人對於病情、醫療選項及各選項之可能成效與風險預後，有知情之權利。對於醫師提供之醫療選項有選擇與決定之權利。
病人之法定代理人、配偶、親屬、醫療委任代理人或與病人有特別密切關係之人（以下統稱關係人），不得妨礙醫療機構或醫師依病人就醫療選項決定之作為。

第 5 條　病人就診時，醫療機構或醫師應以其所判斷之適當時機及方式，將病人之病情、治療方針、處置、用藥、預後情形及可能之不良反應等相關事項告知本人。病人未明示反對時，亦得告知其關係人。
病人為無行為能力人、限制行為能力人、受輔助宣告之人或不能為意思表示或受意思表示時，醫療機構或醫師應以適當方式告知本人及其關係人。

第 6 條　病人接受手術、中央主管機關規定之侵入性檢查或治療前，醫療機構應經病人或關係人同意，簽具同意書，始得為之。但情況緊急者，不在此限。

第 7 條　醫療機構或醫師遇有危急病人，除符合第十四條第一項、第二項及安寧緩和醫療條例相關規定者外，應先予適當急救或採取必要措施，不得無故拖延。

第 8 條　具完全行為能力之人，得為預立醫療決定，並得隨時以書面撤回或變更之。

前項預立醫療決定應包括意願人於第十四條特定臨床條件時，接受或拒絕維持生命治療或人工營養及流體餵養之全部或一部。

預立醫療決定之內容、範圍及格式，由中央主管機關定之。

第 9 條　意願人為預立醫療決定，應符合下列規定：

一、 經醫療機構提供預立醫療照護諮商，並經其於預立醫療決定上核章證明。

二、 經公證人公證或有具完全行為能力者二人以上在場見證。

三、 經註記於全民健康保險憑證。

意願人、二親等內之親屬至少一人及醫療委任代理人應參與前項第一款預立醫療照護諮商。經意願人同意之親屬亦得參與。但二親等內之親屬死亡、失蹤或具特殊事由時，得不參與。

第一項第一款提供預立醫療照護諮商之醫療機構，有事實足認意願人具心智缺陷或非出於自願者，不得為核章證明。

意願人之醫療委任代理人、主責照護醫療團隊成員及第十條第二項各款之人不得為第一項第二款之見證人。

提供預立醫療照護諮商之醫療機構，其資格、應組成之諮商團隊成員與條件、程序及其他應遵循事項之辦法，由中央主管機關定之。

第 10 條　意願人指定之醫療委任代理人，應以二十歲以上具完全行為能力之人為限，並經其書面同意。

下列之人，除意願人之繼承人外，不得為醫療委任代理人：

一、 意願人之受遺贈人。

二、 意願人遺體或器官指定之受贈人。

三、 其他因意願人死亡而獲得利益之人。

醫療委任代理人於意願人意識昏迷或無法清楚表達意願時，代理意願人表達醫療意願，其權限如下：

一、 聽取第五條之告知。

二、 簽具第六條之同意書。

三、 依病人預立醫療決定內容，代理病人表達醫療意願。

醫療委任代理人有二人以上者，均得單獨代理意願人。

醫療委任代理人處理委任事務，應向醫療機構或醫師出具身分證明。

第 11 條　醫療委任代理人得隨時以書面終止委任。

醫療委任代理人有下列情事之一者，當然解任：

一、 因疾病或意外，經相關醫學或精神鑑定，認定心智能力受損。

二、 受輔助宣告或監護宣告。

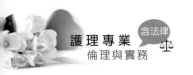

第 12 條　中央主管機關應將預立醫療決定註記於全民健康保險憑證。

意願人之預立醫療決定，於全民健康保險憑證註記前，應先由醫療機構以掃描電子檔存記於中央主管機關之資料庫。

經註記於全民健康保險憑證之預立醫療決定，與意願人臨床醫療過程中書面明示之意思表示不一致時，應完成變更預立醫療決定。

前項變更預立醫療決定之程序，由中央主管機關公告之。

第 13 條　意願人有下列情形之一者，應向中央主管機關申請更新註記：

一、撤回或變更預立醫療決定。

二、指定、終止委任或變更醫療委任代理人。

第 14 條　病人符合下列臨床條件之一，且有預立醫療決定者，醫療機構或醫師得依其預立醫療決定終止、撤除或不施行維持生命治療或人工營養及流體餵養之全部或一部：

一、末期病人。

二、處於不可逆轉之昏迷狀況。

三、永久植物人狀態。

四、極重度失智。

五、其他經中央主管機關公告之病人疾病狀況或痛苦難以忍受、疾病無法治癒且依當時醫療水準無其他合適解決方法之情形。

前項各款應由二位具相關專科醫師資格之醫師確診，並經緩和醫療團隊至少二次照會確認。

醫療機構或醫師依其專業或意願，無法執行病人預立醫療決定時，得不施行之。

前項情形，醫療機構或醫師應告知病人或關係人。

醫療機構或醫師依本條規定終止、撤除或不施行維持生命治療或人工營養及流體餵養之全部或一部，不負刑事與行政責任；因此所生之損害，除有故意或重大過失，且違反病人預立醫療決定者外，不負賠償責任。

第 15 條　醫療機構或醫師對前條第一項第一款及第五款之病人，於開始執行預立醫療決定前，應向有意思能力之意願人確認該決定之內容及範圍。

第 16 條　醫療機構或醫師終止、撤除或不施行維持生命治療或人工營養及流體餵養時，應提供病人緩和醫療及其他適當處置。醫療機構依其人員、設備及專長能力無法提供時，應建議病人轉診，並提供協助。

第 17 條　醫療機構或醫師應將其所執行第十二條第三項、第十四條及第十五條規定之事項，詳細記載於病歷；同意書、病人之書面意思表示及預立醫療決定應連同病歷保存。

第 18 條　本法施行細則，由中央主管機關定之。

第 19 條　本法自公布後三年施行。

本法修正條文，自公布日施行。

　## 附錄五

人體生物資料庫管理條例

民國 99 年 02 月 03 日公布
民國 110 年 01 月 20 日修正

第一章　總　則

第 1 條　為規範人體生物資料庫（以下稱生物資料庫）之設置、管理及運用，保
　　　　障生物資料庫參與者之權益，促進醫學發展，增進人民健康福祉，特制
　　　　定本條例。

第 2 條　本條例所稱主管機關，為衛生福利部。

第 3 條　本條例用詞，定義如下：

　　一、生物檢體：指自人體採集之細胞、組織、器官、體液或經實驗操作
　　　　所產生，足以辨識參與者生物特徵之衍生物質。

　　二、參與者：指提供生物檢體與個人資料及其他有關資料、資訊予生物
　　　　資料庫之自然人。

　　三、生物醫學研究：指與基因等生物基本特徵有關之醫學研究。

　　四、生物資料庫：指為生物醫學研究之目的，以人口群或特定群體為基
　　　　礎，內容包括參與者之生物檢體、自然人資料及其他有關之資料、
　　　　資訊；且其生物檢體、衍生物或相關資料、資訊為後續運用之需
　　　　要，以非去連結方式保存之資料庫。

　　五、編碼：指以代碼取代參與者姓名、國民身分證統一編號、病歷號等
　　　　可供辨識之個人資訊，使達到難以辨識個人身分之作業方式。

　　六、加密：指將足以辨識參與者個人身分之資料、訊息，轉化為無可辨
　　　　識之過程。

　　七、去連結：指於生物檢體、資料、資訊編碼後，使其與可供辨識參與
　　　　者之個人資料、資訊，永久無法以任何方式連結、比對之作業。

　　八、設置者：指設置、管理生物資料庫者。

　　九、移轉：指設置者將生物資料庫及其與參與者間之權利義務讓予第三
　　　　人。

第二章　生物資料庫之設置

第 4 條　生物資料庫之設置者，以政府機關、醫療或學術機構、研究機構、法人
　　　　（以下統稱機構）為限，並應向主管機關申請許可。

　　　　前項申請者之資格、申請程序、許可設置之條件、審查基準、定期查
　　　　核、相關管理及其他應遵行事項之辦法，由主管機關定之。

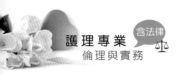

第 5 條　　設置者應設倫理委員會，就生物資料庫之管理等有關事項進行審查及監督。

前項委員會應置審查委員九人至十五人，其中二分之一以上應為法律專家、社會工作人員、資通安全管理人員及其他社會公正人士；並應有三分之二以上為非本機構之人員。

生物資料庫有關資料、資訊之運用，應擬定計畫，經其倫理委員會審查通過後，再報經主管機關邀集法律專家、社會工作人員、資通安全管理人員及其他社會公正人士等人員審查通過後，始得為之。

前項各類別人員數不得低於五分之一；單一性別之人員數，不得低於三分之一。

第三項之審查，主管機關得委託民間專業機關（構）、團體辦理。

第二項、第三項之審查人員，於有利益迴避之必要時，應行迴避。

第三章　生物檢體之採集及參與者之保護

第 6 條：　生物檢體之採集，應遵行醫學及研究倫理，並應將相關事項以可理解之方式告知參與者，載明於同意書，取得其書面同意後，始得為之。

前項參與者應為有行為能力之成年人。但特定群體生物資料庫之參與者，不受此限。

前項但書之參與者，於未滿七歲者或受監護宣告之人，設置者應取得其法定代理人之同意；於滿七歲以上之未成年人，或受輔助宣告之人，應取得本人及其法定代理人之同意。

第一項同意書之內容，應經設置者之倫理委員會審查通過後，報主管機關備查。

第 7 條　　前條應告知之事項如下：

一、 生物資料庫設置之法令依據及其內容。

二、 生物資料庫之設置者。

三、 實施採集者之身分及其所服務單位。

四、 被選為參與者之原因。

五、 參與者依本條例所享有之權利及其得享有之直接利益。

六、 採集目的及其使用之範圍、使用之期間、採集之方法、種類、數量及採集部位。

七、 採集可能發生之併發症及危險。

八、 自生物檢體所得之基因資料，對參與者及其親屬或族群可能造成之影響。

九、 對參與者可預期產生之合理風險或不便。

十、 本條例排除之權利。

十一、 保障參與者個人隱私及其他權益之機制。

十二、 設置者之組織及運作原則。

十三、 將來預期連結之參與者特定種類之健康資料。

十四、 生物資料庫運用有關之規定。

十五、 預期衍生之商業運用。

十六、 參與者得選擇於其死亡或喪失行為能力時，其生物檢體及相關資料、資訊是否繼續儲存及使用。

十七、其他與生物資料庫相關之重要事項。

第 8 條　　參與者得要求停止提供生物檢體、退出參與或變更同意使用範圍，設置者不得拒絕。

參與者退出時，設置者應銷毀該參與者已提供之生物檢體及相關資料、資訊；其已提供第三人者，第三人應依照設置者之通知予以銷毀。但有下列情形之一者，不在此限：

一、 經參與者書面同意繼續使用之部分。

二、 已去連結之部分。

三、 為查核必要而須保留之同意書等文件，經倫理委員會審查同意。

第 9 條　　參與者死亡或喪失行為能力時，除另有約定者外，生物資料庫仍得依原同意範圍繼續儲存，並使用其生物檢體及相關資料、資訊。

第 10 條　　依本條例所為之生物檢體或資料、資訊之蒐集、處理，參與者不得請求資料、資訊之閱覽、複製、補充或更正。但屬可辨識參與者個人之資料者，不在此限。

第四章　　生物資料庫之管理

第 11 條　　生物檢體或相關資料、資訊遭竊取、洩漏、竄改或受其他侵害情事時，設置者應即查明及通報主管機關，並以適當方式通知相關參與者。

設置者應訂定前項情事發生時之救濟措施，並報主管機關核定。

第 12 條　　採集、處理、儲存或使用生物檢體之人員，不得洩漏因業務而知悉或持有參與者之秘密或其他個人資料、資訊。

第 13 條　　設置者應依主管機關公告之生物資料庫資訊安全規範，訂定其資訊安全管理規定，並公開之。

前項管理規定應經倫理委員會審查通過，並報主管機關備查。

第 14 條　　設置者不得將生物資料庫之一部或全部移轉與他人，但經主管機關審查核准者不在此限。

主管機關為前項審查時，應審酌下列事項：

一、 參與者之權益。

二、 設置者與受移轉機構之性質。

三、 受移轉機構保護參與者權益之能力。

四、 參與者明示或可得推知之意思。

生物資料庫有停止營運之規劃時，應於一年前檢具後續處理計畫書，報主管機關核可後，始得為之。

第 15 條　　生物資料庫中之生物檢體除其衍生物外，不得輸出至境外。

生物資料庫中資料之國際傳輸及前項衍生物之輸出，應報經主管機關核准。

生物資料庫提供第三人使用時，應於其使用合約中載明前二項規定。

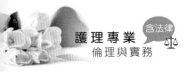
第五章　生物資料庫之運用

第 16 條　生物醫學研究以人口群或特定群體為基礎者，其材料不得取自未經許可
　　　　　設置之生物資料庫。
　　　　　設置者自行或提供第三人使用生物檢體及相關資料、資訊，應於參與者
　　　　　同意之範圍、期間、方法內為之。

第 17 條　以公益為目的或政府捐補助設置之生物資料庫，於提供第三人使用生物
　　　　　檢體及相關資料、資訊時，應符合公平原則。

第 18 條　設置者就其所有之生物檢體及相關資料、資訊為儲存、運用、揭露時，
　　　　　應以編碼、加密、去連結或其他無法辨識參與者身分之方式為之。
　　　　　設置者就參與者姓名、國民身分證統一編號及出生年月日等可辨識個人
　　　　　之資料，應予加密並單獨管理；於與其生物檢體及相關資料、資訊相互
　　　　　比對運用時，應建立審核與控管程序，並應於為必要之運用後立即回復
　　　　　原狀。
　　　　　設置者為不同來源之資料、資訊互為比對時，應依第一項規定為之，並
　　　　　應於比對後，立即回復原狀。
　　　　　參與者同意書、終止參與研究聲明書等無法與可辨識參與者之資料分離
　　　　　之文件，不適用前三項規定。但設置者應採取其他必要之保密措施。
　　　　　第二項及第三項之比對、運用，適用第五條第三項規定。

第 19 條　設置者之成員及其利害關係人於有利益衝突之事項，應行迴避。

第 20 條　生物資料庫之生物檢體、衍生物及相關資料、資訊，不得作為生物醫學
　　　　　研究以外之用途。但經依第五條第三項規定審查通過之醫學研究，不在
　　　　　此限。

第 21 條　設置者及生物資料庫之商業運用產生之利益，應回饋參與者所屬之人口
　　　　　群或特定群體。
　　　　　前項回饋辦法由主管機關定之。

第 22 條　設置者應定期公布使用生物資料庫之研究及其成果。

第六章　罰　則

第 23 條　違反第四條第一項規定，未經主管機關許可，擅自設置生物資料庫者，
　　　　　處新臺幣二百萬元以上一千萬元以下罰鍰；其生物檢體及其他生物資料
　　　　　庫儲存之資料、資訊，應予銷毀。但符合第四條第二項所定辦法之設置
　　　　　資格及條件而可補正相關程序者，得先限期令其補正。
　　　　　違反第十四條第一項規定；或未依同條第三項規定，生物資料庫之停止
　　　　　營運未於限期內檢具後續處理計畫書報經主管機關核准，或未依核准計
　　　　　畫書之內容為之，處新臺幣二百萬元以上一千萬元以下罰鍰。
　　　　　違反第十五條第一項規定；或未依同條第二項規定報請主管機關核准
　　　　　者，處新臺幣二百萬元以上一千萬元以下罰鍰；其已輸出境外之生物檢
　　　　　體及相關資訊、資料，應立即銷毀。

違反第三十條規定，未就應予銷毀之生物檢體與相關資料、資訊予以銷毀者，處新臺幣二百萬元以上一千萬元以下罰鍰。

前四項情節重大者，主管機關並得廢止其設置許可。

第 24 條　設置者有下列情形之一者，處新臺幣五十萬元以上二百五十萬元以下罰鍰，並得限期令其改正；屆期未改正者，按次處罰之：

一、違反第五條第一項、第三項規定，未設置倫理委員會，或生物資料庫管理及運用事項未受倫理委員會之審查及監督，或未經主管機關審查通過；違反同條第二項規定，倫理委員會組成不合法；違反同條第六項規定應迴避而未迴避。

二、違反第六條第一項至第三項或第七條規定，進行生物檢體之採集；或違反第六條第四項同意書未經倫理委員會審查通過。

三、違反第十二條規定，洩漏因業務而知悉或持有參與者之秘密或其他個人資料、資訊。

四、違反第十三條第一項規定，未訂定或公開資訊安全規定，或生物檢體及相關資料、資訊之管理違反資訊安全規定；或未依同條第二項經倫理委員會審查通過，或送主管機關備查。

五、違反第十八條第一項規定，處理生物檢體及相關資訊、資料未以無法識別參與者身分之方式；或違反同條第四項規定，對於無法與可辨識參與者資料分離之文件，未採取必要之保密措施；或違反同條第五項規定。

六、違反第十八條第二項規定，未就參與者個人基本資料加密並單獨管理、於相互比對運用時未建立審核及控管程序、於運用後未立即回復原狀；或違反同條第三項規定，於比對時未以無法識別參與者身分之方式為之，未於比對後立即回復原狀。

七、違反第二十條規定，將生物資料庫之生物檢體、衍生物及相關資料、資訊作為生物醫學研究以外之用途。

有前項各款之情形者，主管機關並得令其於改正前停止營運；其情節重大者，並得廢止設置許可。

第 25 條　設置者有下列情形之一者，處新臺幣二十萬元以上一百萬元以下罰鍰，並得限期令其改正；屆期未改正者，按次處罰之：

一、違反第八條第一項規定，拒絕參與者相關要求；或違反同條第二項規定，未銷毀或通知第三人銷毀參與者退出時已提供之生物檢體及相關資料、資訊。

二、違反第十六條第二項規定，於參與者同意之範圍、期間、方法以外，為生物檢體及相關資料、資訊之自行或提供第三人使用。

三、違反第二十一條第二項訂定之辦法。

四、違反第二十二條規定未定期公布研究及其成果。

非以人口群或特定群體為基礎之生物醫學研究，違反第二十九條規定而為生物檢體之採集及使用者，處新臺幣二十萬元以上一百萬元以下罰鍰，並得限期令其改正；屆期未改正者，按次處罰之。

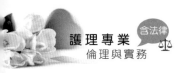

第 26 條　有下列情形之一者，處新臺幣六萬元以上三十萬元以下罰鍰，並得限期令其改正；屆期未改正者，按次處罰之：

一、設置者以外之人違反第五條第三項規定。

二、設置者違反第六條第四項規定，同意書未報主管機關備查。

三、違反第十一條第一項規定，對於生物檢體或相關資訊、資料受侵害情事未通報主管機關或未即查明並以適當方式通知參與者；或違反同條第二項規定。

四、設置者以外之人違反第十二條規定，洩漏因業務而知悉或持有參與者之秘密或其他個人資料、資訊。

五、違反第十六條第一項規定，以人口群或特定群體為基礎之生物醫學研究材料，未取自經許可設置之生物資料庫。

第 27 條　設置者經依前四條規定處罰者，其實際為行為之人處新臺幣三萬元以上三十萬元以下罰鍰。

前項行為之人如具醫事人員資格者，並依醫事人員專門職業法規規定懲處之。

第 28 條　生物資料庫之設置，違反主管機關依第四條第二項授權所定辦法之設置條件及管理規定者，除本條例另有處罰規定外，主管機關應限期令其改正，必要時並得令其於改正前停止營運；其情節重大者，得廢止設置許可。

第七章　附　則

第 29 條　（刪除）

第 30 條　本條例施行前已設置之生物資料庫，應於中華民國一百零一年二月五日前補正相關程序；屆期未補正者，應將生物檢體與相關資料、資訊銷毀，不得再利用。但生物資料庫補正相關程序時，因參與者已死亡或喪失行為能力而無從補正生物檢體採集程序者，其已採集之生物檢體與相關資料、資訊，經倫理委員會審查通過並報主管機關同意，得不予銷毀。

第 31 條　本條例自公布日施行。

Appendix　**附錄六**

人工生殖法

民國 96 年 03 月 21 日公布
民國 107 年 01 月 03 日修正

第一章　總　則

第 1 條　為健全人工生殖之發展，保障不孕夫妻、人工生殖子女與捐贈人之權
益，維護國民之倫理及健康，特制定本法。

第 2 條　本法用詞定義如下：
一、人工生殖：指利用生殖醫學之協助，以非性交之人工方法達到受孕
生育目的之技術。
二、生殖細胞：指精子或卵子。
三、受術夫妻：指接受人工生殖之夫及妻，且妻能以其子宮孕育生產胎
兒者。
四、胚胎：指受精卵分裂未逾八週者。
五、捐贈人：指無償提供精子或卵子予受術夫妻孕育生產胎兒者。
六、無性生殖：指非經由精子及卵子之結合，而利用單一體細胞培養產
生後代之技術。
七、精卵互贈：指二對受術夫妻約定，以一方夫之精子及他方妻之卵子
結合，使各方之妻受胎之情形。
八、人工生殖機構：指經主管機關許可得施行人工生殖相關業務之醫療
機構及公益法人。

第 3 條　本法之主管機關為衛生福利部。

第 4 條　主管機關應邀集相關學者專家及民間團體代表，斟酌社會倫理觀念、醫
學之發展及公共衛生之維護，成立諮詢委員會，定期研討本法執行之情
形。
前項委員會成員之女性委員人數不得少於全體委員人數二分之一。

第 5 條　以取出夫之精子植入妻體內實施之配偶間人工生殖，除第十六條第三款
及其違反之處罰規定外，不適用本法之規定。

第二章　醫療機構施行人工生殖之管理

第 6 條　醫療機構應申請主管機關許可後，始得實施人工生殖、接受生殖細胞之
捐贈、儲存或提供之行為。
公益法人應申請主管機關許可後，始得接受精子之捐贈、儲存或提供之
行為。

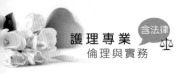

前二項許可之有效期限為三年；期限屆滿仍欲繼續實施前項行為者，應於屆滿三個月前申請許可；其申請許可之條件、申請程序及其他應遵行事項之辦法，由主管機關定之。

第 7 條　人工生殖機構於實施人工生殖或接受捐贈生殖細胞前，應就受術夫妻或捐贈人為下列之檢查及評估：

一、一般心理及生理狀況。

二、家族疾病史，包括本人、四親等以內血親之遺傳性疾病記錄。

三、有礙生育健康之遺傳性疾病或傳染性疾病。

四、其他經主管機關公告之事項。

前項之檢查及評估，應製作記錄。

第 8 條　捐贈人符合下列各款情形者，人工生殖機構始得接受其捐贈生殖細胞：

一、男性二十歲以上，未滿五十歲；女性二十歲以上，未滿四十歲。

二、經依前條規定實施檢查及評估結果，適合捐贈。

三、以無償方式捐贈。

四、未曾捐贈或曾捐贈而未活產且未儲存。

受術夫妻在主管機關所定金額或價額內，得委請人工生殖機構提供營養費或營養品予捐贈人，或負擔其必要之檢查、醫療、工時損失及交通費用。第一項第四款所定情形，人工生殖機構應向主管機關查核，於核復前，不得使用。

第 9 條　人工生殖機構接受生殖細胞捐贈時，應向捐贈人說明相關權利義務，取得其瞭解及書面同意，始得為之。人工生殖機構接受生殖細胞捐贈，應製作記錄，並載明下列事項：

一、捐贈人之姓名、住（居）所、國民身分證統一編號或護照號碼、出生年月日、身高、體重、血型、膚色、髮色及種族。

二、捐贈項目、數量及日期。

第 10 條　人工生殖機構對同一捐贈人捐贈之生殖細胞，不得同時提供二對以上受術夫妻使用，並於提供一對受術夫妻成功懷孕後，應即停止提供使用；俟該受術夫妻完成活產，應即依第二十一條規定處理。

第三章　人工生殖之施行

第 11 條　夫妻符合下列各款情形者，醫療機構始得為其實施人工生殖：

一、經依第七條規定實施檢查及評估結果，適合接受人工生殖。

二、夫妻一方經診斷罹患不孕症，或罹患主管機關公告之重大遺傳性疾病，經由自然生育顯有生育異常子女之虞。

三、夫妻至少一方具有健康之生殖細胞，無須接受他人捐贈精子或卵子。

夫妻無前項第二款情形，而有醫學正當理由者，得報經主管機關核准後，實施人工生殖。

第 12 條　醫療機構實施人工生殖時，應向受術夫妻說明人工生殖之必要性、施行方式、成功率、可能發生之併發症、危險及其他可能替代治療方式，取得其瞭解及受術夫妻雙方書面同意，始得為之。

醫療機構實施前項人工生殖，對於受術夫妻以接受他人捐贈之精子方式實施者，並應取得受術夫之書面同意；以接受他人捐贈之卵子方式實施者，並應取得受術妻之書面同意，始得為之。

前項之書面同意，應並經公證人公證。

第 13 條　醫療機構實施人工生殖，不得應受術夫妻要求，使用特定人捐贈之生殖細胞；接受捐贈生殖細胞，不得應捐贈人要求，用於特定之受術夫妻。

醫療機構應提供捐贈人之種族、膚色及血型資料，供受術夫妻參考。

第 14 條　醫療機構實施人工生殖，應製作記錄，並載明下列事項：

一、受術夫妻之姓名、住（居）所、國民身分證統一編號或護照號碼、出生年月日、身高、體重、血型、膚色及髮色。

二、捐贈人之國民身分證統一編號或護照號碼及在醫療機構之病歷號碼。

三、人工生殖施術情形。

醫療機構依受術夫妻要求提供前項病歷複製本時，不得包含前項第二款之資料。

第 15 條　精卵捐贈之人工生殖，不得為下列親屬間精子與卵子之結合：

一、直系血親。

二、直系姻親。

三、四親等內之旁系血親。

前項親屬關係查證之申請人、負責機關、查證方式、內容項目、查證程序、及其他應遵行事項之辦法，由主管機關另行會同中央戶政主管機關定之。

已依前項規定辦法先行查證，因資料錯誤或缺漏，致違反第一項規定者，不適用第三十條之規定。

第 16 條　實施人工生殖，不得以下列各款之情形或方式為之：

一、使用專供研究用途之生殖細胞或胚胎。

二、以無性生殖方式為之。

三、選擇胚胎性別。但因遺傳疾病之原因，不在此限。

四、精卵互贈。

五、使用培育超過七日之胚胎。

六、每次植入五個以上胚胎。

七、使用混合精液。

八、使用境外輸入之捐贈生殖細胞。

第 17 條　醫療機構實施人工生殖屬人體試驗者，應依醫療法有關規定辦理。

第 18 條　醫療機構於受術妻懷孕後，應建議其接受例行之產前檢查並視需要建議受術妻接受產前遺傳診斷。

第四章　生殖細胞及胚胎之保護

第 19 條　生殖細胞經捐贈後，捐贈人不得請求返還。但捐贈人捐贈後，經醫師診斷或證明有生育功能障礙者，得請求返還未經銷毀之生殖細胞。

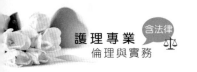

第 20 條　人工生殖機構接受捐贈之生殖細胞，經捐贈人事前書面同意得轉贈其他人工生殖機構，實施人工生殖。

第 21 條　捐贈之生殖細胞有下列情形之一者，人工生殖機構應予銷毀：
一、提供受術夫妻完成活產一次。
二、保存逾十年。
三、捐贈後發現不適於人工生殖之使用。
受術夫妻之生殖細胞有下列情形之一者，人工生殖機構應予銷毀：
一、生殖細胞提供者要求銷毀。
二、生殖細胞提供者死亡。
三、保存逾十年。但經生殖細胞提供者之書面同意，得依其同意延長期限保存。
受術夫妻為實施人工生殖形成之胚胎，有下列情形之一者，人工生殖機構應予銷毀：
一、受術夫妻婚姻無效、撤銷、離婚或一方死亡。
二、保存逾十年。
三、受術夫妻放棄施行人工生殖。
人工生殖機構歇業時，其所保存之生殖細胞或胚胎應予銷毀。但經捐贈人書面同意，其所捐贈之生殖細胞，得轉贈其他人工生殖機構；受術夫妻之生殖細胞或胚胎，經受術夫妻書面同意，得轉其他人工生殖機構繼續保存。
前四項應予銷毀之生殖細胞及胚胎，經捐贈人或受術夫妻書面同意，並報經主管機關核准者，得提供研究使用。

第 22 條　依本法捐贈之生殖細胞、受術夫妻之生殖細胞及受術夫妻為實施人工生殖形成之胚胎，人工生殖機構不得為人工生殖以外之用途。但依前條第五項規定提供研究使用之情形，不在此限。

第五章　人工生殖子女之地位

第 23 條　妻於婚姻關係存續中，經夫同意後，與他人捐贈之精子受胎所生子女，視為婚生子女。
前項情形，夫能證明其同意係受詐欺或脅迫者，得於發見被詐欺或被脅迫終止後六個月內提起否認之訴。但受詐欺者，自子女出生之日起滿三年，不得為之。
民法第一千零六十七條規定，於本條情形不適用之。

第 24 條　妻於婚姻關係存續中，同意以夫之精子與他人捐贈之卵子受胎所生子女，視為婚生子女。
前項情形，妻能證明其同意係受詐欺或脅迫者，得於發見被詐欺或被脅迫終止後六個月內提起否認之訴。但受詐欺者，自子女出生之日起滿三年，不得為之。

第 25 條　妻受胎後，如發見有婚姻撤銷、無效之情形，其分娩所生子女，視為受術夫妻之婚生子女。

第六章　資料之保存、管理及利用

第 26 條　第七條第二項、第九條第二項、第十四條第一項所定之記錄，應依醫療法有關病歷之規定製作及保存。

第 27 條　人工生殖機構應向主管機關通報下列資料，並由主管機關建立人工生殖資料庫管理之：
　　　　一、 依第七條第一項規定施行之檢查及評估。
　　　　二、 依第九條第一項規定捐贈人之捐贈。
　　　　三、 依第十二條第一項規定實施人工生殖。
　　　　四、 依第二十一條第一項至第四項規定所為之銷毀。
　　　　五、 每年度應主動通報受術人次、成功率、不孕原因，以及所採行之人工生殖技術等相關事項。主管機關應定期公布上述資料。
　　　　前項通報之期限、內容、格式、流程及其他應遵行事項之辦法，由主管機關定之。

第 28 條　人工生殖機構實施人工生殖、接受生殖細胞之捐贈、儲存或提供，應指定專人負責前條之通報事項。

第 29 條　人工生殖子女，或其法定代理人，遇有下列情形之一者，得向主管機關申請查詢：
　　　　一、 結婚對象有違反民法第九百八十三條規定之虞時。
　　　　二、 被收養人有違反民法第一千零七十三條之一規定之虞時。
　　　　三、 違反其他法規關於限制一定親屬範圍規定之虞時。
　　　　前項查詢之適用範圍、查詢程序、內容及其他應遵行事項之辦法，由主管機關定之。

第七章　罰　則

第 30 條　違反第十五條、第十六條第一款或第二款規定者，處其行為人五年以下有期徒刑，得併科新臺幣一百五十萬元以下罰金。

第 31 條　意圖營利，從事生殖細胞、胚胎之買賣或居間介紹者，處二年以下有期徒刑、拘役或科或併科新臺幣二十萬元以上一百萬元以下罰金。

第 32 條　違反第十條、第十三條第一項或第十六條第三款至第八款規定之一者，處新臺幣二十萬元以上一百萬元以下罰鍰。

第 33 條　違反第六條第一項、第二項、第八條第一項或第十一條規定者，處新臺幣十萬元以上五十萬元以下罰鍰。

第 34 條　違反第七條第一項、第八條第三項、第九條第一項、第十二條、第二十條、第二十一條、第二十二條或第二十七條第一項各款規定之一者，處新臺幣三萬元以上十五萬元以下罰鍰。
　　　　違反第二十一條第一項至第四項規定之一者，除依前項規定處罰外，並得限期命其改善；逾期未改善者，得連續加重處罰。

第 35 條　違反第六條第一項、第二項、第八條第一項、第十條、第十一條、第十五條或第十六條規定者，其行為醫師，並依醫師法規定移付懲戒。

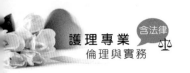

第 36 條　以詐欺或脅迫之方式使人為第二十三條第一項或第二十四條第一項之同意者，處三年以下有期徒刑。

前項教唆犯及幫助犯罰之。本條之罪，須告訴乃論。

第 37 條　人工生殖機構有下列情形之一者，主管機關得廢止第六條第一項、第二項之許可：

一、依第三十二條規定處罰。

二、醫療機構之負責人、受雇人或其他執業人員犯第三十條之罪，經判刑確定。

人工生殖機構違反第八條第一項、第三項、第十一條、第二十條、第二十一條第五項或第二十二條規定者，除依第三十三條、第三十四條規定處罰外，主管機關並得限定其於一定期間停止實施人工生殖、接受生殖細胞之捐贈、儲存或提供。

人工生殖機構依第一項規定受廢止許可處分者，自受廢止之日起二年內，不得重新依第六條第一項、第二項規定申請許可。

第 38 條　本法所定之罰鍰，由直轄市或縣（市）政府處罰之。

第八章　附　則

第 39 條　本法施行前經主管機關依人工協助生殖技術管理辦法核准從事人工生殖之醫療機構，應自本法施行之日起六個月內，依本法規定申請許可；屆期未申請或未經許可者，不得從事人工生殖；其有違反者，依第三十三條規定處罰。

第 40 條　本法自公布日施行。

附錄七

安寧緩和醫療條例

民國 89 年 06 月 07 日公布
民國 110 年 01 月 20 日修正

第 1 條　為尊重末期個案之醫療意願及保障其權益，特制定本條例。

第 2 條　本條例所稱主管機關：在中央為衛生福利部；在直轄市為直轄市政府；在縣（市）為縣（市）政府。

第 3 條　本條例專用名詞定義如下：

　　一、安寧緩和醫療：指為減輕或免除末期個案之生理、心理及靈性痛苦，施予緩解性、支持性之醫療照護，以增進其生活品質。

　　二、末期個案：指罹患嚴重傷病，經醫師診斷認為不可治癒，且有醫學上之證據，近期內病程進行至死亡已不可避免者。

　　三、心肺復甦術：指對臨終、瀕死或無生命徵象之個案，施予氣管內插管、體外心臟按壓、急救藥物注射、心臟電擊、心臟人工調頻、人工呼吸等標準急救程序或其他緊急救治行為。

　　四、維生醫療：指用以維持末期個案生命徵象，但無治癒效果，而只能延長其瀕死過程的醫療措施。

　　五、維生醫療抉擇：指末期個案對心肺復甦術或維生醫療施行之選擇。

　　六、意願人：指立意願書選擇安寧緩和醫療或作維生醫療抉擇之人。

第 4 條　末期個案得立意願書選擇安寧緩和醫療或作維生醫療抉擇。

　　前項意願書，至少應載明下列事項，並由意願人簽署：

　　一、意願人之姓名、國民身分證統一編號及住所或居所。

　　二、意願人接受安寧緩和醫療或維生醫療抉擇之意願及其內容。

　　三、立意願書之日期。

　　意願書之簽署，應有具完全行為能力者二人以上在場見證。但實施安寧緩和醫療及執行意願人維生醫療抉擇之醫療機構所屬人員不得為見證人。

第 5 條　成年且具行為能力之人，得預立第四條之意願書。

　　前項意願書，意願人得預立醫療委任代理人，並以書面載明委任意旨，於其無法表達意願時，由代理人代為簽署。

第 6 條　意願人得隨時自行或由其代理人，以書面撤回其意願之意思表示。

第 6-1 條　經第四條第一項或第五條之意願人或其醫療委任代理人於意願書表示同意，中央主管機關應將其意願註記於全民健康保險憑證（以下簡稱健保卡），該意願註記之效力與意願書正本相同。但意願人或其醫療委任代理人依前條規定撤回意願時，應通報中央主管機關廢止該註記。

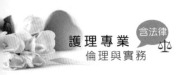

前項簽署之意願書，應由醫療機構、衛生機關或受中央主管機關委託之法人以掃描電子檔存記於中央主管機關之資料庫後，始得於健保卡註記。

經註記於健保卡之意願，與意願人臨床醫療過程中書面明示之意思表示不一致時，以意願人明示之意思表示為準。

第 7 條 不施行心肺復甦術或維生醫療，應符合下列規定：
一、 應由二位醫師診斷確為末期個案。
二、 應有意願人簽署之意願書。但未成年人簽署意願書時，應得其法定代理人之同意。未成年人無法表達意願時，則應由法定代理人簽署意願書。

前項第一款之醫師，應具有相關專科醫師資格。

末期個案無簽署第一項第二款之意願書且意識昏迷或無法清楚表達意願時，由其最近親屬出具同意書代替之。無最近親屬者，應經安寧緩和醫療照會後，依末期個案最大利益出具醫囑代替之。同意書或醫囑均不得與末期個案於意識昏迷或無法清楚表達意願前明示之意思表示相反。

前項最近親屬之範圍如下：
一、 配偶。
二、 成年子女、孫子女。
三、 父母。
四、 兄弟姐妹。
五、 祖父母。
六、 曾祖父母、曾孫子女或三親等旁系血親。
七、 一親等直系姻親。

末期個案符合第一項至第四項規定不施行心肺復甦術或維生醫療之情形時，原施予之心肺復甦術或維生醫療，得予終止或撤除。

第三項最近親屬出具同意書，得以一人行之；其最近親屬意思表示不一致時，依第四項各款先後定其順序。後順序者已出具同意書時，先順序者如有不同之意思表示，應於不施行、終止或撤除心肺復甦術或維生醫療前以書面為之。

第 8 條 醫師應將病情、安寧緩和醫療之治療方針及維生醫療抉擇告知末期個案或其家屬。但個案有明確意思表示欲知病情及各種醫療選項時，應予告知。

第 9 條 醫師應將第四條至前條規定之事項，詳細記載於病歷；意願書或同意書並應連同病歷保存。

第 10 條 醫師違反第七條規定者，處新臺幣六萬元以上三十萬元以下罰鍰，並得處一個月以上一年以下停業處分或廢止其執業執照。

第 11 條 醫師違反第九條規定者，處新臺幣三萬元以上十五萬元以下罰鍰。

第 12 條 本條例所定之罰鍰、停業及廢止執業執照，由直轄市、縣（市）主管機關處罰之。

第 13 條 （刪除）

第 14 條 本條例施行細則，由中央主管機關定之。

第 15 條 本條例自公布日施行。

▶表一　預立安寧緩和醫療暨維生醫療抉擇意願書範本

「預立安寧緩和醫療暨維生醫療抉擇意願書」

本人_____（簽名）若罹患嚴重傷病，經醫師診斷認為不可治癒，且有醫學上之證據，近期內病程進行至死亡已屬不可避免時，特依安寧緩和醫療條例第四條、第五條及第七條第一項第二款所賦予之權利，作以下之抉擇：（請勾選■）

□接受　安寧緩和醫療

□接受　不施行心肺復甦術

□接受　不施行維生醫療

□同意　將上述意願加註於本人之全民健保憑證（健保 IC 卡）內

◎簽署人：（簽　名）　　　　　　　　國民身分證統一編號：

住（居）所：　　　　　　　　　　　　電　話：

出生年月日：中華民國_____年_____月_____日

□是　□否　年滿二十歲（簽署人為成年人或未年滿二十歲之末期個案，得依安寧緩和醫療條例第四條第一項、第五條第一項及第七條第一項第二款之規定，立意願書選擇安寧緩和醫療或作維生醫療抉擇。

◎在場見證人（一）：（簽　名）　　　國民身分證統一編號：

住（居）所：　　　　　　　　　　　　電　話：

出生年月日：中華民國_____年_____月_____日

◎在場見證人（二）：（簽　名）　　　國民身分證統一編號：

住（居）所：　　　　　　　　　　　　電　話：

出生年月日：中華民國_____年_____月_____日

簽署日期：中華民國_____年_____月_____日（必填）

◎法定代理人：（簽署人未成年方須填寫）

簽　名：　　　　　　　　　　　　　　國民身分證統一編號：

住（居）所：　　　　　　　　　　　　電　話：

出生年月日：中華民國_____年_____月_____日

◎醫療委任代理人：（簽署人為醫療委任代理人方須填寫並應檢附醫療委任代理人同意書）

簽　名：　　　　　　　　　　　　　　國民身分證統一編號：

住（居）所：　　　　　　　　　　　　電　話：

　　　出生年月日：中華民國_____年_____月_____日

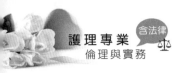
⊕ Appendix　附錄八

人體研究法

民國 100 年 12 月 28 日公布
民國 108 年 01 月 02 日修正

第一章　總　則

第 1 條　　為保障人體研究之研究對象權益，特制定本法。

人體研究實施相關事宜，依本法之規定。但其他法律有特別規定者，從其規定。

第 2 條　　人體研究應尊重研究對象之自主權，確保研究進行之風險與利益相平衡，對研究對象侵害最小，並兼顧研究負擔與成果之公平分配，以保障研究對象之權益。

第 3 條　　本法之主管機關為衛生福利部。

人體研究之監督、查核、管理、處分及研究對象權益保障等事項，由主持人體研究者（以下簡稱研究主持人）所屬機關（構）、學校、法人或團體（以下簡稱研究機構）之中央目的事業主管機關管轄。

第 4 條　　本法用詞，定義如下：

一、 人體研究（以下簡稱研究）：指從事取得、調查、分析、運用人體檢體或個人之生物行為、生理、心理、遺傳、醫學等有關資訊之研究。

二、 人體檢體：指人體（包括胎兒及屍體）之器官、組織、細胞、體液或經實驗操作產生之衍生物質。

三、 去連結：指將研究對象之人體檢體、自然人資料及其他有關之資料、資訊（以下簡稱研究材料）編碼或以其他方式處理後，使其與可供辨識研究對象之個人資料、資訊，永久不能以任何方式連結、比對之作業。

第二章　研究計畫之審查

第 5 條　　研究主持人實施研究前，應擬定計畫，經倫理審查委員會（以下簡稱審查會）審查通過，始得為之。但研究計畫屬主管機關公告得免審查之研究案件範圍者，不在此限。

前項審查，應以研究機構設立之審查會為之。但其未設審查會者，得委託其他審查會為之。

研究計畫內容變更時，應經原審查通過之審查會同意後，始得實施。

第 6 條　前條研究計畫，應載明下列事項：
　　　　一、 計畫名稱、主持人及研究機構。
　　　　二、 計畫摘要、研究對象及實施方法。
　　　　三、 計畫預定進度。
　　　　四、 研究對象權益之保障、同意之方式及內容。
　　　　五、 研究人力及相關設備需求。
　　　　六、 研究經費需求及其來源。
　　　　七、 預期成果及主要效益。
　　　　八、 研發成果之歸屬及運用。
　　　　九、 研究人員利益衝突事項之揭露。

第 7 條　審查會應置委員五人以上，包含法律專家及其他社會公正人士；研究機構以外人士應達五分之二以上；任一性別不得低於三分之一。
　　　　審查會開會時，得邀請研究計畫相關領域專家，或研究對象所屬特定群體之代表列席陳述意見。
　　　　審查會之組織、議事、審查程序與範圍、利益迴避原則、監督、管理及其他應遵行事項之辦法，由主管機關定之。

第 8 條　研究計畫之審查，依其風險程度，分為一般程序及簡易程序。
　　　　前項得以簡易程序審查之研究案件範圍，以主管機關公告者為限。

第 9 條　研究人員未隸屬研究機構或未與研究機構合作所為之研究計畫，應經任一研究機構之審查會或非屬研究機構之獨立審查會審查通過，始得實施。

第 10 條　研究於二個以上研究機構實施時，得由各研究機構共同約定之審查會，負審查、監督及查核之責。

第 11 條　審查會應獨立審查。
　　　　研究機構應確保審查會之審查不受所屬研究機構、研究主持人、委託人之不當影響。

第三章　研究對象權益之保障

第 12 條　研究對象除胎兒或屍體外，以有意思能力之成年人為限。但研究顯有益於特定人口群或無法以其他研究對象取代者，不在此限。
　　　　研究計畫應依審查會審查通過之同意方式及內容，取得前項研究對象之同意。但屬主管機關公告得免取得同意之研究案件範圍者，不在此限。
　　　　研究對象為胎兒時，第一項同意應由其母親為之；為限制行為能力人或受輔助宣告之人時，應得其本人及法定代理人或輔助人之同意；為無行為能力人或受監護宣告之人時，應得其法定代理人或監護人之同意；為第一項但書之成年人時，應依下列順序取得其關係人之同意：
　　　　一、 配偶。
　　　　二、 成年子女。
　　　　三、 父母。
　　　　四、 兄弟姊妹。
　　　　五、 祖父母。

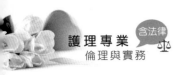
依前項關係人所為之書面同意，其書面同意，得以一人行之；關係人意思表示不一致時，依前項各款先後定其順序。前項同一順序之人，以親等近者為先，親等同者，以同居親屬為先，無同居親屬者，以年長者為先。

第 13 條　以屍體為研究對象，應符合下列規定之一：

一、死者生前以書面或遺囑同意者。

二、經前條第三項所定關係人以書面同意者。但不得違反死者生前所明示之意思表示。

三、死者生前有提供研究之意思表示，且經醫師二人以上之書面證明者。但死者身分不明或其前條第三項所定關係人不同意者，不適用之。

第 14 條　研究主持人取得第十二條之同意前，應以研究對象或其關係人、法定代理人、監護人、輔助人可理解之方式告知下列事項：

一、研究機構名稱及經費來源。

二、研究目的及方法。

三、研究主持人之姓名、職稱及職責。

四、研究計畫聯絡人姓名及聯絡方式。

五、研究對象之權益及個人資料保護機制。

六、研究對象得隨時撤回同意之權利及撤回之方式。

七、可預見之風險及造成損害時之救濟措施。

八、研究材料之保存期限及運用規劃。

九、研究可能衍生之商業利益及其應用之約定。

研究主持人取得同意，不得以強制、利誘或其他不正當方式為之。

第 15 條　以研究原住民族為目的者，除依第十二條至第十四條規定外，並應諮詢、取得各該原住民族之同意；其研究結果之發表，亦同。

前項諮詢、同意與商業利益及其應用之約定等事項，由中央原住民族主管機關會同主管機關定之。

第四章　研究計畫之管理

第 16 條　研究機構對審查通過之研究計畫施行期間，應為必要之監督；於發現重大違失時，應令其中止或終止研究。

第 17 條　審查會對其審查通過之研究計畫，於計畫執行期間，每年至少應查核一次。

審查會發現研究計畫有下列情事之一者，得令其中止並限期改善，或終止其研究，並應通報研究機構及中央目的事業主管機關：

一、未依規定經審查會通過，自行變更研究計畫內容。

二、顯有影響研究對象權益或安全之事實。

三、不良事件之發生頻率或嚴重程度顯有異常。

四、有事實足認研究計畫已無必要。

五、發生其他影響研究風險與利益評估之情事。

研究計畫完成後，有下列情形之一者，審查會應進行調查，並通報研究機構及中央目的事業主管機關：

一、 嚴重晚發性不良事件。

二、 有違反法規或計畫內容之情事。

三、 嚴重影響研究對象權益之情事。

第 18 條　中央目的事業主管機關應定期查核審查會，並公布其結果。

前項之查核，中央目的事業主管機關得委託民間專業機構、團體辦理。

審查會未經查核通過者，不得審查研究計畫。

第 19 條　研究材料於研究結束或第十四條第一項第八款所定之保存期限屆至後，應即銷毀。但經當事人同意，或已去連結者，不在此限。

使用未去連結之研究材料，逾越原應以書面同意使用範圍時，應再依第五條、第十二條至第十五條規定，辦理審查及完成告知、取得同意之程序。

未去連結之研究材料提供國外特定研究使用時，除應告知研究對象及取得其書面同意外，並應由國外研究執行機構檢具可確保遵行我國相關規定及研究材料使用範圍之擔保書，報請審查會審查通過後，經主管機關核准，始得為之。

第 20 條　中央目的事業主管機關對研究計畫之實施，認有侵害研究對象權益之虞，得隨時查核或調閱資料；研究機構與相關人員不得妨礙、拒絕或規避。

第 21 條　研究主持人及研究有關人員，不得洩露因業務知悉之秘密或與研究對象有關之資訊。

第五章　罰　則

第 22 條　研究機構所屬之研究主持人或其他成員，有下列情形之一者，由中央目的事業主管機關處該研究機構新臺幣十萬元以上一百萬元以下罰鍰：

一、 違反第五條第一項、第八條、第九條或第十條規定，執行應經審查會審查而未審查通過之研究。

二、 違反第十九條第一項規定，未於研究結束或保存期限屆至後，銷毀未去連結之研究材料。

三、 違反第十九條第二項規定，使用未去連結之研究材料，逾越原始同意範圍時，未再辦理審查、告知及取得同意之程序。

四、 違反第十九條第三項規定，研究材料提供國外使用未取得研究對象之書面同意。

有前項各款情形，其情節重大者，各該目的事業主管機關得令其終止研究，並得公布研究機構名稱。

第 23 條　研究機構審查會或獨立審查會違反下列規定之一者，由中央目的事業主管機關處該研究機構或獨立審查會新臺幣六萬元以上六十萬元以下罰鍰，並應令其限期改善，屆期不改正者，得命其解散審查會；情節重大者，處一個月以上一年以下停止審查處分：

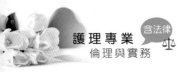
一、違反第七條第一項規定。

二、違反第七條第三項所定審查會審查程序與範圍、利益迴避原則、監督、管理或其他遵行事項之規定。

三、違反第十七條規定，未對經審查通過之研究監督及查核。

四、違反第十八條第三項規定。

第 24 條　研究機構或其所屬之研究主持人、其他成員有下列情形之一者，由中央目的事業主管機關處該研究機構新臺幣五萬元以上五十萬元以下罰鍰，並得命其中止或終止研究：

一、違反第十二條或第十三條規定。

二、違反第十四條規定，未以可理解方式告知各該事項，或以強制、利誘或其他不當方式取得同意。

三、違反第十五條第一項規定。

四、違反第十六條規定，對審查通過之研究未為必要之監督。

五、違反第十九條第三項規定，未經主管機關核准，將研究材料提供國外使用。

六、違反第二十條規定，妨礙、拒絕或規避查核或提供資料。

七、違反第二十一條規定，洩露因業務知悉研究對象之秘密或與研究對象有關之資訊。

第 25 條　研究機構經依第二十二條或前條規定處罰者，併處該研究主持人或所屬成員同一規定罰鍰之處罰。其情節重大者，受處分人於處分確定後，一年內不得申請政府機關或政府捐助成立之財團法人研究經費補助。

第六章　附　則

第 26 條　本法自公布日施行。

附錄九

得免倫理審查委員會審查之人體研究案件範圍

　　研究案件非以未成年人、收容人、原住民、孕婦、身心障礙、精神個案及其他經審查會訂定或判斷受不當脅迫或無法以自由意願做決定者為研究對象，且符合下列情形之一，得免送倫理審查委員會審查或由倫理審查委員會核發免審證明：

一、 於公開場合進行之非記名、非互動且非介入性之研究，且無從自蒐集之資訊辨識特定之個人。

二、 使用已合法公開週知之資訊，且資訊之使用符合其公開週知之目的。

三、 公務機關執行法定職務，自行或委託專業機構進行之公共政策成效評估研究。

四、 於一般教學環境中進行之教育評量或測試、教學技巧或成效評估之研究。

五、 研究計畫屬最低風險，且其研究對象所遭受之風險不高於未參加該研究者，經倫理審查委員會評估得免審查並核發免審證明。

　　前項最低風險，係指研究對象所遭受之危害或不適的機率或強度，不高於日常生活中遭受的危害或不適。

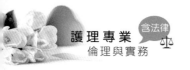

倫理審查委員會得簡易程序審查之人體研究案件範圍

　　研究計畫之實施，對於研究對象所可能引發之生理、心理、社會之危險或不適之或然率，不高於日常生活之遭遇或例行性醫療處置之風險，並符合下列情形之一者，倫理審查委員會得以簡易程序審查：

一、 自體重 50 公斤以上之成年人，採集手指、腳跟、耳朵或靜脈血液，且採血總量八週內不超過 320 毫升，每週採血不超過二次，且每次採血不超過 20 毫升。

二、 以下列非侵入性方法採集研究用人體檢體：
（一） 以不損傷外形的方式收集頭髮、指甲或體表自然脫落之皮屑。
（二） 收集因例行照護需要而拔除之恆齒。
（三） 收集排泄物和體外分泌物，如汗液等。
（四） 非以套管取得唾液，但使用非刺激方式、咀嚼口香糖、蠟或施用檸檬酸刺激舌頭取得唾液。
（五） 以一般洗牙程序或低於其侵犯性範圍之程序採集牙齦上或牙齦內之牙菌斑及牙結石。
（六） 以刮取或漱口方式，自口腔或皮膚採集黏膜或皮膚細胞。
（七） 以蒸氣吸入後收集之痰液。
（八） 其他非以穿刺、皮膚切開或使用器械置入人體方式採集檢體。

三、 使用下列非侵入性方法收集資料。使用之醫療器材，須經中央主管機關核准上市，且不包括使用游離輻射、微波、全身麻醉或鎮靜劑等方式。
（一） 使用於研究對象體表或一段距離之感應器，不涉及相當能量的輸入或侵犯研究對象隱私。
（二） 測量體重或感覺測試。
（三） 核磁共振造影。
（四） 心電圖、腦波圖、體溫、自然背景輻射偵測、視網膜電圖、超音波、診斷性紅外線造影、杜卜勒血流檢查及心臟超音波。
（五） 依研究對象年齡、體重和健康情形所為之適度運動、肌力測試、身體組織成分評估與柔軟度測試。
（六） 其他符合本款規定之非侵入性方法。

四、 使用臨床常規治療或診斷之病歷，含個案報告之研究。但不含人類後天性免疫不全病毒（HIV）陽性患者之病歷。

五、 以研究為目的所蒐集之錄音、錄影或影像資料。但不含可辨識或可能影響研究對象工作、保險、財務及社會關係之資料。

六、 研究個人或群體特質或行為，但不含造成個人或族群歧視之潛在可能者。

七、　已審查通過之計畫，符合下列情形之一者：
　　（一）　該研究已不再收錄新個案，且所收錄之研究對象均已完成所有相關的研
　　　　　究試驗，惟仍須長期追蹤。
　　（二）　未能於原訂計畫期間達成收案數，僅展延計畫期間，未再增加個案數，
　　　　　且無新增之危險性。
　　（三）　僅限於接續前階段研究之後續資料分析。

八、　自合法生物資料庫取得之去連結或無法辨識特定個人之資料、檔案、文件、資
　　訊或檢體進行研究。但不包括涉及族群或群體利益者。

九、　審查會承接其他合法審查會通過之研究計畫，得以簡易審查程序追認之。

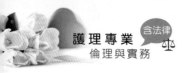
———— MEMO ————

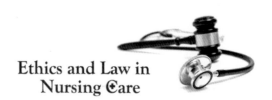

Ethics and Law in
Nursing Care

New Wun Ching Developmental Publishing Co., Ltd.
New Age · New Choice · The Best Selected Educational Publications — NEW WCDP

新文京開發出版股份有限公司

新世紀・新視野・新文京 — 精選教科書・考試用書・專業參考書